Pierre Jacquemart
Saïda Elkéfi

Yoga als Therapie

Yoga als Therapie

von
Dr. Pierre Jacquemart
Ehemaliger Vize-Präsident der Pariser
Gesellschaft für Medizin

Saïda Elkéfi
Mitglied des Verbandes der Yoga-Lehrer Frankreichs,
Entspannungstherapeutin, Psychotherapeutin

**Jungjohann · Verlagsgesellschaft
Neckarsulm · Stuttgart**

Zuschriften und Kritiken an: Dr. med. H. Jungjohann, Postfach 1252, 7107 Neckarsulm

Wie allgemein üblich, wurden Warenzeichen bzw. geschützte Namen (z.B. bei Pharmapräparaten) nicht besonders gekennzeichnet.

Wichtiger Hinweis:

Die (pharmakotherapeutischen) Erkenntnisse in der Medizin unterliegen laufendem Wandel durch Forschung und klinische Erfahrungen. Autoren und Herausgeber dieses Werkes haben große Sorgfalt darauf verwendet, daß die in diesem Werk gemachten (therapeutischen) Angaben (insbesondere hinsichtlich Indikation, Dosierung und unerwünschten Wirkungen) dem derzeitigen Wissensstand entsprechen. Das entbindet den Benutzer dieses Werkes aber nicht von der Verpflichtung, anhand der Beipackzettel zu verschreibender Präparate zu überprüfen, ob die dort gemachten Angaben von denen in diesem Buch abweichen, und seine Verordnung in eigener Verantwortung zu bestimmen.

Die Deutsche Bibliothek – CIP-Einheitsaufnahme

Yoga als Therapie / Pierre Jacpuemart; Saïda Elkéfi. Fotos von Renato Malatesta. Zeichnungen von Christine Michaux. Stilisierte Zeichnungen von Betty Ballandras.
[Übers. von Sabine Reinhold]. – 1. Auflage – Neckarsulm; Stuttgart : Jungjohann, 1993
   Einheitssacht.: Yoga et articulations >dt.<
   ISBN 3-8243-1099-6
NE: Jacquemart, Pierre; Malatesta, Renato; Reinhold, Sabine [Übers.]; EST

Alle Rechte vorbehalten

1. Auflage Februar 1993

Original French Edition published by Editions Maloine, Paris, France.

Fotos von Renato Malatesta
Zeichnungen von Christine Michaux
Stilisierte Zeichnungen von Betty Ballandras
Übersetzt von Sabine Reinhold

Satz: Satzbüro S & R, Ulm/Lübeck
Umschlag: Arne Schäffler, Ulm
Druck: Druckhaus Schwaben, Heilbronn

Printed in Germany

Inhaltsverzeichnis

Kapitel I
YOGA-Gesundheitslexikon

Kapitel II
Yoga-Stellungen (Asana)

Anhang

Kapitel III
Die Atemübungen des Pranayama
und die ergänzenden Übungen Bandha und Mudra

Vorwort

zur zweiten Auflage
der französischen Originalausgabe

Der Erfolg der ersten Auflage unseres Buches „Yoga als Therapie" hat uns in unserer Auffassung bestärkt, daß wir mit der Betonung der Wechselbeziehung zwischen Yoga und Gesundheit den richtigen Weg eingeschlagen haben.

Die Philosophie und die manchmal jahrtausendealten Anweisungen für die praktische Umsetzung der Yoga-Übungen müssen gewahrt bleiben. Für die Körperhaltungen, die Atemübungen und die ergänzenden Übungen gelten strenge Vorschriften. Unser Bestreben war es daher, diese mit möglichst eindeutigen Beschreibungen und Abbildungen zu versehen.

Andererseits erfuhr der Zusammenhang zwischen Yoga und Gesundheit eine beachtliche Aufwertung. Yoga findet sowohl in der präventiven als auch in der kurativen Medizin zunehmende Anwendung.

In der heutigen Zeit sind sich der Großteil der Allgemeinmediziner wie auch der Fachärzte sehr genau des Einflusses von Yoga bewußt. So wurden physiologische Untersuchungen durchgeführt, die zu einem besserem Verständnis der Vorgänge geführt haben, die bei der Ausführung einer Übung ablaufen. Die Ergebnisse wurden nicht nur aufgezeichnet, sondern fanden auch eine logische Begründung.

Für eine objektive Herangehensweise reicht dies aber noch nicht aus. Es war notwendig, die gewonnenen Ergebnisse nach Möglichkeit jeweils systematisch zu quantifizieren. An Anwendungsbeispielen hierfür mangelte es nicht.

Bereits vor mehreren Jahren unternahmen der französische Chefarzt Claude Meyers und seine Mitarbeiter den Versuch, die Tätigkeit einer bestimmten Muskelgruppe wissenschaftlich zu bewerten. Die Anwendung eines Bioretroaktiometers gestattet die Quantifizierung der gesamten Muskeltätigkeit anhand verschiedener physiologischer und pathologischer Parameter. Komplizierte Untersuchungen, wie eine Elektromyographie mit Nadelelektroden, sind dazu nicht erforderlich.

Das Bioretroaktiometer wurde zur Überprüfung der Muskeltätigkeit während der Yoga-Stellungen eingesetzt. Die ersten beiden untersuchten Asana waren die Kobra und die Heuschrecke.

Die Ergebnisse dieser ersten Untersuchungen führten zu äußerst interessanten Erkenntnissen: „Im Gegensatz zur Biomechanik der Muskulatur des Sportlers setzt die Einnahme der Yoga-Asana eine sehr langsame Muskeltätigkeit voraus, die sich durch eine verlängerte Kontraktion bestimmter Muskeln auszeichnet, ohne daß es während der Lernphase zu Ermüdungserscheinungen und Tetanie kommt. Vielmehr wird eine zunehmende Entspannung der Antagonisten festgestellt... Zweifellos können durch Yoga neue Erkenntnisse über die Muskeltätigkeit gewonnen werden".

Zur Abhandlung des therapeutischen Aspektes von Yoga war einerseits ein Arzt für die Betrachtung der medizinischen Seite und andererseits ein Yoga-Lehrer für die Entwicklung der darauf aufbauenden Übungstechnik erforderlich. Die Vereinigung dieser beiden Disziplinen ließ „Yoga als Therapie" entstehen.

Die Herausgabe der zweiten Auflage wurde vor allem durch die Kontakte zu Dr. Olivier Coudron und Dr. Lionel Coudron, die Gründer der aktiven Vereinigung MEDIZIN UND YOGA, ermöglicht.

Beide Ärzte sind darüber hinaus Yoga-Lehrer. Zusammen mit ihren Mitarbeitern versuchen sie, auf verschiedenen medizinischen Gebieten eine Verbindung zwischen Yoga und Gesundheit herzustellen. Sie sind als Herausgeber von Zeitschriften und als Leiter von Seminaren und Kongressen tätig. Ihre Vorlesungen an der Medizinischen Fakultät von Lariboisière überzeugten durch wertvolle Anregungen und hohe fachliche Kompetenz.

Beide stehen in ständigem Kontakt zu Indien, der Wiege des Yoga. Darüber hinaus bestehen wertvolle Kontakte zu zahlreichen Wissenschaftlern, die sich dieser Disziplin widmen.

Dank zusätzlicher umfangreicher Unterlagen, die seit der ersten Auflage zusammengestellt wurden, war es möglich, heute eine noch umfassendere Betrachtung des Yoga zu geben.

So konnten bestimmte Krankheiten einer eingehenderen Untersuchung unterzogen werden, die zu neuen wichtigen Erkenntnissen führte.

Die vorliegende Auflage wurde um Abschnitte zu Gefühlen und Stimmungen bereichert, die in der ersten Auflage noch unberücksichtigt geblieben waren.

Die Anpassung von Yoga an die westliche Medizin

Yoga: Vor der Definition des Begriffes möchten wir an das erinnern, was Yoga in Ihrem Gedächtnis wachruft: Selbstbeherrschung, geheime Rituale, ein Hauch von Indien?

Yoga ist jedoch mehr, geht tiefer und ist wesentlich komplizierter.

Jene, die bereits eine gewisse Erfahrung besitzen, wissen um den geheimnisvollen Einfluß auf das Denken, auf das Verhalten im Leben und auch auf das physische Gleichgewicht.

Ärzte sprechen in der Regel mit ihren Patienten nur wenig über Yoga. Dennoch hat Yoga eine weite Verbreitung gefunden und für dessen Ausübung müßten die Medizinalbehörden viel öfter in Erscheinung treten.

Die Patienten, die Yoga betreiben, zögern häufig, dies ihrem Arzt mitzuteilen, da sie annehmen, daß es ihn wahrscheinlich nicht interessiert. Seinerseits denkt der Arzt auch nur selten daran, Yoga zu empfehlen. Dennoch könnte gerade dies in vielen Fällen von Nutzen sein.

Diese Zurückhaltung ist um so mehr zu bedauern, da das Wissen des Arztes auf den verschiedensten Gebieten Eingang finden sollte. Im Sport ist das Urteil des Arztes heute bereits gefragt; so kann der Arzt für die Auswahl einer geeigneten Sportart entsprechend der Kondition und der Vorgeschichte hinzugezogen werden. Gleiches gilt für die Wahl eines Tennisschlägers oder einer Skibindung. Warum trifft dies nicht auch auf Yoga zu?

Da Yoga der Gedanke des Wettbewerbs fehlt, kann es nicht als eine Sportart, sondern eher als das Gegenteil davon angesehen werden. Dennoch ist die Einnahme einer komplizierten Stellung über einen längeren Zeitraum gelegentlich mit einem kleinen sportlichen Erfolg vergleichbar. Durch Betrachten einer Stellung oder auch nur einer Zeichnung bzw. Fotografie, kann der Arzt mühelos feststellen, ob diese für den Einzelnen in Hinsicht auf dessen Morphologie und Vorgeschichte günstig ist. Gleiches gilt für Gegenanzeigen.

Dem praktischen Arzt fehlt in der Regel ganz einfach *die Terminologie.*

Vermutlich wird der Versuch, dem Arzt auf einigen Seiten die praktischen Elemente so darzustellen, daß ihm damit eine umfassende Übersicht über Yoga zur künftigen sinnvollen Anwendung in die Hand gegeben wird, etwas zu hoch erscheinen. Dennoch soll genau dies unser Anliegen sein.

Die medizinische Bedeutung des Yoga muß völlig frei von Esoterik sein. Allerdings kann festgestellt werden, daß sich aus dem tief östlichen Wesen des Yogas Schwierigkeiten bei der Aufnahme in den abendländischen Kulturkreis ergeben. Die Verwirrung rührt daher, daß Yoga eine ganze Welt in sich vereint, in der Mystik und Religion eng miteinander verknüpft sind.

Es fällt schwer, zwischen dem philosophischen und dem religiösen Element eine Trennlinie zu ziehen. Das Ganze bildet eine wahrhafte Einweihung in eine Metaphysik, die vom Verständnis von Kosmos und dem Streben nach einer universellen Güte geprägt ist.

Man kann das Problem auf zwei Arten umreißen:

Erstens kann man Yoga als eine autonome, ausschließlich hinduistische Besonderheit betrachten und sich dabei als Historiker oder eher noch als Ethnologe verstehen. Zwar kann es dabei durchaus zur Identifizierung mit der Mythologie des Yoga kommen, wenn damit ein tieferes Verständnis erreicht wird. Das Problem der Religion bleibt jedoch bestehen: die Hindu-Götter sind nicht die unseren. Abgesehen von einigen Anhängern des Buddhismus erscheint uns eine vollständige Assimilierung fast unmöglich.

Es sei daran erinnert, daß der Begriff Yoga von „yui", einem Wort aus dem Sanskrit, abgeleitet ist, das wie zahlreiche andere Begriffe dieser bildreichen Sprache verschiedene Bedeutungen besitzt. In diesem Fall heißt es soviel wie „vereinen".

Yoga, das ist die Vereinigung eines von allen irdischen Banden losgelöst Übenden mit dem göttlichen Geist. Aber dieser göttliche Geist ist nicht der Gott unserer Breiten. Dieser Gott ist den meisten unter uns wesensfremd, und für diejenigen, die nicht religiös sind, besitzt er noch weniger Inhalt.

Yoga kann aber auch unter einem anderen, „westlichen" Gesichtspunkt betrachtet werden. Obwohl man dabei dem philosophisch-religiösen Hintergrund des Yoga durchaus die gebührende Achtung zollt, beschränkt man sich auf das, was der Erhaltung oder Wiedererlangung der Gesundheit dient.

Yoga ist demnach zwar eine Welt für sich, aber wie jede Welt kann sie in verschiedene Bestandteile zerlegt werden.

Zu erwähnen sind **Jnana-Yoga** (Yoga des Erkennens der sinnlich wahrnehmbaren Welt), **Karma-Yoga** (Yoga des selbstlosen Handelns), **Bhakti-Yoga** (Yoga der wahren Liebe zu Gott) und **Raja-Yoga** (Yoga der Gedankenkontrolle und Meditation). Diese besitzen jedoch für uns keinerlei praktisches Interesse. Wir wenden uns also entschlossen von Buddha ab, auch wenn uns sein vom Monsunregen und von der Surya-Sonne gebleichtes orange-gelbes Gewand beeindruckt, das ganz aus goldenen Trauben gewebt zu sein scheint.

Wir beschränken uns auf den rein medizinischen Aspekt des **Hatha-Yoga,** der eine feste Einheit aus der Gesamtheit der Übungstechniken darstellt, die es nicht nur ermöglichen, die

Gesundheit des Körpers zu festigen, sondern auch dem Geist gestatten, eine andere Stufe des Erlebens zu erreichen.

Die Hindus verstehen den Hatha-Yoga als „den Weg zur geistigen Vervollkommnung durch strenge Disziplin des Körpers".

Für uns, die dem abendländischen Kulturkreis angehören, ist Hatha-Yoga am besten zum Erhalt des körperlichen und seelischen Wohlbefindes geeignet.

Die Einheit der Übungstechniken umfaßt die folgenden beiden Grundelemente:

1. Pranayama als Gesamtheit von sehr genau festgelegten Atemübungen und deren Variationen, die jeweils unterschiedliche Wirkungen auf das körperliche und seelische Befinden haben. Diese Wirkungen sind von Person zu Person unterschiedlich und können in unzähligen Nuancen auftreten. Ihre Beschreibung erfolgt im Kapitel III „Die Atemübungen des Pranayama und die ergänzenden Übungen Bandha und Mudra".

2. Asana. Sie bestehen in der exakten Einnahme bestimmter Körperhaltungen, in denen verharrt wird oder die durch fließende und gleichmäßige Bewegungen ergänzt werden. Jede dieser Stellungen hat einen eigenen, oft sehr bildhaften Namen: die Geierstellung, das Kamel, der Lotus, die Hundeschnauze zum Himmel oder zum Boden, die Kobra usw.

Ihre Beschreibung und die dazu gehörenden Abbildungen sind im Kapitel II „Yoga-Stellungen (Asana)" zu finden.

Voraussetzung für das Erlernen und für eine künftige meisterhafte Beherrschung von Yoga ist ein fein abgestimmtes Zusammenspiel der Asana und der Atemübungen. Ihre Kenntnis ist so wichtig wie das Solfeggio in der Musik oder Gemälde in der Malerei.

Unser besonderes Interesse galt insbesondere den erstaunlichen physiologischen Wirkungen dieser Übungen. Die Mediziner, die sich mit dieser Problematik befaßten, waren zunächst noch skeptisch, konnten sich später jedoch mit eigenen Augen von der therapeutischen Kraft des Yoga überzeugen.

Die Untersuchung von Yoga unter medizinischen Gesichtspunkten hat bereits eine lange Tradition. Schon frühzeitig wurden Versuche zur wissenschaftlichen Erklärung der Wirkung bestimmter Yoga-Übungen unternommen.

Prof. Charles Laubry und seine Mitarbeiterin, die international anerkannte Kardiologin Dr. Brosse, unternahmen im Jahre 1930 eine Reise nach Indien, um den Zusammenhang zwischen Asthma und Yoga zu untersuchen. Ihre Studien ergaben, daß Asthma-Patienten, die Yoga betreiben, gegenüber anderen Asthma-Patienten einen deutlich höheren Gasaustausch aufwiesen.

Diese Untersuchungen finden heute an der Hochschule von Montpellier unter der Leitung von Prof. Michel, dem Verfasser der Werke „Asthmologie" und „Le souffle coupé", ihre Fortsetzung.

Es versteht sich von selbst, daß Kardiologen Yoga vor allem in Hinsicht auf arterielle Hypertonie großes Interesse entgegenbringen. Hierzu ein Zitat aus dem Jahr 1982 von fünf international anerkannten Hypertonieexperten aus Frankreich, Belgien, der Schweiz und den Vereinigten Staaten: „Durch die nachweislich anomale Aktivierung des Sympathikus bei arterieller Hypertonie empfiehlt sich eine spezielle Therapie. Durch Methoden zur Entspannung kann den Patienten Linderung verschafft werden. Dazu gehören autogenes Training, *Yoga*, transzendentale Meditation oder Medikamente, die auf den Sympathikus wirken".

Es ist zwar allgemein bekannt, daß Yoga die Atmung erleichtert, die Geschmeidigkeit des gesamten Körpers und dabei insbesondere der Gelenke und der Wirbel erhöht sowie auf die Körperorgane wohltuend wirkt. Jedoch sind dies nur bruchstückhafte Kenntnisse, die keine Erklärung der Heilkräfte und der außergewöhnlich vielfältigen physiologischen Wirkung von Yoga erlauben.

So ist es zum Beispiel schwer zu verstehen, wie Yoga Einfluß auf tief im Körperinneren liegende Organe und Drüsen, wie Leber und Bauchspeicheldrüse, haben kann. Ebenso schwer fällt

die Erklärung der geheimnisvollen Fähigkeit von Yoga, positiv auf die seelische Verfassung zu wirken.

Ist es möglich, die belebende Kraft des seit Jahrtausenden erprobten Yoga zu ergründen?

Gibt es ein Geheimnis des Yoga?

Diese Frage kann ohne Zweifel bejaht werden. Und doch kann dieses Geheimnis auf eine einfache Formel gebracht werden: Das Ersetzen einer passiven Hyperämie durch eine aktive.

Was ist unter passiver Hyperämie zu verstehen?

Es handelt sich dabei um eine vermehrte Blutmenge in einem Organ oder Organteil.

Dies ist zum Beispiel bei Regelbeschwerden oder prämenstruellem Syndrom der Fall. Der Unterleib ist schwer und schmerzhaft. Es bestehen Schwellungen, die über die Genitalorgane hinausgehen, sowie eine starke Druckschmerzhaftigkeit der benachbarten Organe, wie Blase, Darm usw.

Wodurch wird diese Erscheinung hervorgerufen? Die Ursache ist eine vermehrte Blutmenge im gesamten Unterbauchbereich in Verbindung mit einer Blutabflußbehinderung. Dabei kommt es zu einer verminderten Sauerstoffabgabe, was sich vor allem auf die Nerven und Organe empfindlich auswirkt.

Bei aktiver Hyperämie hingegen besteht zwar ebenfalls eine vermehrte Blutmenge, aber hier zirkuliert das Blut und es erfolgt eine aktive Sauerstoffabgabe an die Gewebe und Organe des Kleinen Beckens.

Zur Verdeutlichung möchten wir einen bildhaften Vergleich aus dem Bereich der Natur anführen. Der Unterschied entspricht in etwa der Diskrepanz zwischen Quellwasser, das kristallklar aus dem Berg hervorsprudelt und ungehindert und schnell abfließen kann, und dem stehenden Wasser eines Moores, von dem nichts Gutes zu erwarten ist.

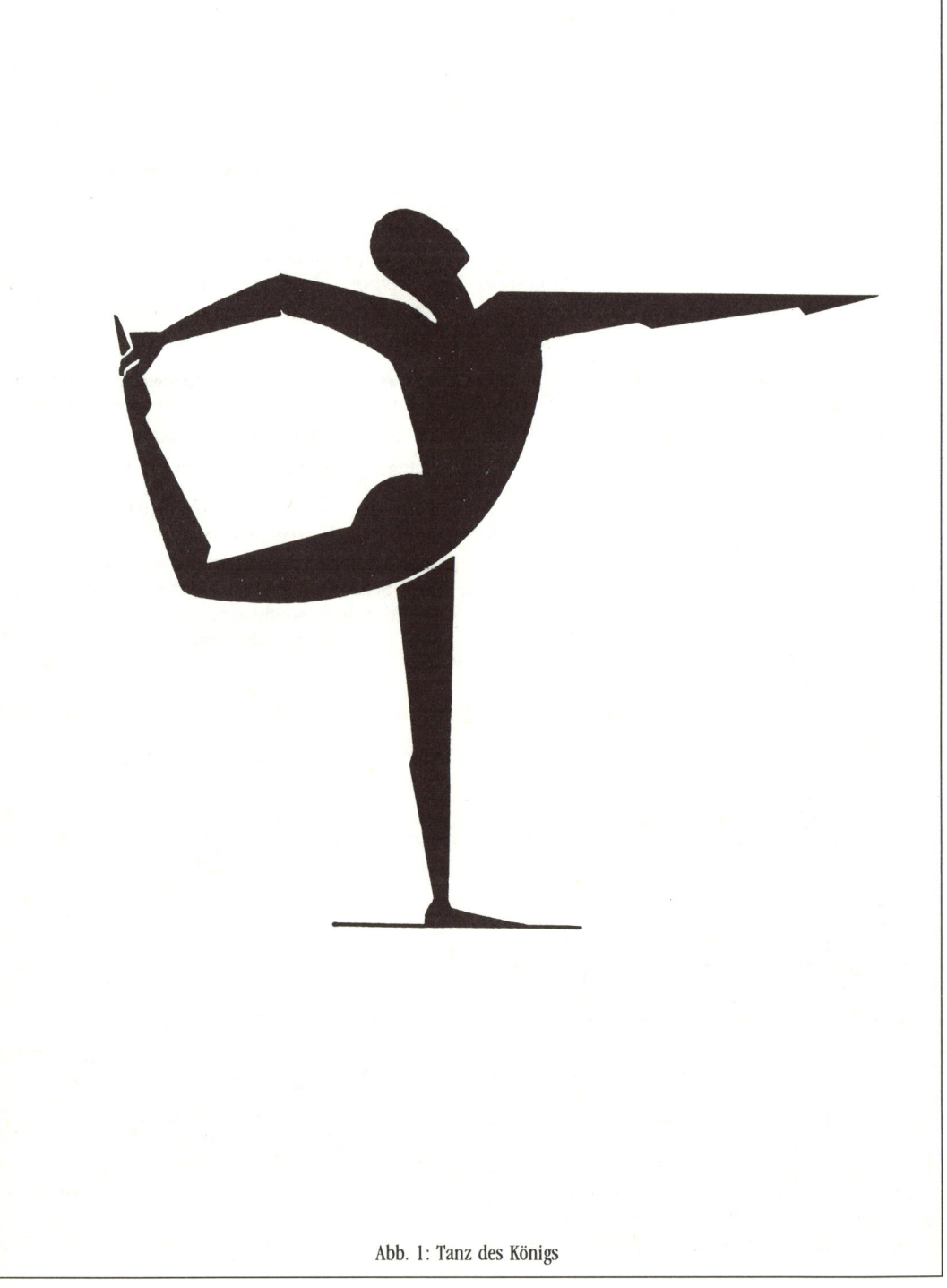

Abb. 1: Tanz des Königs

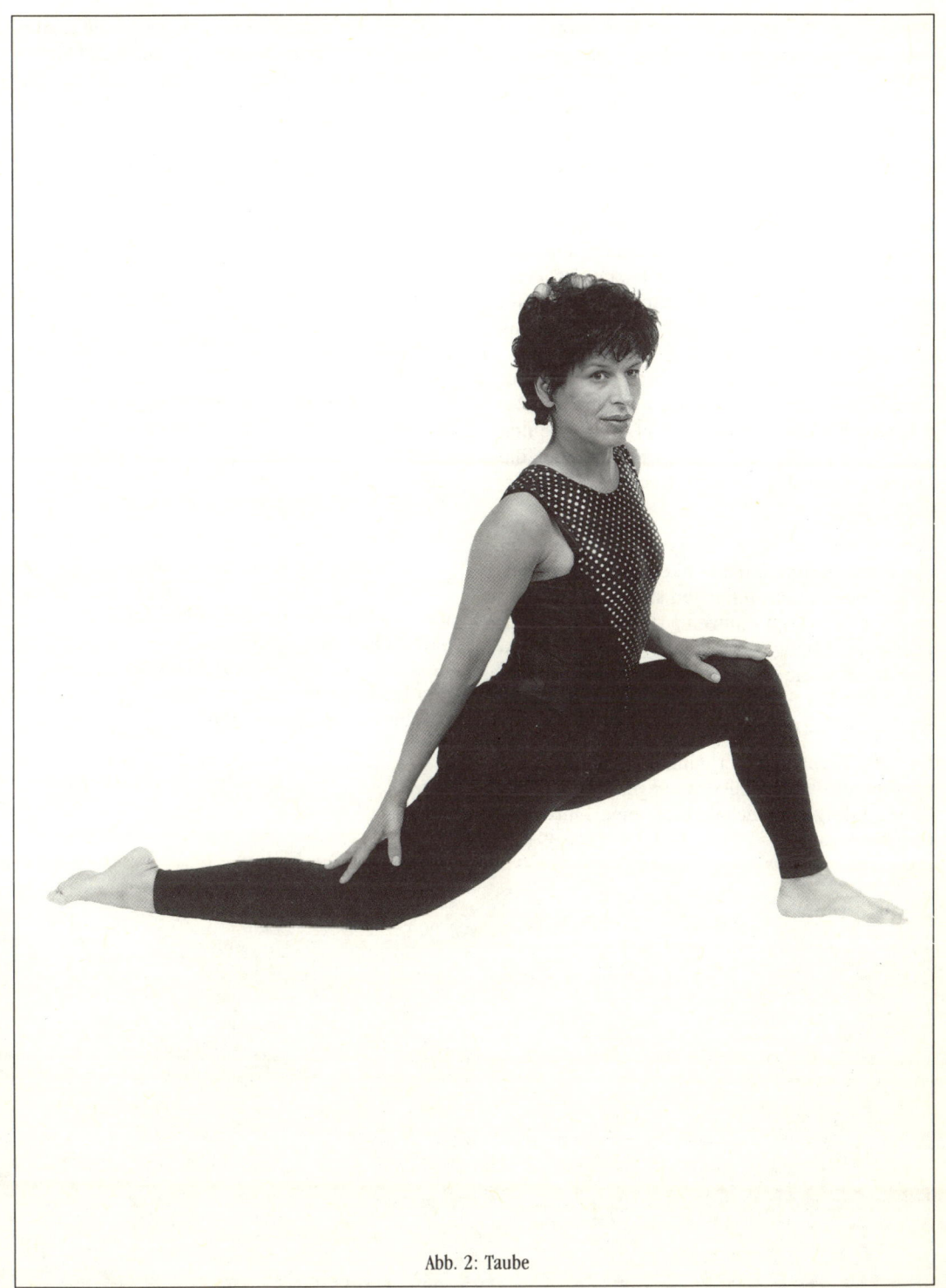

Abb. 2: Taube

Welche Yoga-Stellungen sind zur Erzielung einer aktiven Hyperämie am besten geeignet?

Wir werden uns auf zwei typische Beispiele beschränken.

Erstens der Schmetterling. Diese Stellung wird auch als Schustersitz bezeichnet, da sie gern von den indischen Schustern eingenommen wird. Diese leiden bekanntlich niemals an Beschwerden der Organe des Kleinen Beckens, wie Blase, Prostata, Dickdarmausgang usw. Auch in der Gynäkologie genießt die Stellung zur Vorbereitung der Geburt ein hohes Ansehen. An dieser Stelle wollen wir noch nicht auf die Technik eingehen, da die ausführliche Beschreibung weiter hinten erfolgt. Wir möchten jedoch betonen, daß diese Sitzhaltung die Durchblutung des Kleinen Beckens aktiv fördert.

Wir möchten an dieser Stelle ausführlicher auf das zweite Beispiel, die Umkehrstellungen, eingehen. Bei diesen Stellungen sind die Beine gegenüber dem Kopf ein wenig oder stark erhöht. Die Beschreibung verschiedener Unkehrstellungen können Sie in dem betreffenden Kapitel nachlesen. Zu nennen sind vor allem die Halb-Kerze, die Kerze und der Kopfstand.

Bei der Einnahme der Umkehrstellungen erfolgt bereits aufgrund des umgekehrten Blutflusses infolge der Schwerkraft eine Durchblutungsförderung.

Bei Einnahme dieser Stellungen wird die Durchblutung der Drüsen, wie z.B. der Schilddrüse, verstärkt und damit eine Stimulation ihrer Funktion erzielt. Die Aufnahme von Brom- und Jodionen erhöht sich.

Selbstverständlich führen die Umkehrstellungen bei Anfängern, die die Übungen unter großer Kraftanstrengung einnehmen, zu einer Blutdruckerhöhung. Bei durchtrainierten, gesunden Menschen tritt diese Erscheinung praktisch nicht auf. Patienten mit ausgeprägter Hypertonie oder Sklerose sollten vor Anwendung dieser Stellungen den Arzt konsultieren. Zu Gegenanzeigen sollte auch der Yoga-Lehrer befragt werden. Es ist jedoch festzustellen, daß Umkehrstellungen bei der überwiegenden Mehrheit der Patienten gute Wirkungen zeigen und daß sie darüber hinaus zu den wohl interessantesten Yoga-Übungen gehören.

Aber Yoga ist mehr. Er geht über die nüchterne Betrachtung der jeweiligen Techniken hinaus. Yoga-Übungen lenken den Blick nach innen und stellen eine Bereicherung unserer Psyche dar. Neben der Stärkung unseres körperlichen Leistungsvermögens wirkt Yoga der zunehmenden Entmenschlichung durch das hektische Leben unserer Zeit entgegen.

Optimale Bedingungen für die Yoga-Übungen

Zum guten Gelingen einer Yoga-Sitzung ist keine besondere Ausrüstung erforderlich.

Wichtig ist, daß man sich wohl fühlt und nicht friert. Alles Einengende, wie Gürtel, Krawatten, Armbanduhren usw., sollte vorher abgelegt werden. Sie benötigen lediglich einen Teppich oder eine Decke auf einer festen und ebenen Unterlage. Ein Bett oder eine Couch sind für Yoga nicht geeignet. Wählen Sie eine einfache und leichte Bekleidung, wie z.B. einen Gymnastikanzug und Gymnastikschuhe.

Zeitpunkt

Die günstigste Übungszeit ist die Zeit nach dem Aufstehen und der Morgentoilette. Es sollte jedoch darauf geachtet werden, daß diese Zeit bei Arthritis sowie bei Neigung zum Einschlafen der Gliedmaßen und einer gewissen Steifheit der Gelenke nicht geeignet ist.

In diesen Fällen kann empfohlen werden, die Übungen vor dem Mittagessen durchzuführen. Ebensogut kann die Yoga-Sitzung zu einem beliebigen anderen Zeitpunkt am Tag erfolgen; es sollten jedoch mindestens zwei Stunden nach der letzten Mahlzeit vergangen sein. Nach einer Yoga-Sitzung sollte eine Pause von mindestens 15 Minuten bis zur nächsten Mahlzeit eingehalten werden.

Abschließend empfehlen wir, Blase und Darm vor dem Üben zu entleeren.

Ort

Für die Übungen sollten mindestens vier Quadratmeter zur Verfügung stehen. Als Übungsort eignet sich jeder ruhige Raum, in dem Sie sich wohlfühlen. Er sollte nach Möglichkeit gut gelüftet sein.

Es empfiehlt sich, die Übungen bei geöffnetem Fenster durchzuführen, jedoch sollten insbesondere Anfänger darauf achten, sich dabei nicht zu erkälten.

Übungszeit

Um eine effektive und abwechslungsreiche Übungsgestaltung zu gewährleisten, sollte die Übungszeit mindestens zehn Minuten betragen. Es wird jedoch empfohlen, für die ersten Yoga-Sitzungen etwa zwanzig Minuten oder, wenn möglich, eine halbe Stunde einzuplanen. Später kann das Übungsprogramm durch den Wechsel von Übungen mit den jeweiligen Gegenübungen und Entspannungsphasen mehr Zeit beanspruchen.

An dieser Stelle möchten wir an eine Grundregel erinnern: Weder die Anzahl der ausgeführten Asana noch der Schwierigkeitsgrad noch das spektakuläre Aussehen ist entscheidend.

Allein die Qualität der Ausführung und der Grad der erreichten physischen und seelischen Entspannung ist bedeutsam.

Vor einer Sitzung sollten Sie die nachstehend beschriebene innere Einstellung einnehmen: Werden Sie ruhig, legen Sie jegliches Angstgefühl ab. Sehen Sie die Yoga-Sitzung nicht als eine Hürde an, an der Sie scheitern könnten. Sie sollten Yoga auch nicht praktizieren, um sich zu beweisen. Es geht nicht darum, Höchstleistungen zu vollbringen. Noch viel weniger geht es darum, Massensitzungen mit Wettbewerbscharakter abzuhalten.

Versuchen Sie, das Gesicht nicht zu verkrampfen. Die Gesichtsmuskulatur sollte gelöst und entspannt bleiben. Schließen Sie den Mund, ohne dabei die Lippen zusammenzupressen. Die Kiefermuskulatur sollte so gut wie möglich entspannt werden, da sich dort, wenn auch unbewußt, leicht eine unterschwellige Aggressivität hält. Die Zungenspitze sollte leicht an den Wurzeln der oberen Schneidezähne anliegen.

Wir empfehlen, die Augenlider halb oder ganz zu schließen, je nachdem, was Sie als angenehmer empfinden. Eine Ausnahme davon bilden allerdings die Asana, bei denen das Halten des Gleichgewichts oder die symmetrische Ausführung einer Stellung erforderlich ist.

Durch das Schließen der Augen können Sie sich besser in Yoga vertiefen.

Entwickeln Sie von Anfang an eine besondere Einstellung zu Yoga. Ihre Yoga-Sitzung sollte einem Ritual, einem heiligen Akt gleichen.

In den ersten Übungsstunden ist eine gewisse Behaglichkeit erforderlich, um eine völlige Entspannung zu erzielen, denn dies ist das oberste Ziel des Yoga. Später werden Sie durch die Übungen mehr und mehr abgehärtet, und Sie werden überrascht sein, welche Widerstandskraft Sie gegenüber Kälte und Unwetter entwickelt haben.

Sicherlich werden Sie nicht wie die großen Schüler des Yoga, die „Repa", nur mit einem mit Eiswasser getränkten Leinentuch bekleidet auf den Hochplateaus Tibets um sich herum den Schnee zum Schmelzen bringen, aber Sie sind auf dem richtigen Weg.

YOGA-GESUNDHEITSLEXIKON

Die Anwendung von Yoga bei den häufigsten Krankheiten
Anwendungsgebiete und Gegenanzeigen

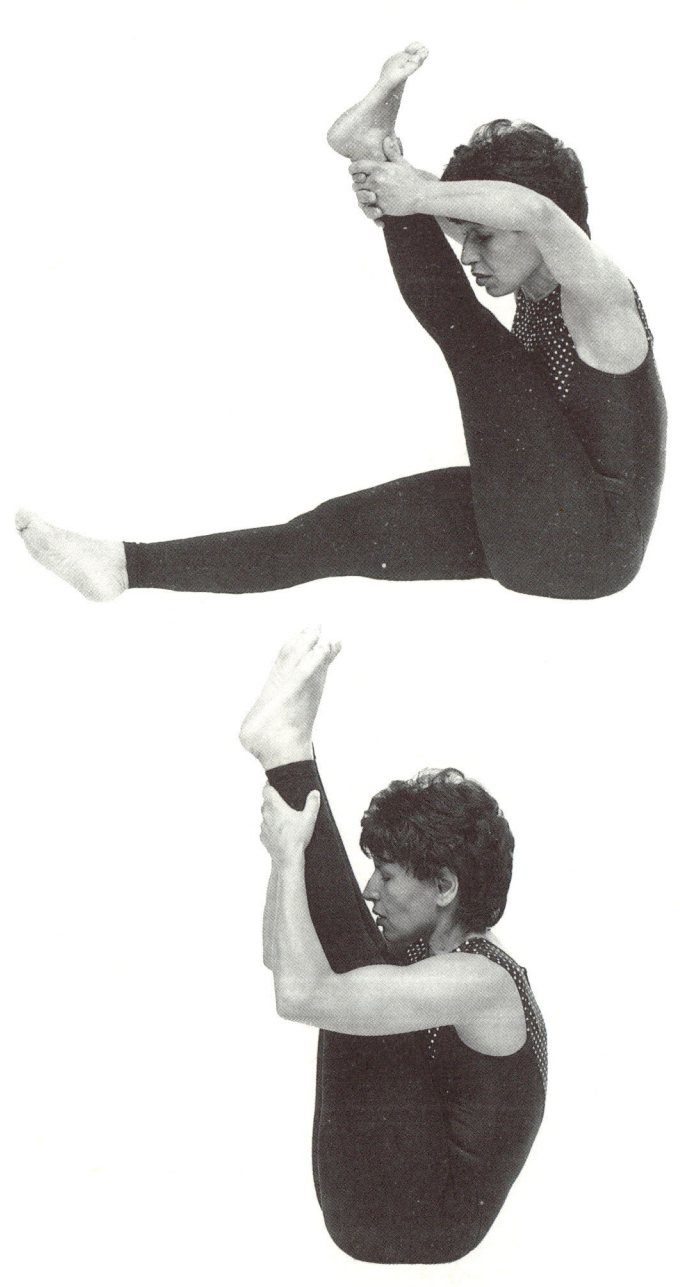

Abb. 3: In vielen Fällen sollte auch der Beanspruchung des Hüftgelenks Rechnung getragen werden. Die Konsultation des Arztes kann mitunter ergeben, daß die Yoga-Übung in abgewandelter Form ausgeführt werden muß.

Aerokolie

Gesteigertes Vorkommen von Luft im Grimmdarm. Ursache und Behandlung entspricht annähernd der der Aerophagie (siehe unten).

Aerophagie

Anomal erhöhtes Vorkommen von Luft im Magen. Kohlensäurehaltige Getränke sowie Speisen, die in Gärung übergehen können, wie
Dörrgemüse, Brot, Soßen und Kohl, sollten vermieden werden.

Es empfiehlt sich langsames Essen und gutes
Kauen sowie eine gründliche Mundhygiene.
Nach der Mahlzeit kann ein verdauungs-
fördernder Tee empfohlen werden (Kamille,
Sternanis, Pfefferminze usw.).

▼ **Rolle des Yoga**

Die verschiedenen Variationen der Atemübungen des Yoga wirken beruhigend auf das Nervensystem. Dies ist von Bedeutung, da die
Mehrzahl der von Aerophagie betroffenen Patienten zugleich an einer Neurotonie leiden.

Besonders zu empfehlen sind die folgenden
Stellungen:

✱ der Stock (Abb. 4) kann selbst bei mittelstar-
ken Beschwerden Abhilfe schaffen;

✱ die gasentfernende Stellung (Abb. 5)

✱ die Bootstellung (Abb. 6) reduziert ebenfalls
die Entstehung von Gasen im Unterbauchbereich und fördert ihre Ausscheidung;

✱ die Heuschrecke (Abb. 7) sowie die Halbe
Heuschrecken verdauungsfördernd und sind
gleichermaßen zur Vorbeugung und Behandlung von Aerophagie geeignet.

Akute Entzündung

Bei lokalen akuten Entzündungen (Abszeß,
Phlegmone) darf Yoga nicht praktiziert werden.
Das gilt auch für entzündliche Allgemeinerkran-
kungen (Angina, Bronchitis, Enteritis, Nephritis, Krebs, Tuberkulose usw.).

Alkalose, respiratorische

Zustand, der durch eine anormal lang anhaltende Erhöhung der Atemfrequenz hervorgerufen
wird. Dabei kann es zu Unwohlsein, Übelkeit,
Kontrakturen in den Händen, Armen und im
Gesicht bis hin zu Tetanie, Blutandrang im Gesicht und Schwindel kommen. Diese Erscheinungen klingen rasch ab, sobald wieder die normale Atmung aufgenommen wird. Es kann auch
in die hohle Hand oder in einen Plastikbeutel
geatmet werden.

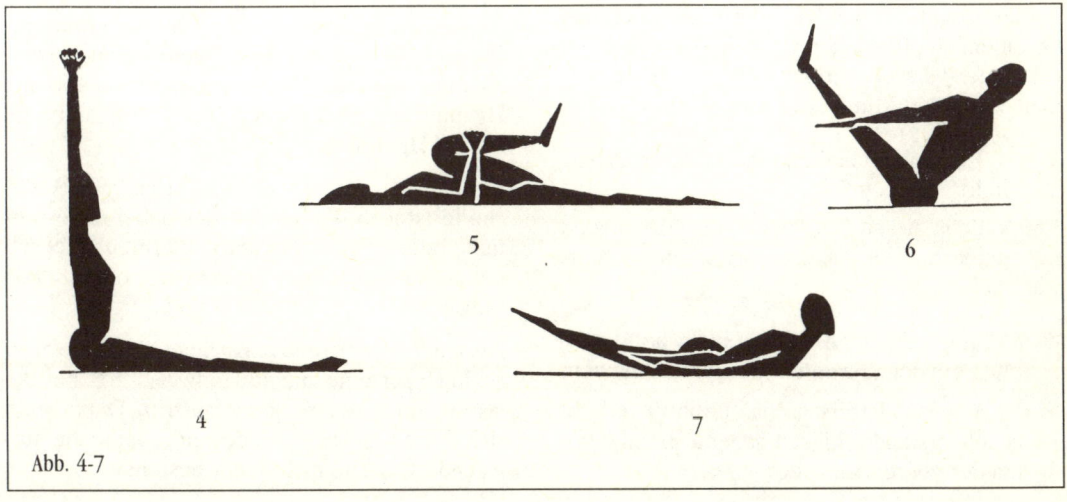

Abb. 4-7

Ursache ist die verstärkte CO_2-Ausscheidung. Die Verminderung der Säureionen führt zu einer Erhöhung des Blut-pH-Wertes.

Dieser Zustand tritt zum Beispiel bei hohem Fieber mit flacher und kurzer Atmung auf. Er kann aber auch willkürlich durch einen falschen Atemrhythmus hervorgerufen werden.

Eine durch Yoga ausgelöste respiratorische Alkalose kann entstehen, wenn ein Anfänger Atemübungen des Pranayama, wie z.B. Kapalabhathi, ohne Anleitung durch einen Yoga-Lehrer ausführt.

Angina

Bezeichnung für Halsentzündungen mit ein- oder beidseitiger Entzündung der Mandeln, des Rachens, Gaumenbogens und Gaumensegels. Die Erkrankung geht mit unterschiedlich hohem Fieber, Erschöpfung, Kopfschmerz, Verdauungsstörungen, lokalem Schmerz, Schluckbeschwerden und Schwellungen der Lymphknoten einher.

▼ *Rolle des Yoga*

Bei allen Formen von Angina und insbesondere in der akuten Phase stellt Yoga eine Gegenanzeige dar. In der Genesungsphase kann Yoga wieder ausgeführt werden, allerdings sollte man bei einem empfindlichen Hals die Atemübungen vermeiden, die ein direktes und starkes Einatmen durch den Mund erfordern, wie:

✳ das Einatmen bei herausgestreckter Zunge (Sitali).

Empfohlene Asana bei Angina, die vorbeugend oder außerhalb des akuten Schubs ausgeführt werden können:

✳ die Pflugstellung (Abb. 8) genießt hohes Ansehen bei der Prävention gehäufter Anginen;

✳ der Kopfstand (Sirshasana) (Abb. 9) erhöht die Widerstandsfähigkeit gegenüber Infektionen der oberen Luftwege.

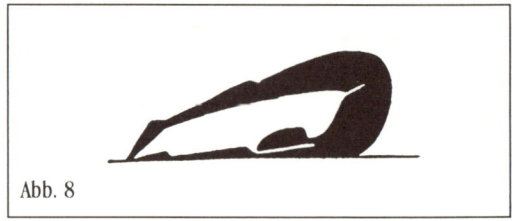

Abb. 8

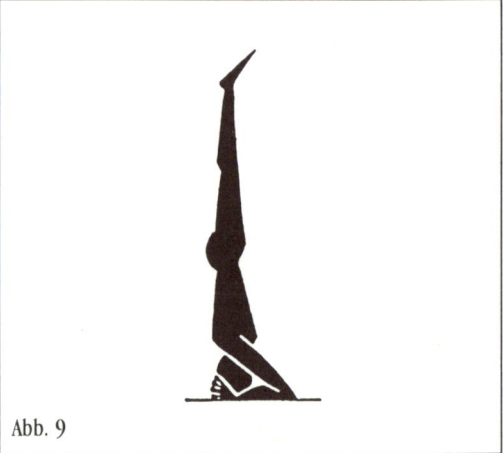

Abb. 9

Angst, Furcht

Es treten Symptome von Nervosität oder nervöser Depression auf (siehe beide Einträge).

Arterielle Hypertonie

Arterielle Hypertonie liegt vor, wenn bei einem Erwachsenen, der sich seit 15 Minuten mit entspannter Muskulatur im Liegen befindet, ständig ein systolischer Druck von mehr als 160 mm Hg und ein diastolischer Druck von mehr als 90 mm Hg besteht.

Für die Mehrzahl der Fälle läßt sich keine Ursache feststellen: Es handelt sich dabei um essentielle oder primäre Hypertonieformen. Viel seltener sind sekundäre Formen mit organischen Störungen.

Als labile Hypertonie bezeichnet man eine arterielle Hypertonie, die nur zeitweise, z.B. bei Belastung oder Anstrengung, auftritt. Dabei stellt sich der Normalwert wieder ein, sobald die auslösende Ursache nicht mehr besteht.

Maßnahmen bei essentieller arterieller Hypertonie

Die Maßnahmen umfassen eine Einschränkung der körperlichen und geistigen Belastung, die Umstellung auf ein ruhiges Leben sowie ausreichenden und erholsamen Schlaf. Die bei zahlreichen Hypertonikern als ein Charakterzug vorliegende Angst kann durch Sedativa, Tranquilizer, Anxiolytika sowie durch Physiotherapie und Entspannungsübungen vermindert werden.

Der wichtigste Faktor besteht in einer mehr oder weniger starken Einschränkung der Salzaufnahme.

▼ Rolle des Yoga

Von Therapeuten wird die Ansicht vertreten, daß der Beseitigung der Nervosität eine wichtige Rolle zukommt. Auf diesem Gebiet kann Yoga einen wertvollen Beitrag leisten. Siehe auch Eintrag Nervosität.

In einem Gutachten von mehreren internationalen Hypertonie-Experten wird die Bedeutung von Yoga insbesondere in Hinsicht auf die essentielle Form der Hypertonie gewürdigt.

Stellungen zur Förderung der Durchblutung sind ebenfalls sehr nützlich (siehe Durchblutungsstörungen und Schweregefühl in den Beinen).

Symptome

Oft besteht jahrelang Wohlbefinden, so daß die Diagnose zufällig bei einer Untersuchung durch den Arzt gestellt wird.

In der Mehrzahl der Fälle und insbesondere bei starken Hypertonieformen treten Beschwerden, wie vorwiegend am Hinterkopf auftretender Kopfschmerz, Schwindel und Flimmern vor den Augen, Herzklopfen, Zittern sowie Ohrgeräusch auf.

Die Schweregradeinteilung der Hypertonie erfolgt anhand der verursachten Komplikationen: Hirnschlag, Schädigungen der Augen, Nieren, des Herzens usw.

Woraus erwächst die direkte Wirkung von Yoga?

In vielen Fällen wird arterielle Hypertonie von Faktoren verursacht, auf die Yoga keinen Einfluß hat. Dennoch stellen die Stellungen und Atemübungen des Yoga einen Beitrag zu Stabilisierung des Gleichgewichts zwischen dem Parasympathikus und dem Sympathikus dar, wobei letzterer vorwiegend beruhigt wird. Die Beruhigung führt zum Abbau des Tonus des Parasympathikus (Vagotonie-Wirkung). Dies wirkt sich in positiver Weise auf die Hypertonie aus.

Wohltuende Asana

Die Leichenstellung (Savasana) (Abb. 10) beruhigt wirksam das übererregte Nervensystem. Die Wirkung kann durch die wissenschaftliche Form, Savasana als Therapie (siehe Kapitel II), erhöht werden.

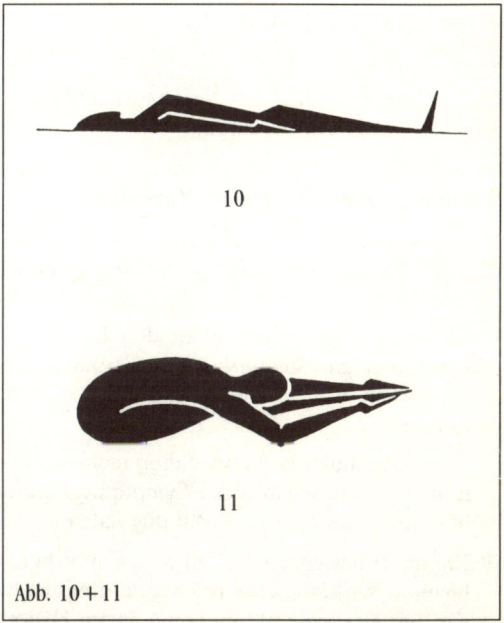

10

11

Abb. 10 + 11

Geht die arterielle Hypertonie mit Blutandrang im Gesicht, Angstgefühl und Unruhe einher, sollte nach Savasana die Zange im Sitzen (Abb. 11) ohne Anstrengung ausgeführt werden. Dabei sollten die Beine leicht angewinkelt werden, und die Phase der Ausatmung länger als die der Einatmung sein.

Asana, die von Hypertonikern nicht ausgeführt werden sollten

Dazu gehören insbesondere Umkehrstellungen (z.B. die Kerze - Abb. 12), d.h. Stellungen, bei denen sich die Beine oben und der Kopf unten befindet. Liegt der systolische Druck über 220, ist die Funktion des Karotissinus stark gestört. Umkehrstellungen können unter diesen Umständen ein großes Risiko darstellen.

Obwohl bei einem systolischen Druck von unter 200 keine Gefahr besteht, dürfen die Umkehrübungen nicht ausgeführt werden, wenn der Yoga-Übende an Arteriosklerose leidet oder Anzeichen für eine bestehende oder potentielle Schädigung der Netzhaut aufweist.

Die folgenden Stellungen in der Bauchlage sind zu vermeiden:

❋ der Bogen (Abb. 13)

❋ die Heuschrecke (Abb. 14)

❋ die Kobra (Abb. 15).

Dies gilt insbesondere bei Netzhautschädigung, Schwindel oder Ohrgeräusch.

Wirkung der Atemübungen bei Hypertonie

❋ Anuloma ist ein typisches Beispiel für Atemübungen, die nicht durchgeführt werden dürfen;

❋ Bhastrika erhöht zwar nicht den Blutdruck, kann aber zur Verstärkung der sekundären Symptome, wie Schwindel und Ohrgeräusch, führen.

  Diese Atemübung sollte daher nicht ausgeführt werden, wenn diese Symptome bereits bestehen oder bei der Ausübung auftreten.

❋ Bhramari besitzt eine wohltuende und beruhigende Wirkung. Dies reicht allerdings nicht aus, um als einzige Maßnahme gegen Hypertonie eingesetzt zu werden.

❋ Ujjayi besitzt eine weitaus stärkere beruhigende Wirkung als Bhramari und kann selbst bei essentieller arterieller Hypertonie neurotonischen Ursprungs und sogar bei Koronariitis außerhalb der Angina-pectoris-Anfälle praktiziert werden.

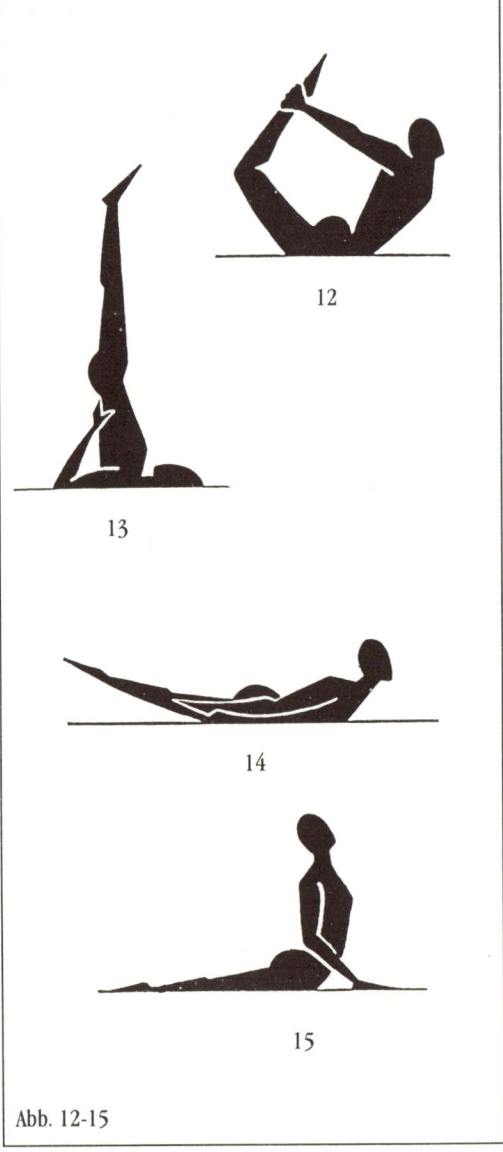

Abb. 12-15

❋ Aufgrund der starken beruhigenden Wirkung von Nadi Sodana bei Erkrankungen, die durch eine Reizung des Nervensystems hervorgerufen werden, ist diese Übung von besonderem Interesse. Es sei jedoch daran erinnert, daß das Anhalten des Atems, (Kumbakha), unterbleiben sollte.

❋ Die Ausführung von Samavritti ähnelt Nadi Sodana. Samavritti besitzt jedoch eine geringere Wirkung und demzufolge weniger Anwendungsgebiete.

✳ Sitali darf nur bei mäßiggradiger Hypertonie (unter 200) und ohne Anhalten des Atems ausgeführt werden.

✳ Sitakari ähnelt Sitali, besitzt jedoch eine stärkere Wirkung; bei Hypertonie sollte diese Atemtechnik nur maßvoll eingesetzt werden.

✳ Auf Viloma und seine Wirkung bei Hypertonie möchten wir an dieser Stelle ausführlicher eingehen. Die Atemübung besteht aus zwei Phasen: Die erste darf von Hypertonikern nicht angewandt werden. Die zweite Phase kann unter folgenden Bedingungen ausgeführt werden: der systolische Druck muß unter 200 liegen, und die Atemübung darf nur im Sitzen und nicht in der ursprünglichen Form, d.h. in der Rückenlage, praktiziert werden. Weiterhin sollte der Atem nur angehalten werden, wenn dies gut vertragen wird. Besondere Vorsicht gilt dem Anhalten des Atems nach dem Ausatmen (Bahya Kumbakha).

✳ Visamavritti ist eine äußerst anstrengende Atemübung und darf bei Hypertonie nicht ausgeführt werden.

Arthritis

Gelenkentzündung. Wichtig ist eine genaue Unterscheidung zwischen Arthritis, die durch eine Entzündung hervorgerufen wird, und einer Arthrose, die durch eine überwiegend degenerative Erkrankung der Gelenke charakterisiert ist.

Die Arthritis kann akut, chronisch oder subakut verlaufen und wird oft von Schwellungen an den Gelenken und Spontanschmerz begleitet. Weitere Symptome sind durch Bewegungen ausgelöster Schmerz, Fieber und wechselndes Allgemeinbefinden. Eine dadurch verursachte Entzündung der Weichteile in der Umgebung eines Gelenks wird als Periarthritis bezeichnet. Ein Erguß im Gelenkinneren wird als Synovialerguß bezeichnet.

▼ *Rolle des Yoga*

Alle Formen von Arthritis stellen eine Gegenanzeige für die Ausübung der Yoga-Übungen dar. Wenn es der Allgemeinzustand des Patienten erlaubt, können allerdings die Atemübungen des Pranayama ausgeführt werden. Bevor die Yoga-Stellungen wieder eingenommen werden können, müssen Fieber und Schmerzen völlig abgeklungen sein. Das Hauptaugenmerk gilt der Vorbeugung von Ankylose sowie der Stärkung der bewegungsunfähigen Muskulatur durch Ausführung von statischen Kontraktionen.

Arthrose

Besonders bei älteren weiblichen Personen häufig auftretende Form des chronischen Rheumatismus, die durch Abnutzungserscheinungen und degenerative Knorpelveränderungen am Gelenk gekennzeichnet ist.

Zu beachten ist der Unterschied zu Arthritis, die entzündlicher Natur ist.

Lokalisation

Häufig sind die verschiedenen Wirbel und Zwischenwirbelscheiben der Wirbelsäule von Arthrose betroffen. Es wird z.B. die Arthrose der Halswirbel, die Arthrose der Brustwirbel und die Arthrose der Lendenwirbel unterschieden.

Neben der Wirbelsäule sind häufig die folgenden Gelenke von Arthrose betroffen: Hüfte (Koxarthrose), Knie (Gonarthrose) und Knöchel. An Hand- und Fußgelenken tritt Arthrose relativ selten auf. Eine Ausnahme bildet die weitverbreitete Form der Arthrose der Daumensattelgelenke (Rhizarthrose).

Symptome

In der Regel sind die von Arthrose betroffenen Gelenke weniger warm und endzündet als bei Arthritis. Die Schmerzen treten bei Bewegung auf und klingen bei Erholung und insbesondere in der Nacht wieder ab.

Die lokalen Gelenkschmerzen, die im Stehen durch das Gewicht des Körpers hervorgerufen werden, sind zwar in der Regel unangenehm, jedoch weniger stark. Sie klingen bei Erwärmung des betroffen Gelenks meist ab, nehmen aber bei Belastung oder Ermüdung rasch wieder zu. Die Schmerzen können insbesondere im Bereich des Rückens oder an den Knien von Steifheit sowie bei Bewegung von Knarren der Gelenke begleitet sein.

Empfohlene Maßnahmen

Kälte und Feuchtigkeit sollten vermieden werden. Besonders abträglich ist jeder stärkere Druck auf die Gelenke. Dies gilt insbesondere für arthrosegefährdete Gelenke. Jede Überlastung der Gelenke durch langes Stehen oder Gehen kann Gelenkschäden hervorrufen.

Für das Wärmen, Stützen und Schützen der Knie- oder Knöchelgelenke sind oftmals Elastik- oder Kreppbinden erforderlich.

Knie- und Knöchelschützer sowie spezielle Stützkissen in „S-Form" für den Rücken können ebenfalls empfohlen werden. Mit bestimmten Spezialgeweben wird unter Ausnutzung der Reibungsenergie eine örtlich begrenzte wohltuende Wärme aufrechterhalten.

▼ Rolle des Yoga

Mit Ausnahme der Leichenstellung (Savasana) (Abb. 16) (siehe Eintrag), die keinerlei körperliche Anstrengung erfordert, sollten beim Fortschreiten der Erkrankung sowie bei allen instabilen oder schmerzhaften Phasen keine Yoga-Stellungen ausgeführt werden. Selbstverständlich können diese Patienten die Atemübungen des Pranayama durchführen.

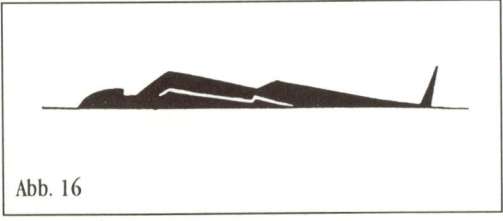

Abb. 16

In leichten Fällen von Arthrose können von der großen Vielzahl der Asana sicherlich einige einfache und weniger anstrengende Übungen praktiziert werden. Jedoch sollte in diesen Fällen der Arzt konsultiert werden und die Übungen nur unter Anleitung eines Yoga-Lehrers erfolgen.

Hinsichtlich der Anwendungsgebiete und Gegenanzeigen sollte beachtet werden, ob die Gelenke insgesamt von Arthrose betroffen sind. In diesem Fall ist größte Vorsicht geboten.

Ist die Lokalisation der Arthrose genau bekannt, lassen sich die Asana vermeiden, die zu einer Belastung der betroffenen Gelenke führen. Diese Gelenke sollten zumindest geschont werden. Gesunde Gelenke können selbstverständlich bewegt werden, da dies keine Auswirkungen auf erkrankte Gelenkkörper hat.

Sind die Wirbelsäule und die Lendenwirbel (insbesondere der fünfte Lendenwirbel mit dem Kreuzbein) von Arthrose betroffen, treten häufig starke Schmerzen auf. Eine ausführliche Beschreibung kann unter Arthrose der Halswirbel und Arthrose der Lendenwirbel nachgelesen werden.

Das Kniegelenk ist besonders arthrosegefährdet. Der im Kniegelenkkörper befindliche Meniskus ist insbesondere bei Sportlern (z.B. Fußballspielern) häufig geschädigt. Bei vielen Yoga-Stellungen wird das Knie beansprucht. Daher ist bei der Ausübung der Stellungen größte Vorsicht geboten. Es empfiehlt sich, eine Steigerung des Übungspensums ärztlich überwachen zu lassen, da sonst bleibende Schäden eintreten können. Besonders stark wird das Knie bei der Lotusstellung beansprucht.

Arthrose der Halswirbel

Diese Arthrose (siehe Eintrag) ist im Bereich der Halswirbel lokalisiert.

Behandlung

Die Behandlung entspricht im wesentlichen der Behandlung bei Arthrose (siehe Eintrag). Einige Besonderheiten ergeben sich aus der Lokalisation im Halsbereich.

Allgemeine Hinweise

Vermeiden Sie Bewegungen und Stellungen, die eine Beanspruchung der Halswirbel und eine Überanstrengung der Halsmuskulatur bewirken. Beachten Sie, daß der Hals beim Nähen, Bügeln und Stricken unbeweglich nach vorn geneigt wird und sich somit in einer sehr ungünstigen Stellung befindet.

Beim Tragen von Einkaufstaschen oder Koffern sollte das Gewicht gleichmäßig auf beide Arme verteilt werden. Dadurch läßt sich ein schmerzhaftes Ungleichgewicht vermeiden.

Lange Autofahrten sollten vermieden werden. Durch eine Kopfstütze kann die Überlastung des Nackens jedoch zum Teil gemindert werden.

Zu meidende Asana

✳ die Halb-Kerze (Abb. 17);

✳ die Kerze (Abb. 18);

✳ der Kopfstand (Abb. 19);

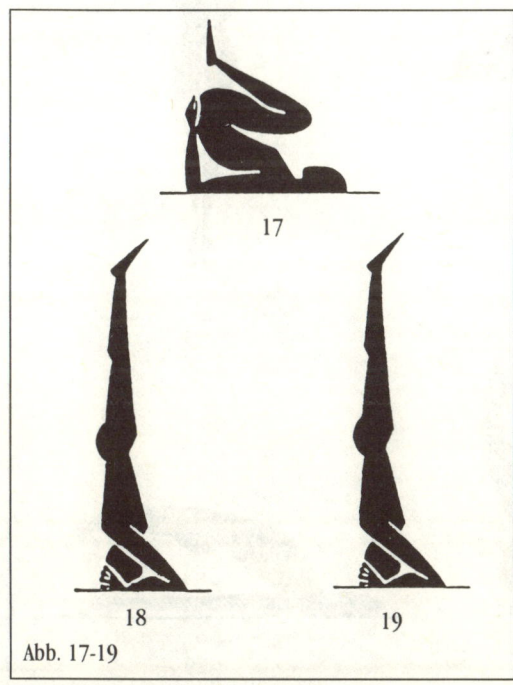

Abb. 17-19

✳ dic Pflugstellung (Abb. 20);

✳ die Ohr-Knie-Stellung (Abb. 21).

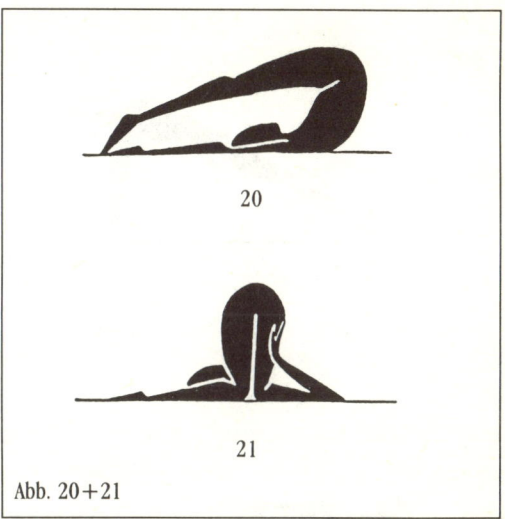

Abb. 20+21

Als ungünstig gelten Stellungen, bei denen das Körpergewicht mehr oder weniger stark auf den Hals einwirkt. Dies gilt auch für Stellungen, bei denen der Druck auf den Hals zu stark werden und Verletzungen hervorrufen kann. Vermieden werden sollten auch die Stellungen, bei denen der Kopf infolge einer falschen Technik nach hinten fallen kann. Dazu gehören:

✳ die geneigte Brücke (Abb. 22);

✳ der Tisch (Abb. 23).

Große Vorsicht erfordert die Ausführung:
✳ der Stellung des Fötus (Abb. 24).

Günstige Stellungen

Eine positive Wirkung kann durch die Stellungen erzielt werden, die im Stehen oder Sitzen eine Streckung der Halswirbelsäule bewirken:

✳ Bergsitz (Abb. 52);

✳ Zehenspitzenhaltung (Abb. 26);

✳ Baum (Abb. 27).

Verschränken Sie nun die Finger ineinander und strecken Sie die Arme senkrecht über den Kopf. Drehen Sie nun die Handflächen nach oben. Dadurch wird der Hinterkopf nach hinten gestreckt.

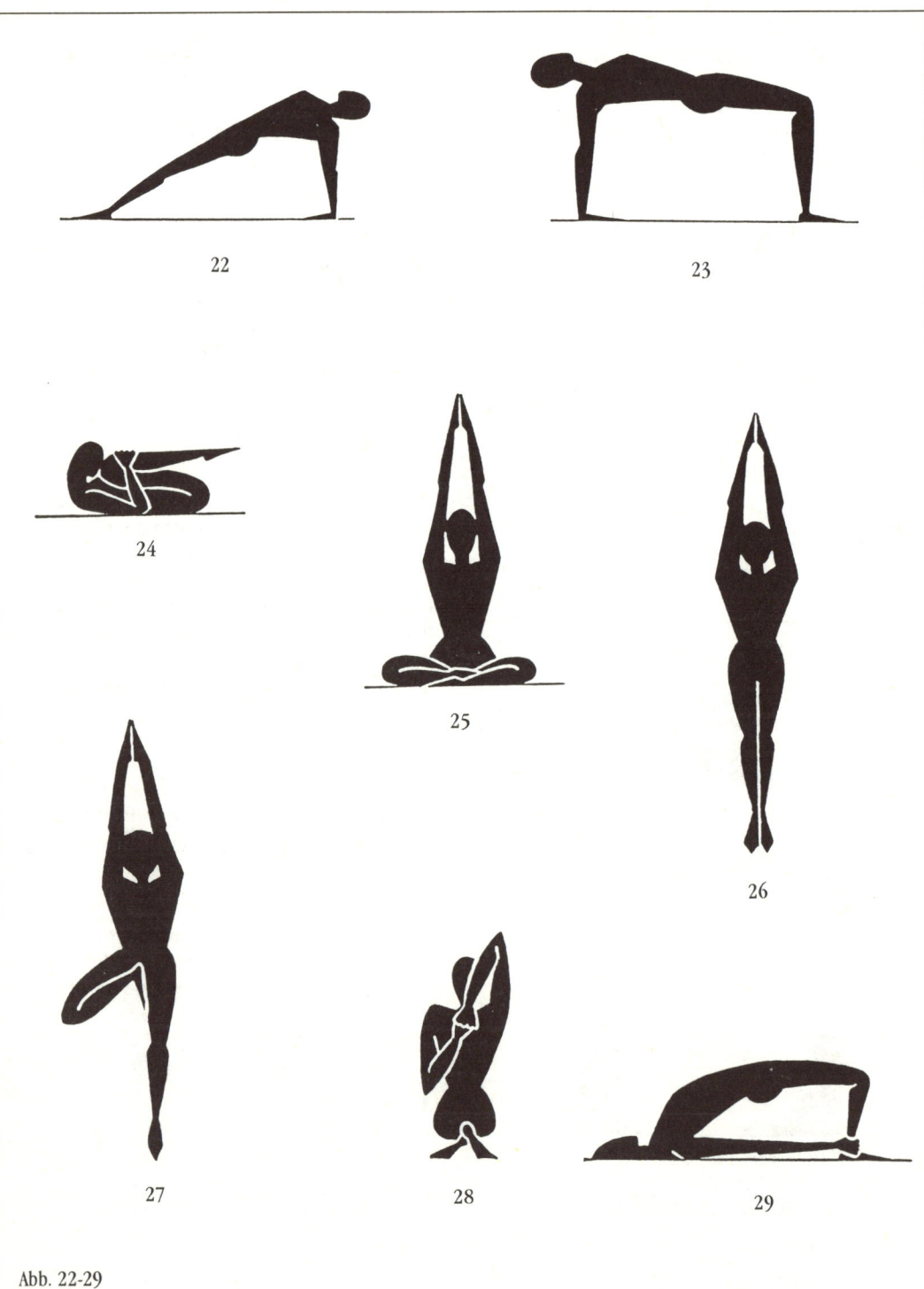

22

23

24

25

26

27

28

29

Abb. 22-29

Alle Asana, durch die die Halswirbelsäule gebeugt und der Hals gestreckt wird, sind bei vorsichtiger Ausführung als Maßnahmen zur Vorbeugung der Arthrose der Halswirbelsäule zu empfehlen. Dies gilt jedoch nur für Personen, die weder eine Anomalie noch Schmerzen in dieser Region haben. Wird bei einer leichten Arthrose der Halswirbel durch eine pathologische Streckung der Wirbelsäule Kopfschmerz kongestiven Charakters verursacht, kann mit der Kuhkopfstellung (Abb. 28) eine Verbesserung erzielt werden. Die Halb-Brücke (Abb. 29) kräftigt den Rücken und macht ihn geschmeidig. Schmerzen und Verspannungen im Halsbereich werden wirksam beseitigt.

Zusätzliche Übungen

Jalandhara Bandha (Kapitel III) ist eine ausgezeichnete Yoga-Übung bei Arthrose der Halswirbel, da sie bei verschiedenen Asana eine Art Pufferwirkung für die auftretende Belastung der Halswirbelsäule besitzt. Dennoch muß darauf geachtet werden, daß diese Übung gut vertragen wird, da sie eine starke Beugung nach vorn bewirkt. Andernfalls sollte sie nicht ausgeführt werden. Die mit den Augenübungen der Bates-Methode verbundenen Bewegungen des Halses zeigen eine positive Wirkung. Sie besitzen den Vorteil, daß der Hals dabei nur geringfügig bewegt wird. Die genaue Beschreibung dieser Methode finden Sie im Abschnitt Sehkraft.

Arthrose der Lendenwirbel

Lokalisation der Arthrose an den Lendenwirbeln (siehe auch Arthrose).

Häufigkeit

Die Arthrose der Lendenwirbel tritt häufig bei Frauen, bei Obesität und bei Berufen mit Überbeanspruchung der Lendenwirbel oder mit unausgeglichener Statik im Bereich der Lendenwirbelsäule auf.

Symptome

Die Arthrose der Lendenwirbel verursacht Lumbago und äußert sich in der Regel in diffu-

sem Schmerz, der über den Bereich der Hüfte hinaus ausstrahlt. Der Schmerz tritt oft plötzlich morgens beim Aufstehen oder abends auf. Er kann ebenfalls durch Übermüdung ausgelöst werden. Mitunter tritt ein permanenter Schmerz mit vorübergehenden Schüben von sehr starkem Schmerz ein. Der Schweregrad reicht von dumpfem Schmerz bis zu brennendem stechendem Schmerz. Die Lendenmuskulatur erscheint dabei strangartig verhärtet (Hartspann). Der Schmerz flammt bei Anstrengung und insbesondere bei Überanstrengung rasch auf. Wird eine unbequeme Haltung über längere Zeit beibehalten, äußert sich der Schmerz häufig erst, wenn eine andere Haltung eingenommen wird. Der Schmerz klingt bei Ruhe ab, während er bei Feuchtigkeit und Kältewirkung aufflammt.

Entwicklung

Oftmals ist eine wechselhafte Entwicklung zu beobachten: Die Schmerzen treten in Schüben mit zunehmender oder nachlassender Stärke auf. Wie durch röntgenologische Untersuchungen festgestellt wurde, gehen die anatomischen Schäden jedoch nicht zurück. Sie sind in der Regel irreversibel. Es tritt entweder eine Stabilisierung oder eine langsame Steigerung ein.

Komplikationen

✳ Neuralgia ischiadica gehört zu den häufigsten Komplikationen. Diese ist nicht zu verwechseln mit Ischias infolge einer Nucleus-pulposus-Hernie (siehe Eintrag);

✳ Neuralgie an den Vorderseiten der Oberschenkel.

Behandlung

✳ Absolute Bettruhe bei akutem Lumbago.

✳ Bei chronischen Formen muß der Lokalisation Rechnung getragen werden. Besonderes Augenmerk gilt hierbei gegebenenfalls der Beseitigung von Obesität, die zu einer Überbelastung des unteren Abschnittes der Wirbelsäule und des Beckens beiträgt.

✳ Falsches Heben schwerer Gegenstände, schnelles Beugen oder Drehen der Wirbelsäule, lange Reisen und Erschütterungen sollten vermieden werden. Es ist wichtig, sich vor Erkältungen zu schützen. Empfehlenswert ist das Tragen von Unterwäsche, durch die die Schutzwirkung der Reibungselektrizität genutzt werden kann.

✳ Zu empfehlen ist weiterhin, starke körperliche Überanstrengung sowie langes Stehen zu vermeiden. Ein zwischen die Matratzen gelegtes Brett kann eine gute Wirkung zeigen.

✳ Mit einem Kissen im Rücken kann ein ständiger Schutz der Lendenwirbelgegend bei sitzender Tätigkeit, beim Fahren, Essen usw. erreicht werden, da dies die „S-Form" der Wirbelsäule unterstützt.

✳ Weiterhin sollte nicht vergessen werden, bei jeder Anstrengung, bei der der untere Teil der Wirbelsäule beansprucht wird, einen *Lenden-Verschluß* durchzuführen. Diese Übung ist einfach und sehr wirksam: Kontraktieren Sie die Bauchmuskulatur, indem Sie den Bauch einziehen und das Gesäß zusammenkneifen.

✳ In einigen Fällen sollte ein orthopädisches Korsett zum Stützen der Brust- und Lendenwirbel getragen werden. Das Korsett besteht z.B. aus mit Stäbchen durchzogenem textilem Gewebe oder Kunststoff.

▼ *Rolle des Yoga*

Zur Vermeidung von Rückfällen sollten die Empfehlungen unter dem Eintrag Arthrose berücksichtigt werden. Aufgrund der Lokalisation der Arthrose im Bereich der Lendenwirbel können folgende Empfehlungen gegeben werden:

✳ Tritt der Lendenschmerz bei der Ausführung einer Asana bei gesunden Yoga-Schülern auf, sollte die Asana einfacher, kürzer oder gar nicht mehr ausgeführt werden.

✳ Tritt der Lendenschmerz bei der Ausführung einer Asana im Sitzen, wie dem Stock (Abb. 30), auf, sollte zum Abstützen eine Wand genutzt werden.

✳ Einige Asana bergen ein gewisses Risiko in sich, wenn sie zum ersten Mal oder falsch ausgeführt werden. Dazu gehören:

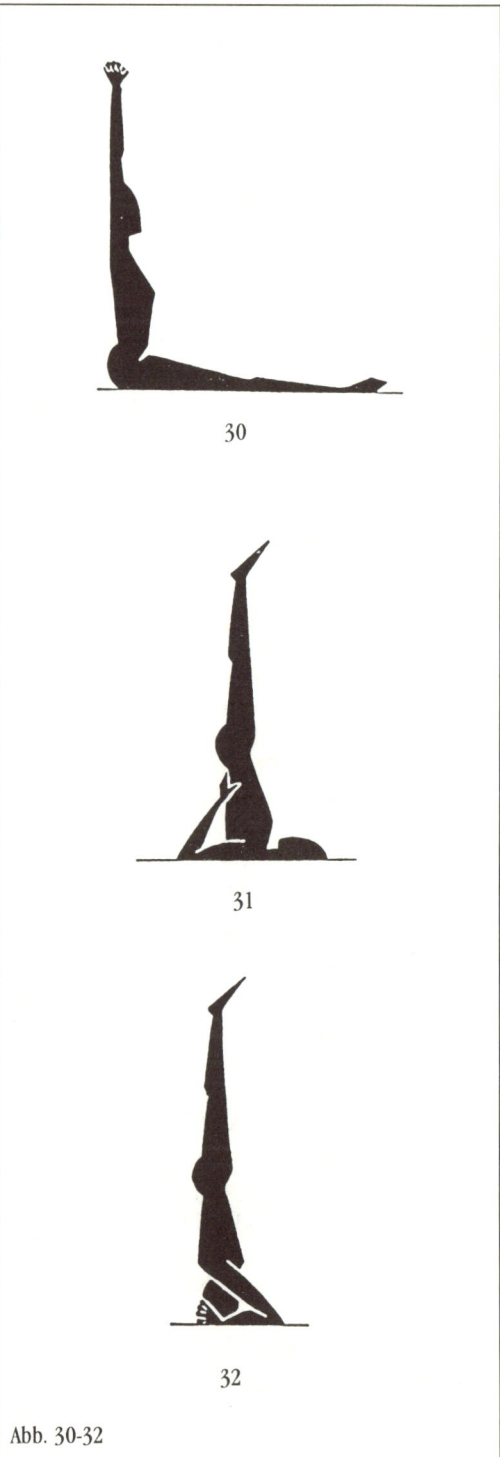

30

31

32

Abb. 30-32

- die Kerze (Abb. 31) und
- der Kopfstand (Abb. 32), da die Möglichkeit des Umfallens besteht.

✳ Einige Stellungen im Liegen, die eine Beugung des Oberkörpers nach vorn beinhalten, festigen die Muskulatur im unteren Bereich der Wirbelsäule. Ihre Ausführung sollte jedoch bei auftretendem Schmerz oder Schwierigkeiten eingestellt werden. Dazu zählen:

- das Streckbeugen der Beine (Abb. 33) und
- die Zange (Abb. 34).

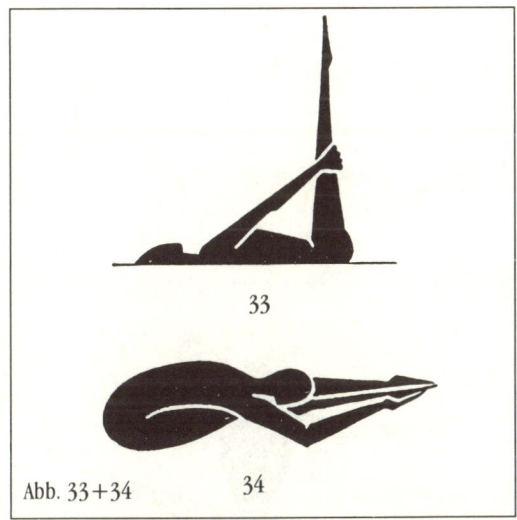

33

Abb. 33 + 34   34

✳ Stellungen im Liegen ohne Bewegung des Oberkörpers oder der Beine haben den Vorzug, daß die Lendengegend vom Körpergewicht entlastet und die wichtige Entspannung des viereckigen Lendenmuskels sowie verschiedener Bauchmuskeln erreicht wird.

- Die Leichenstellung (Savasana) (Abb. 35) sowie die Atemübungen des Pranayama können zur Beseitigung von Verspannungen und Nervosität auch bei schmerzhaften Formen der Arthrose der Lendenwirbel ausgeführt werden.
- Als weitere Stellung ist die Mudra (Abb. 36) zu empfehlen.

✳ Asana in der Bauchlage haben entsprechend der Symptome eine unterschiedliche Wirkung:

- die Hundeschnauze zum Himmel (Abb. 37);
- die Kobra (Abb. 38);
- der Bogen (Abb. 39);

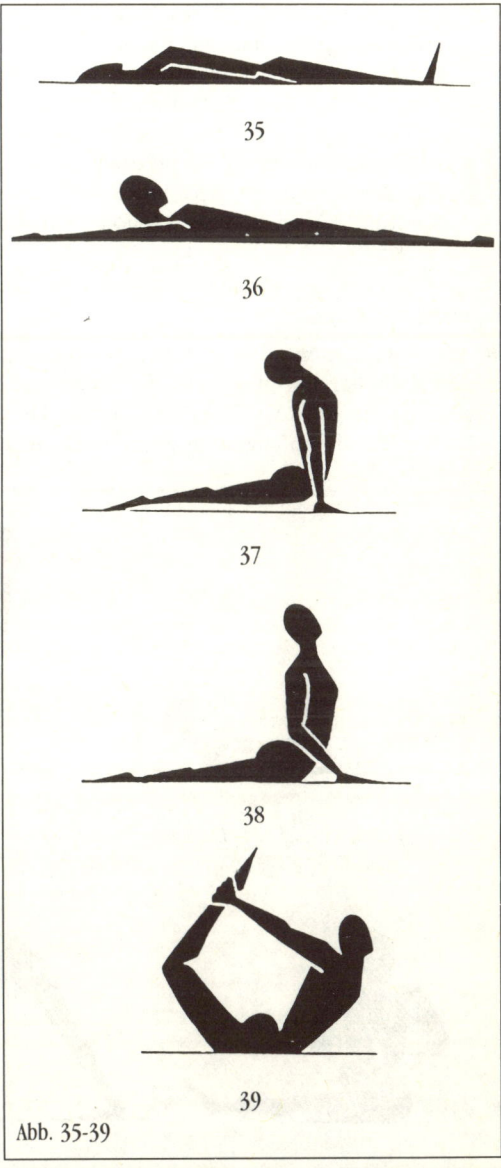

35

36

37

38

39

Abb. 35-39

- die Heuschrecke (Abb. 40) genießt neben den oben genannten Stellungen aufgrund der Stärkung der Muskulatur der Lendengegend hohes Ansehen in der Medizin. Es sei darauf verwiesen, daß die verschiedenen Varianten der Asana nur zur Prävention, zur Lockerung von Verspannungen und bei geringem funktionell bedingtem Schmerz eingesetzt werden dürfen. Bei akuten Schmerzzuständen und bei gefestigten organischen Leiden darf die Asana nicht ausgeführt werden. Unter strenger Überwachung durch einen Yoga-Lehrer ist es jedoch möglich, auch bestimmte, äußerst starke Schmerzen im Lenden-Kreuzbein-Bereich durch eine mit angewinkelten Beinen ausgeführte Variation der Heuschrecke zu lindern.

Zu meidende Asana

✳ Asana im Stehen können durch Verstärkung der statischen Störungen in der Lendengegend häufig negative Wirkungen haben. Dies kann z.B. bei Stellungen im Stehen mit einer Beugung des Oberkörpers, wie der Hände-zu-den-Füßen-Stellung (Abb. 41), der Fall sein.

Ähnliches gilt für:

✳ Stellungen mit Drehung der Wirbelsäule.

- Das Krokodil (Abb. 42);
- die Marici-Stellung (Abb. 43);
- das Dreieck (Abb. 44) usw. dürfen nicht ausgeführt werden, wenn der Lendenschmerz mit Lordose oder Beteiligung des Ischiasnervs einhergeht.

✳ Verschiedene Stellungen:

- Der Pflug (Abb. 45) stellt für die gesamte Wirbelsäule eine hohe Belastung dar.
- Keinesfalls sollte die Ohr-Knie-Stellung ausgeführt werden, da sie eine direkte Fortsetzung des Pfluges und damit eine noch stärkere Belastung darstellt.

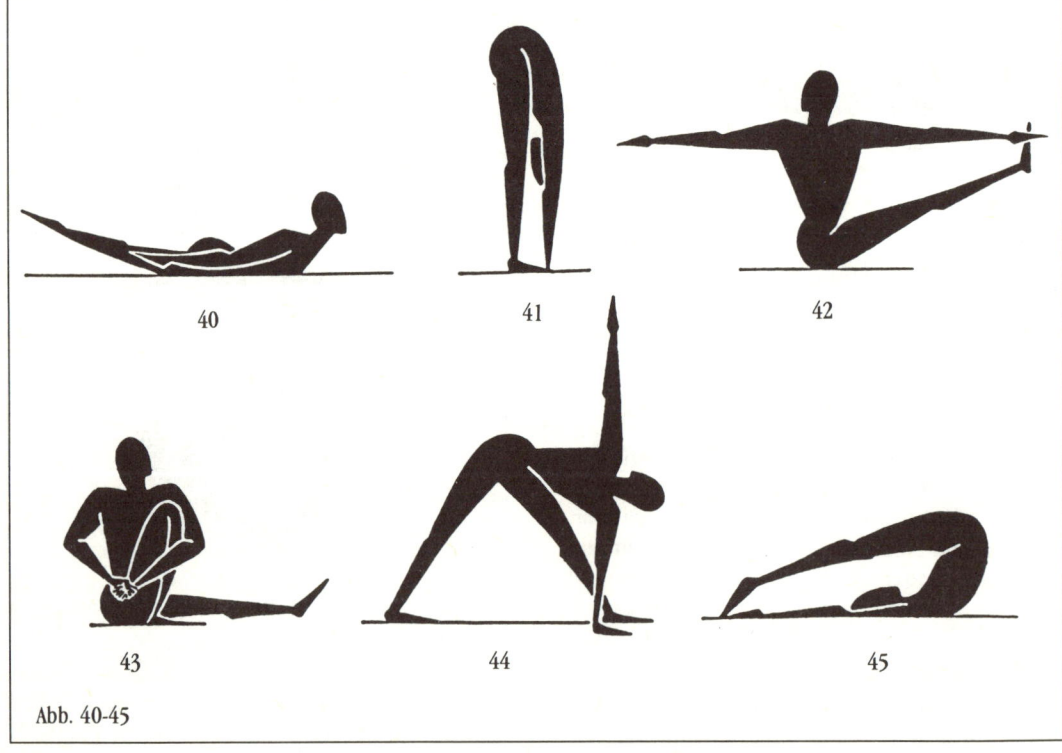

40   41   42

43   44   45

Abb. 40-45

Asthma

Erkrankung der Atemwege, die durch den Spasmus der glatten Bronchialmuskulatur (Bronchospasmus) charakterisiert ist. Bei trockenem Asthma treten diese Anfälle nur vereinzelt auf; beim sogenannten „feuchten" Asthma kommt es hingegen zu einer starken Schleimsekretion in den Bronchien.

Asthmaanfälle sind je nach Patient von unterschiedlicher Dauer und Intensität. Häufig treten sie in der Nacht auf. Dabei kommt es zu Keuchen, einer verlangsamten Atmung und Verengung der Atemwege. Beim Abklingen des Anfalls wird durch den trockenen, stoßartigen Husten ein graugetönter Auswurf sichtbar, die sogenannten „Asthma-Pfropfen". Bei schweren, einander ablösenden Asthmaanfällen spricht man von „subintranten Anfällen". Unter dem „Status asthmaticus" sind anhaltend schwere akute Asthmaanfälle zu verstehen. Treten die Anfälle nahezu dauernd auf, spricht man von chronischem Asthma.

Bei Kindern geht Asthma oft mit Fieber einher und ähnelt einer Bronchopneumonie.

Empfohlene Maßnahmen

Staub, feuchte Kälte, Nebel, enge Räume und Rauch sind strikt zu meiden. Weiterhin sollten keine Speisen und Getränke verabreicht werden, die der Patient nur schlecht verträgt oder für die er sensibilisiert ist.

Die Rehabilitation der Atemwege sollte bereits in früher Kindheit in den Alltag einbezogen werden. Die Hauptaufgabe besteht im Erlernen einer aktiven und tiefen Atmung über die Muskulatur des Unterbauchs in allen Lebenslagen.

▼ Rolle des Yoga

Die wichtigsten Arbeiten auf diesem Gebiet stammen aus dem Jaïpur-Zentrum in Indien, einem staatlich geförderten Forschungszentrum. Durch zweijährige Untersuchungen von Krankengeschichten vor Ort kam Dr. Olivier Boulard zu dem Schluß, daß bei Patienten, die Yoga ausreichend lange praktizierten, eine bedeutende Linderung des Asthmas vorlag. So stellte sich eine allmähliche Abnahme der Intensität und Häufigkeit der Asthmaanfälle ein. Dieser Zustand ließ sich durch fortgesetztes Yoga-Training stabilisieren. Weitere Studien wurden in Frankreich vor allem von Dr. Olivier Coudron und Dr. Lionel Coudron sowie Dr. Laurence Maman durchgeführt.

Als asthmaauslösend gelten auch Umweltfaktoren, wie Luftverschmutzung, Klima und aktives oder passives Rauchen. Yoga hat darauf zwar keinen direkten Einfluß, es sollte jedoch daran erinnert werden, daß Yoga-Schüler angehalten werden, weniger zu rauchen.

Weitere wichtige Asthmaauslöser stellen psycho-affektive Reaktionen dar. Es gilt als gesichert, daß es bei Konflikt- oder Streßsituationen sowie bei Kummer oder Überanstrengung gehäuft zu Asthmaanfällen kommt. Da man durch Yoga resistenter gegenüber Streß wird, kann auf diesem Gebiet eine wirksame Linderung erzielt werden. Darüber hinaus erlaubt Yoga eine bessere Kontrolle des Gefühlslebens, da es gegenüber den verschiedensten negativen Umwelteinflüssen abhärtet. Daher kann den Asthmapatienten, bei denen die Erkrankung ausschließlich oder vorrangig psychosomatischen Ursprungs ist, mit Yoga geholfen werden.

Bei atopisch hereditären Formen des Asthma ist hingegen eine Beeinflussung durch Yoga nicht möglich.

Bei infektiös bedingtem Asthma ist es zum Teil möglich, durch Yoga das Abwehrvermögen des Immunsystems zu erhöhen und auf diese Weise eine Besserung zu erzielen.

▼ Präventiver Aspekt des Yoga

Spezifische Maßnahmen sind nicht erforderlich. Zum Übungsablauf gehört das klassische Hatha-Yoga mit Entspannungsübungen in der Leichenstellung (Savasana), die ausgewogene Abfolge von Übungen und deren Gegenübungen, wie Strecken und Beugen sowie verschiedene Drehbewegungen. Es empfiehlt sich, sich bei der Einnahme der Asana nicht zu überanstrengen und vor allem solche Atemübungen auszuführen, die der Rehabilitation des Zwerchfells und der Entwicklung eines feineren Gespürs für die Abläufe und Signale des Körpers dienen. Dadurch können innerhalb von zwei bis drei Jahren Infektionen im Hals-Nasen-Ohren-Bereich spürbar vermindert und eine Stabilisierung durch die Beseitigung zahlreicher durch Streß bedingter Affekte erzielt werden.

▼ Kurativer Aspekt des Yoga

Hierbei gilt es, Yoga-Übungen zur Erhöhung der Ausgeglichenheit des Asthmatikers auszuwählen, und somit die Reaktion auf asthmaauslösende Situationen zu mildern.

Der Asthmatiker bei einem starken Anfall

Die Angst des Asthmatikers äußert sich in Krämpfen. Das Gesicht ist vom Anfall gezeichnet, und die Hände sind klauenartig verkrampft. Die Verkrampfung der Hände führt zu einer Verkrampfung der Muskulatur des Brustkorbs und verursacht eine Einengung der Atemwege. Durch Lösen des Krampfes und Strecken der Hände werden die Faszien, die die Muskelgruppen umhüllen, von den Fingerspitzen über die Schultern bis zum Brustkorb entspannt und die Atmung rasch erleichtert.

Diese speziell auf die Hände einwirkende Technik ist Bestandteil der Mudra (siehe Eintrag). Bei einem Asthmaanfall sollte China Mudra, die wirksamste Mudra zur Beseitigung der Einengung der Atemwege, ausgeführt werden. Demgegenüber ist Jnana Mudra (siehe Eintrag) besser für die anfallsfreien Intervalle geeignet.

Da der Patient durch das Ankämpfen gegen den Asthmaanfall sehr geschwächt wird, sollten ihm keine zusätzlichen Anstrengungen abverlangt werden. Die Erzielung der Entspannung der Hände und des Gesichts mit einfachen Mitteln ist daher am wichtigsten. Mit Geduld und Ermutigung des Patienten kann die Wirkung der Medikamente bei einem Anfall erhöht werden.

Der Asthmatiker bei einem mittelstarken Anfall

Der beim Anfall auftretende Spasmus der Bronchialmuskulatur geht mit einschnürendem Engegefühl der Lunge einher, während der Brustkorb durch die inspiratorische Blockierung und die exspiratorische Behinderung vorgewölbt ist. Daher sollte eine Yoga-Übung gefunden werden, die sowohl die Lunge befreit als auch die Ausatmung erleichtert und den Brustkorb „senkt".

Wir werden daher vorzugsweise sogenannte Verschlüsse einführen. In der Regel handelt es sich dabei um Beugeübungen nach vorn. Dadurch wird eine schrittweise Erhöhung der Compliance der Lunge erreicht und die Ausatmung der eingeatmeten Luft erleichtert. Am Ende des Ausatmens sollte versucht werden, diesen Vorgang über das Zwerchfell und die Bauchmuskeln weiter fortzusetzen. Allerdings sollte kein Zwang ausgeübt werden, um einen Kollaps der Bronchiolen in den Lungenenden zu vermeiden. Diese Atemübung muß sehr genau ausgeübt werden: Es geht darum, eine verlängerte, aber nicht erzwungene Ausatmung über die Bauchmuskeln zu erreichen.

Diese Atemübung läßt sich sehr gut z.B. mit der Pflugstellung (Halasana) kombinieren, die traditionell zur Behandlung von Asthma eingesetzt wird. Diese Stellung ist eine der wichtigsten Verschluß-Stellungen im Bereich des Brustkorbs. Eine weitere gut geeignete Übung ist die Zange. Hierbei muß darauf geachtet werden, daß der Rücken nicht wie bei der Mudra (Abb. 46) gestreckt nach vorn gebeugt wird, sondern die Wirbelsäule einen Bogen beschreibt. Liegt eine Schwäche der Lendenwirbel vor, können die Knie leicht angewinkelt werden. Durch die Rundung des Rückens wird ein besserer Verschluß der Vorderseite des Thorax erreicht. Gleiches gilt für alle Übungen, bei denen der Rücken nach vorn gebeugt wird:

* der Winkelsitz (Abb. 47);

* der Diamantsitz (Abb. 48), hier in der Variation „gefaltetes Blatt";

* die Stellung des Fötus (Abb. 49) ist aufgrund der Rundung des Rückens durch Anziehen und Umfassen der Beine ebenfalls sehr wirksam. Der durch diese Asana erreichte Verschluß erleichtert Asthmakranken das Ausatmen bei exspiratorischer Ventilationsbehinderung.

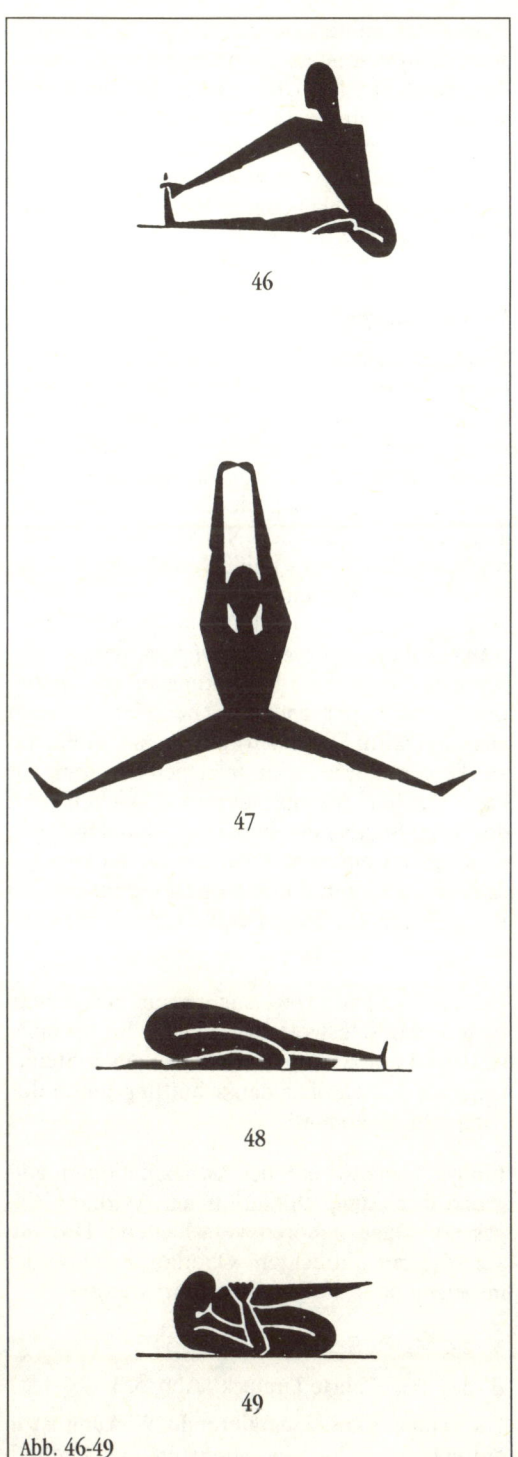

46

47

48

49

Abb. 46-49

Dies bedeutet jedoch nicht, daß ein Asthmatiker die Öffnungs-Übungen, d.h. Beugeübungen nach hinten, nicht ausführen darf. Sie dürfen jedoch nur in den anfallsfreien Phasen ausgeübt werden. In dieser Phase ist eine Dehnung der Lungen und des Thorax durchaus erwünscht. Hingegen hätte die Ausübung von Öffnungs-übungen während eines Anfalls katastrophale Folgen, da sie die exspiratorische Ventilationsbehinderung verstärken, den Brustkorb erweitern und das Ausatmen verhindern.

In den anfallsfreien Phasen können zusätzlich folgende Übungen praktiziert werden: die Kobra (Abb. 50) und der Bogen. Beim Bogen (Abb. 51) darf nur die dynamische, aber nicht die statische Phase ausgeführt werden.

Von der Stellung der Heuschrecke (Abb. 52) sollte man Abstand nehmen, da sie von zahlreichen Asthmatikern aus noch unbekannter Ursache nur schlecht vertragen wird.

Ein zweiter wichtiger Aspekt ist die *respiratorische Rehabilitation*. Der Asthmatiker sollte eine richtige Atemtechnik erlernen und eine bewußte Zwerchfellatmung ausführen. Dazu sollte er zunächst völlig entspannt die Leichenstellung (Savasana) einnehmen. Sie wirkt beruhigend und schenkt Ausgeglichenheit. Nun kann begonnen werden, die richtige Atmung über das Zwerchfell zu erlernen, wobei eine gleichzeitige Entspannung aller Muskelpartien erreicht wird.

Der palliative Aspekt

Bei einigen Asthma-Patienten treten bei einer medikamentösen Behandlung Atemnot und Energieverlust auch in den Phasen zwischen den Anfällen auf. Dies ist z.B. bei einer Behandlung mit Kortisonoid der Fall. Daher sind diese Patienten nicht belastbar.

In einem solchen Fall kann Yoga nicht als Therapie eingesetzt werden. Dennoch kommt ihm weiterhin eine wichtige Stellung auf dem Gebiet der Entspannung und der respiratorischen Rehabilitation, insbesondere in Hinsicht auf die richtige Nutzung des Zwerchfells und der Stellungen, die die Ausatmung erleichtern, zu.

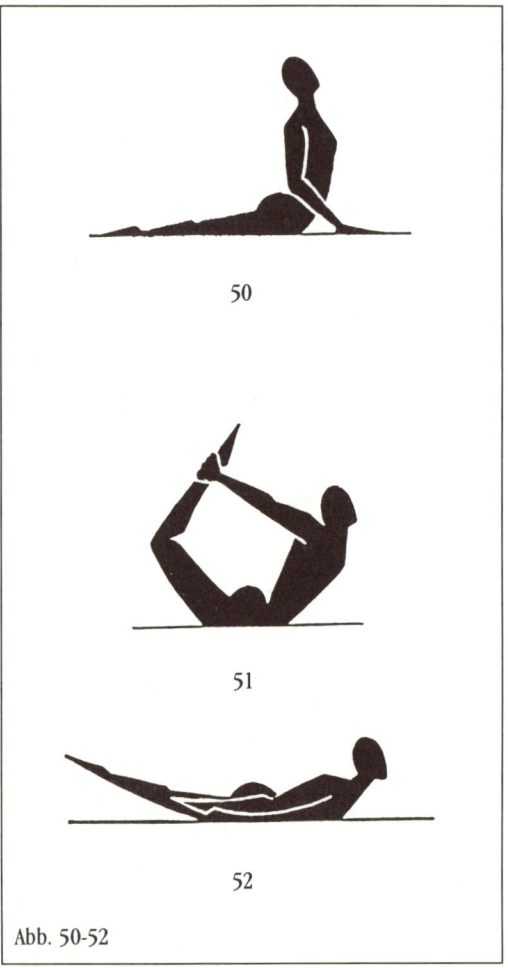

Abb. 50-52

Darüber hinaus können durch Yoga Kräfte gesammelt werden. Gute Wirkungen werden durch die Bootstellung (Navasana) (Abb. 53) (siehe Eintrag) erzielt.

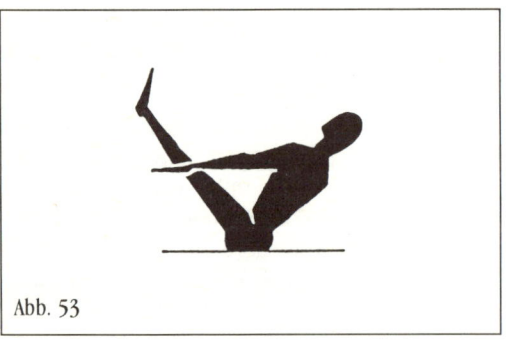

Abb. 53

Beim Üben sollte man sich nach und nach steigern, denn besonders am Anfang tritt die Ermüdung rasch ein. Die Übung kann u.a. durch kreisende Bewegungen der Hand- und Fußgelenke sowie durch Atemübungen ergänzt werden. Die Vierfüßlerstellung bei abwechselnd nach oben oder unten durchgebeugten Rücken zeigt ebenfalls eine gute Wirkung.

Die vagotonische Wirkung des Yoga

Es gilt als gesichert, daß die Ausübung von Yoga langfristig eine Verschiebung zur Vagotonie, d.h. zum Überwiegen des parasympathischen Systems, bewirkt. Auf den ersten Blick scheint dies für den Asthmatiker von Nachteil zu sein, da ihm Sympathikotonika, Medikamente zur Anregung des sympathischen Nervensystems, verabreicht werden. Dies ist jedoch nicht der Fall, da durch Yoga zwar eine selektive Verschiebung zur Vagotonie erfolgt, jedoch aufgrund des *dauerhaften pathologischen Ungleichgewichts* gleichzeitig eine regulierende Wirkung auf das sympathische wie parasympathische Nervensystem ausgeübt wird. Diese Wirkung kann von Person zu Person durchaus unterschiedlich sein. So kann ein junges empfindsames Mädchen nach der Yoga-Sitzung in Ohnmacht fallen. Hingegen kann es bei einem seit langem an Asthma leidenden Patienten durch Yoga zu einer idealen Regulierung des gesamten Nervensystems kommen.

Durch kürzliche Untersuchungen auf diesem Gebiet wurde festgestellt, daß es selbst bei einer starken Parasympathikotonie zu einer Steigerung der Katecholaminausschüttung durch den Sympathikus kommt!

Einige Asana werden bei Asthmapatienten aufgrund ihrer sympathikotonischen Wirkung eingesetzt. Dazu gehören verschiedene Drehungen, die mit aufrechtem Oberkörper entweder im Sitzen oder Stehen ausgeführt werden:

✱ die Marici-Stellungen (Abb. 54);

✱ das umgekehrte Dreieck (Abb. 55).

Die sympathikusstimmulierende Wirkung ist in aufrechter Stellung am stärksten. Bei Drehbewegungen im Liegen, wie beim Krokodil, ist diese nur sehr schwach vorhanden.

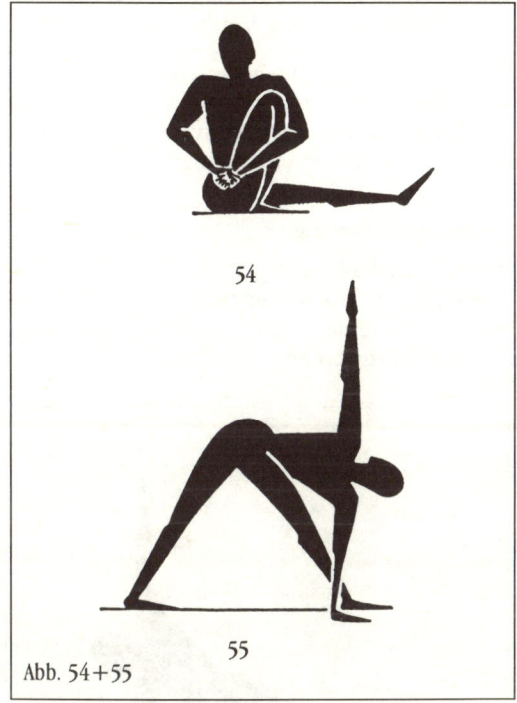

54

55

Abb. 54+55

Atemwege (Erkrankungen der)

Bei bestimmten Atemwegserkrankungen darf Yoga weder in Form der Stellungen noch in Form der Atemübungen des Pranayama ausgeführt werden. Dazu zählen alle akuten Erkrankungen, wie Bronchitis, Tracheitis, Stauungslunge, Pneumonie, Pleuritis, Tuberkulose usw. Eine Obstruktion der Nase sollte vor der Yoga-Sitzung beseitigt werden.

Chronische Lungenerkrankungen müssen einer genauen individuellen Untersuchung unterzogen werden. Siehe hierzu insbesondere: Lungenemphysem und Asthma.

Aufnahmefähigkeit

Unter den geistigen Fähigkeiten nimmt die Aufnahmefähigkeit eine besondere Stellung ein. Sie ist Voraussetzung für Gedächtnis und Denkvermögen.

Einige Stellungen sind für ihren positiven Einfluß auf die Entwicklung der Aufnahmefähigkeit bekannt.

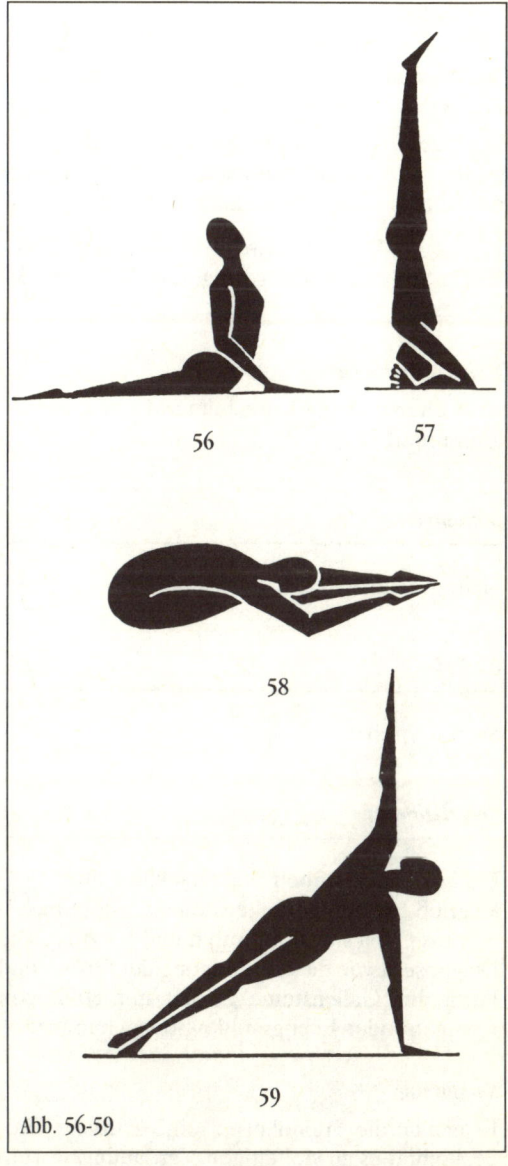

56

57

58

59

Abb. 56-59

Bewährte Stellungen

✳ die Kobra (Abb. 56);

* der Kopfstand (Abb. 57) bei exakter Ausführung;
* die Kopf-Knie-Stellung oder Zange (Abb. 58);
* die Vasistha-Stellung (Abb. 59) wirkt leistungserhöhend und stabilisierend auf die Psyche.

Die Wirkung der Atemübungen des Pranayama

Die Atemübung Kapalabhathi trägt zur besseren Durchblutung des Gehirns bei, wenn die besonderen Vorsichtsmaßnahmen beachtet werden, die an diese Übung geknüpft sind.

Eine gute Wirkung wird auch mit der Atemübung Sitakari und in geringerem Maße mit Sitali erzielt.

Weitere Übungen

Als weitere Übung kann Jnana Mudra empfohlen werden.

Blähungen

Siehe Aerophagie.

Buckel

Siehe Kyphose.

Cholelithiasis

Bildung eines trüben Niederschlags über Gallengrieß bis hin zu Gallensteinen. Diese bestehen aus Cholesterin, Bilirubin und Kalzium. Die Diagnose sowie die Bestimmung der Größe und Form der Gallensteine erfolgt mit Hilfe von Röntgen- oder Echographieuntersuchungen.

Symptome

Erreichen die Fremdkörper eine kritische Größe, kommt es zu vielfältigen Verdauungsstörungen, mitunter auch zu Gallensteinkoliken und Gallenblasenentzündungen sowie äußerst ernsten Komplikationen.

▼ Rolle des Yoga

Einige Asana sind dafür bekannt, eine stimulierende Wirkung auf die Gallenfunktion zu haben (siehe auch: Leber und Verdauung).

Yoga kommt gegenüber dietätischen Maßnahmen, medikamentöser Behandlung und einem mitunter erforderlichen chirurgischen Eingriff nur eine vergleichsweise geringe Bedeutung zu.

Zu meidende Stellung

* die Vasistha-Stellung (Abb. 60) darf von Personen, deren Krankengeschichte Gallenkoliken bzw. eine Cholelithiasis aufweist, nicht ausgeführt werden.

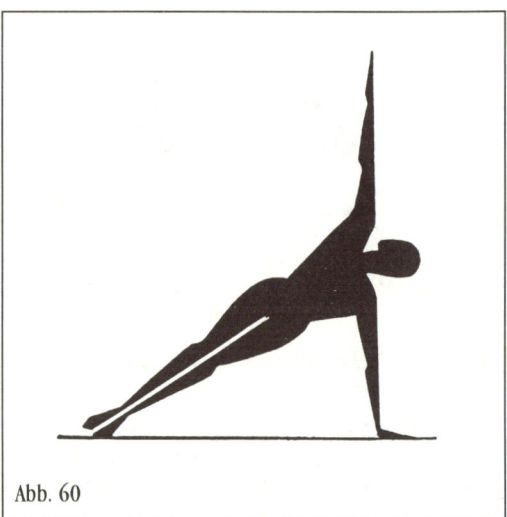

Abb. 60

Depression

Gedrückte Stimmung, die durch starke Traurigkeit, Interessen- und Antriebslosigkeit, Rückzug in die Vergangenheit, Todessehnsucht, Selbstzweifel usw. gekennzeichnet ist.

„Eine Frau geht spazieren. Sie ist noch jung, aber dennoch voller Überdruß. Da ergreift sie die Erinnerung... Wer würde erahnen, daß sie vom Leben nichts mehr erwartet! Sie hebt den Kopf, der Wind frischt auf; sie wird den Bus nehmen müssen, morgen auf Arbeit und lächeln, wenn das Herz weint...“ (Le Moal).

Yoga besitzt eine vorbeugende Wirkung, da es die Widerstandskraft des Übenden gegenüber negativen Emotionen stärkt. Es trägt dazu bei, ein gesundes Maß an Gleichgültigkeit gegenüber den Widrigkeiten des Lebens zu erlangen und schützt damit vor der verheerenden Wirkung von Streß, der Gesamtheit von einmalig oder wiederholt auftretenden Reizen im Alltag.

Eine Umfrage unter Spezialisten ergab, daß Entspannung und Yoga nur in Verbindung mit einer psychotherapeutischen Behandlung oder einer Verhaltenstherapie effektiv und langfristig vor Depressionen unterschiedlicher Art schützen. Yoga kann indes bestimmte Begleiterscheinungen abschwächen und mitunter völlig beheben. Dazu zählen: Traurigkeit, Apathie, Desinteresse, psychogener Kopfschmerz, Rückenschmerzen, Abgeschlagenheit, Selbstunsicherheit, Insomnie usw.

Empfohlene Atemübungen

Zu empfehlen sind alle Atemübungen, die die Atmung als Ganzes verlangsamen und dem Schüler das Bewußtwerden und die Kontrolle seines Atems gestatten. Dafür eignet sich eine langsame und konzentrierte Vollatmung. Besonders nützlich ist Nadi Sodana.

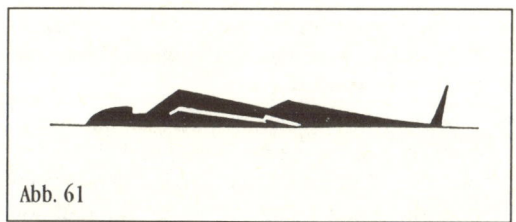

Abb. 61

Empfohlene Stellungen

Geeignet sind alle Übungen, die eine tiefe Entspannung bewirken. Ein Beispiel dafür ist die Leichenstellung (Savasana, Abb. 61). In diesem Fall empfiehlt sich die Ausführung von Savasana als Therapie (siehe Kapitel II). Besonderes Augenmerk gilt dem Erhalt des Energieflusses. Daher sollte für einen gewissen Zeitraum in der Jacobson-Phase verharrt werden. Nach dieser aktiven Kontraktion sollte die Entspannung in der Schultz-Phase folgen. Es wird empfohlen, an Savasana als Therapie eine Relaxation auf hyp-

notischer Grundlage mit Hilfe eines Spezialisten anzuschließen. Dennoch sollte daran erinnert werden, daß Depressionen überwiegend nicht psychosomalen Ursprungs sind. Daher kann selbst diese ausgereifte Form der Therapie kein Ersatz für eine medikamentöse Behandlung mit Antidepressiva sein, die gegebenenfalls zusätzlich Anxiolytika oder Sedativa enthalten.

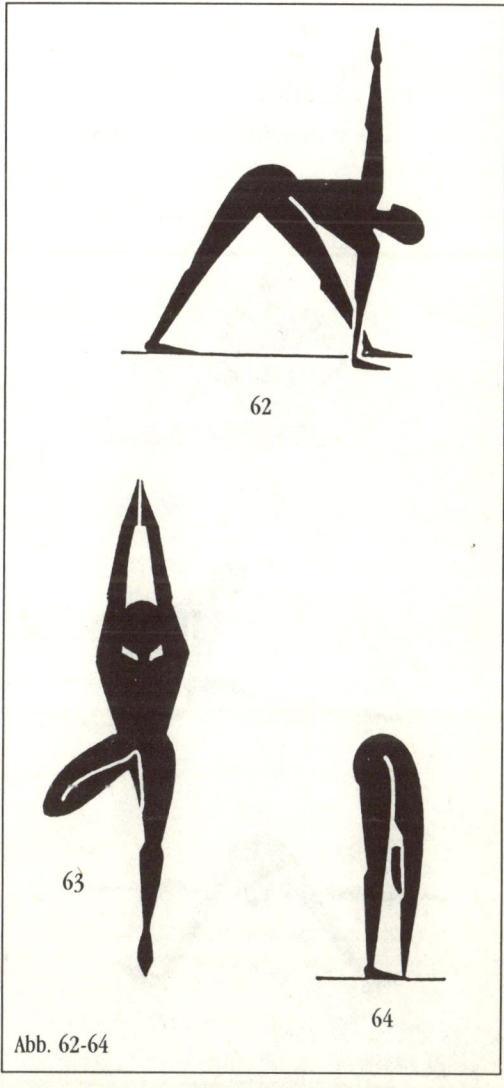

Abb. 62-64

Weiterhin ist es aus Gründen des bioenergetischen Gleichgewichts günstig, die Yoga-Sitzung durch Stretching-Übungen zu ergänzen. Dadurch wird die völlige Wiederherstellung des Tonus erzielt, da es nach absoluter Entspannung gelegentlich zu einem Tonusmangel kommt.

Weitere empfohlene Asana

✱ Gleichgewichtsübungen im Stehen:

- das Dreieck (Abb. 62);
- der Baum (Abb. 63). Dabei dient das eine Bein als Standbein, während das andere angehoben und gebeugt wird;
- die Hände-zu-den-Füßen-Stellung (Abb. 64);

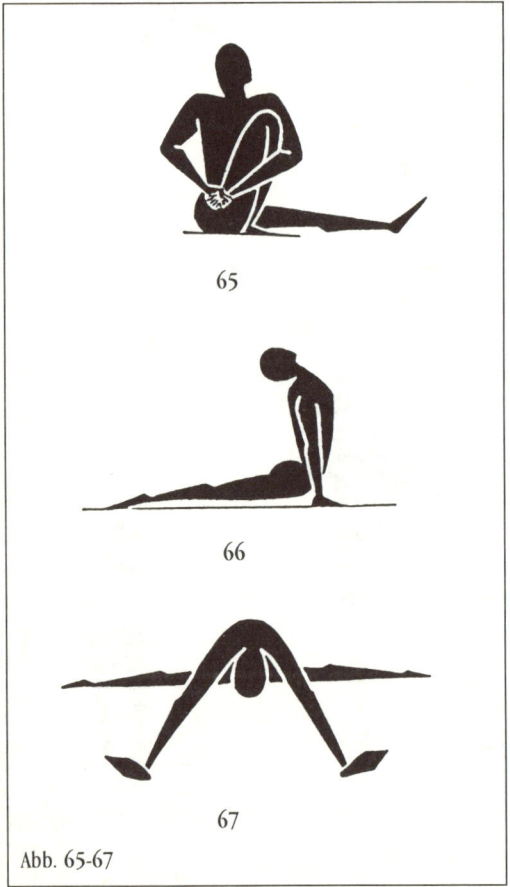

65

66

67

Abb. 65-67

✱ Übungen im Sitzen mit mäßiger Beugung des Oberkörpers:

- die Marici-Stellung (Abb. 65). Diese erweist sich überraschend oft als wirksam.

✱ Verschiedene Stellungen:

- die Hundeschnauze zum Himmel (Abb. 66) erhöht das Selbstvertrauen und vertreibt Müdigkeit;
- die Schildkröte (Abb. 67) wirkt sowohl bei depressiven als auch bei cholerischen Personen beruhigend.

Während der Yoga-Sitzung sollte darauf geachtet werden, daß Atmung und Bewegung synchron erfolgen und die Körpervorgänge bewußt erlebt werden.

Diskopathien

Bezeichnung für die Gesamtheit von Schäden oder Verletzungen der Bandscheiben: Kneifen, Klaffen, Bruch. Siehe: Ischias, Nucleus-pulposus-Hernie.

Bewährte Asana bei Diskopathien

✱ die Hundeschnauze zum Himmel (Abb. 68) stärkt die Rückenmuskulatur, lindert leichten Rückenschmerz und wirkt vorbeugend in Bezug auf Diskopathien. Diese Übung darf bei Nucleus-pulposus-Hernie sowie bei starkem Schmerz und bereits vorhandenen Schäden nicht ausgeführt werden.

✱ Übungen im Sitzen oder Stehen mit Streckung der Arme nach oben. Hierbei werden die Finger zunächst ineinander verschränkt und die Hände dann so gedreht, daß die Handflächen nach oben zeigen. So besitzen die Zehenspitzenhaltung (Abb. 69) und unter anderem der Bergsitz (Abb. 70) eine positive Wirkung und strecken insbesondere die Wirbelsäule.

✱ Stellungen mit geradem Rücken:

- die Stockstellung (Abb. 71);
- die Stuhlstellung (Abb. 72);
- das Boot (Abb. 72 b)

kräftigen die Rückenmuskulatur und beugen Rückenschmerz und Wirbelsäulenschäden vor.

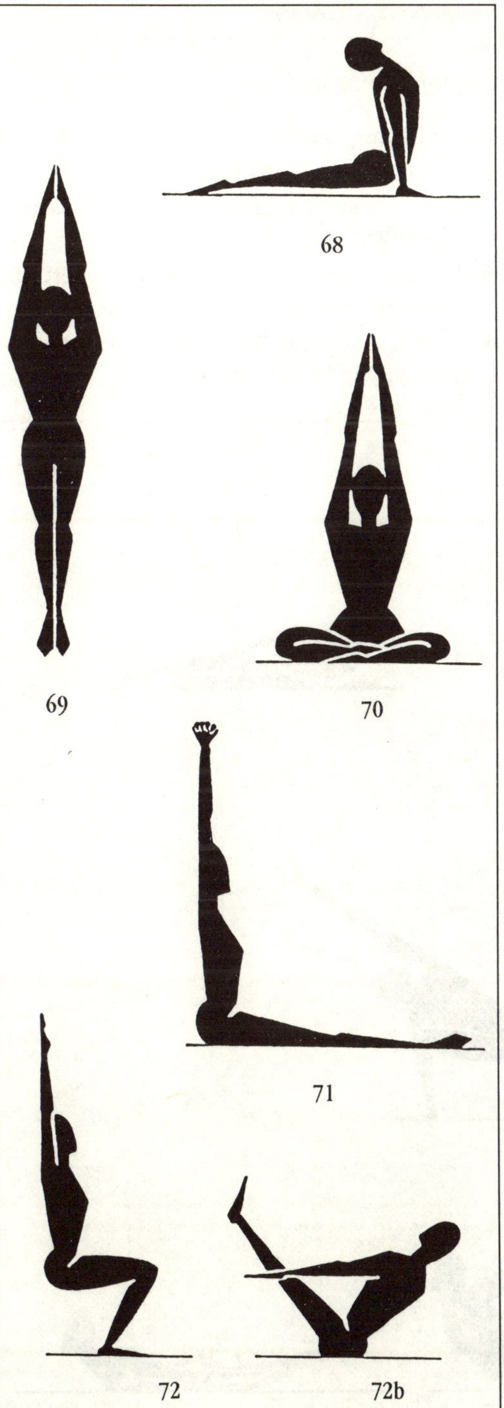

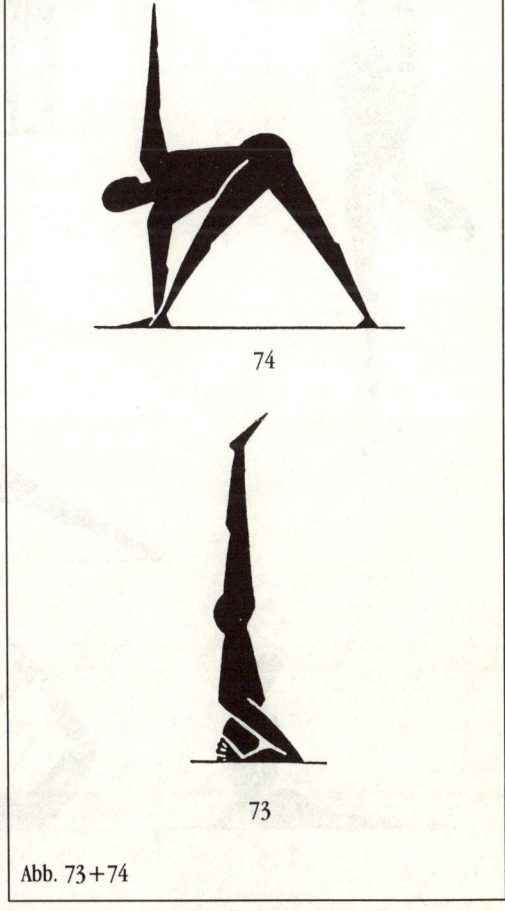

Abb. 68-72 b

Zu meidende Stellungen

Bei Kreuzschmerzen infolge einer Diskopathie sollten in der Regel alle Stellungen gemieden werden, die in der Bauchlage ausgeführt werden. Jedoch sind eben diese Stellungen bei gesunden Personen unter dem präventiven Aspekt sehr wertvoll. Auch bei einer Diskopathie in Verbindung mit Kyphose ist Vorsicht geraten. In diesen Fällen sollte stets der Arzt konsultiert und nur unter besonderer Aufsicht eines Yoga-Lehrers geübt werden. Zu meiden ist ferner der Kopfstand (Abb. 73), der selbst bei nur geringfügiger Schwächen der Halswirbelsäule nicht ausgeführt werden sollte. Gleiches gilt für die anderen Umkehrstellungen, d.h. die Stellungen, bei denen der Kopf niedriger als die Füße gelagert ist:

Abb. 73 + 74

* das Dreieck (Abb. 74).
* Vorsicht bei Stellungen, die eine Drehung der Wirbelsäule bewirken.

Ebenso sollten die in den Abschnitten Nucleus-pulposus-Hernie und Ischias als ungünstig bezeichneten Stellungen gemieden werden.

Durchblutungsstörungen

Empfohlene Asana

* der Baum (Abb. 75);
* die Hände-zu-den-Füßen-Stellung (Abb. 76) lindert die häufigsten Menstruationsbeschwerden;
* der Diamantsitz (Abb. 77) verbessert die Durchblutung des gesamten Körpers;
* das Dreieck (Abb. 78) mindert vorrangig den Blutandrang in den Eierstöcken;

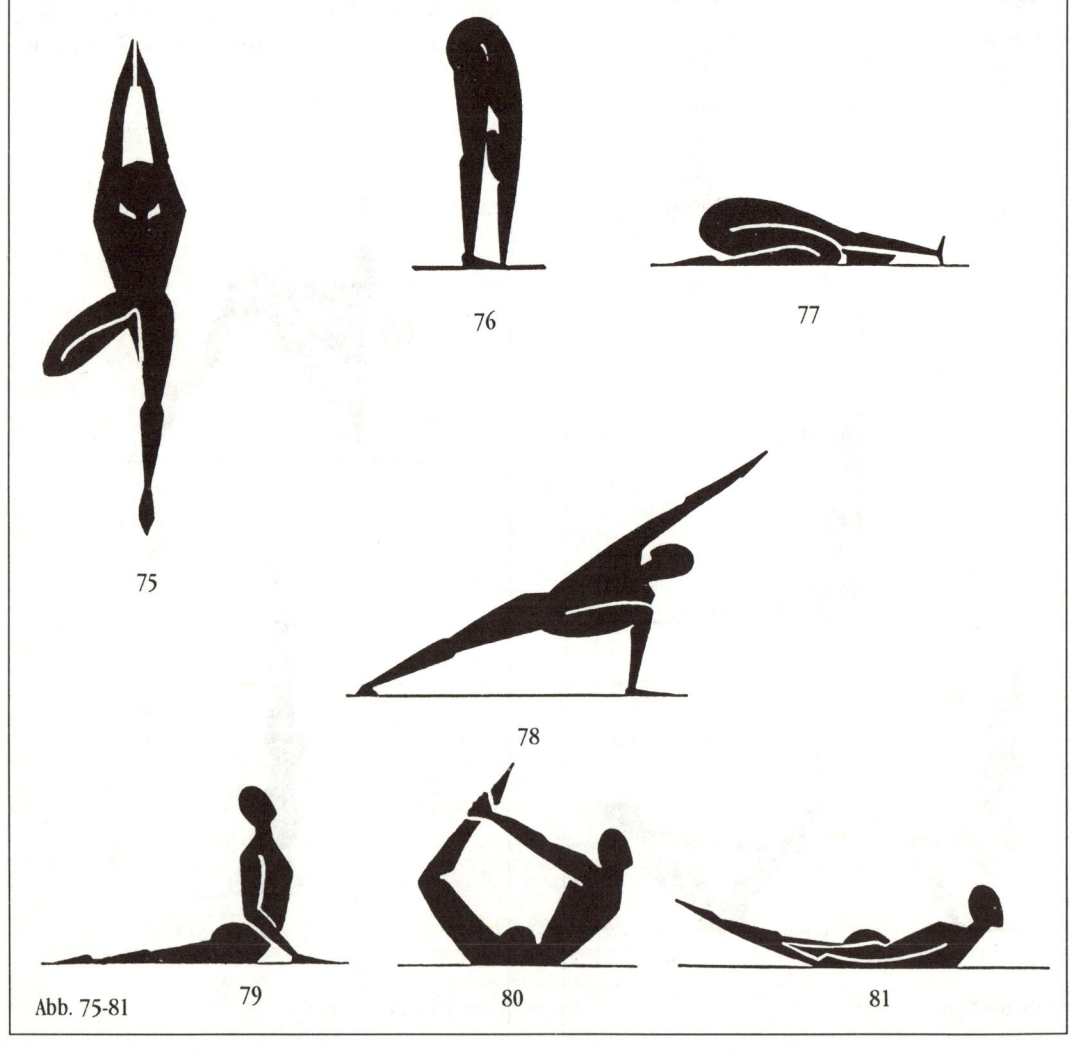

Abb. 75-81

❋ die Kobra (Abb. 79) stimuliert die Durchblutung im gesamten Körper, sie sollte jedoch **während der Menstruation vermieden** werden. Ebenso sollten andere Stellungen in der Bauchlage vermieden werden:

❋ der Bogen (Abb. 80) und

❋ die Heuschrecke (Abb. 81).

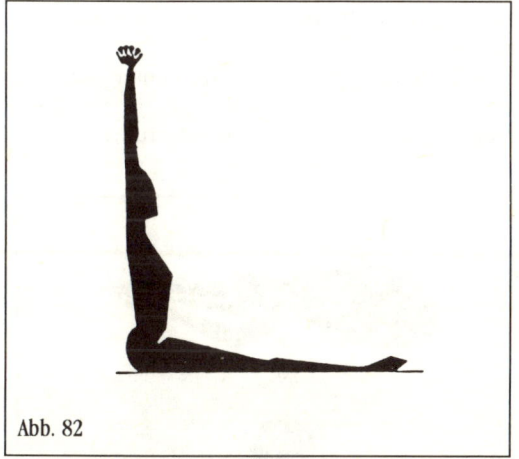

Abb. 82

Vorsichtsmaßnahmen

Bei der Bootsstellung (Abb. 82) kann es aufgrund der Schwerkraft insbesondere bei Personen, die zu Durchblutungsstörungen neigen, zu Kribbeln in den oberen Gliedmaßen kommen. In diesem Fall ist es besser, die Asana nicht oder nur kurz einzunehmen.

Hinweise

Asana zur Anregung der Durchblutung

- besitzen im allgemeinen eine gute Wirkung bei Regelbeschwerden (siehe Abschnitt);

- beseitigen das Schweregefühl in den Beinen, das Kribbeln in Händen und Füßen;

- besitzen eine lokale Präventiv- sowie Heilwirkung gegenüber Zellulitis, Obesität usw.

Dysmenorrhö

Bezeichnung für eine schmerzhafte Regelblutung.

▼ Rolle des Yoga

Bei einer ernsten Ursache können zwar durch Yoga allein nur in seltenen Fällen Erfolge erzielt werden. Bei der Behandlung von Dysmenorrhö spielt Yoga jedoch insbesondere bei der primären Form eine nicht zu vernachlässigende Rolle, da es dazu beiträgt, Nervosität, Angstgefühl und Aufregung zu beseitigen.

Weitere Einzelheiten können in den Abschnitten Regel, Nervosität und Durchblutungsstörungen nachgelesen werden.

Empfohlene Asana für häufige Formen von Dysmenorrhö

❋ die Hände-zu-den-Füßen-Stellung (Abb. 83);

❋ die Halb-Kerze (Abb. 84);

❋ die Kerze (Abb. 85).

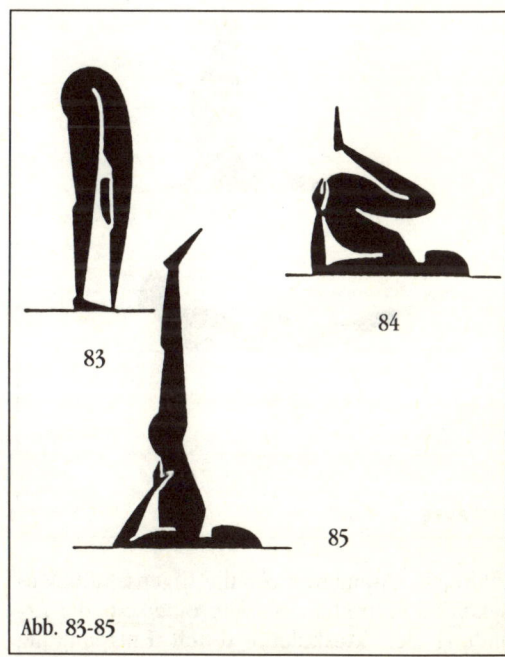

Abb. 83-85

Zu meidende Asana

Während der Regel (siehe Eintrag) und vor allem bei Dysmenorrhö sollten alle Stellungen in der Bauchlage vermieden werden. Dazu gehören:

✱ der Bogen (Abb. 86);

✱ die Kobra (Abb. 87);

✱ die Heuschrecke (Abb. 88).

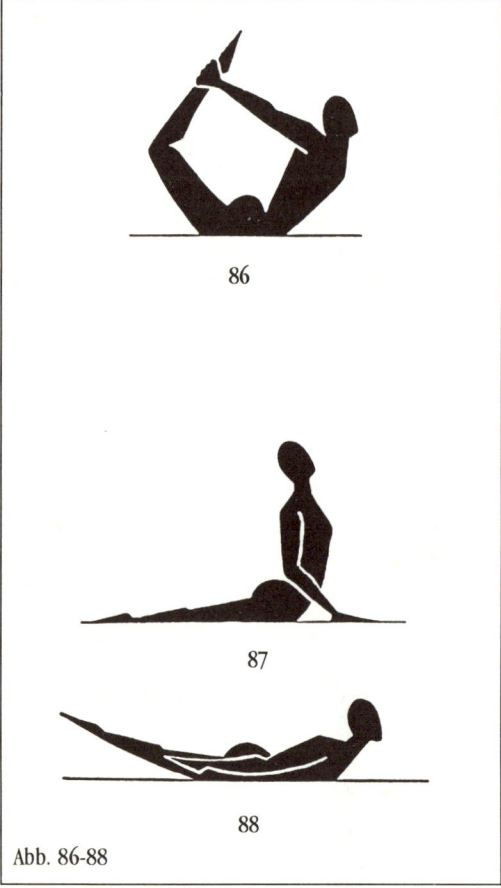

86

87

88

Abb. 86-88

Ermüdung

Zahlreiche Asana besitzen die Eigenschaft, Müdigkeit zu vertreiben. So wird einerseits die Ermüdung der Muskulatur durch Entspannung und andererseits die Ermüdung der Psyche durch die beruhigende und angstmindernde Wirkung von Yoga beseitigt.

In erster Linie ist hier die Leichenstellung zu nennen, die sich darüber hinaus durch eine besonders leichte Ausführbarkeit auszeichnet. Dennoch ist es für den Erfolg der Übung un-

erläßlich, sie mit einer gewissen Disziplin zu praktizieren.

Asana gegen Ermüdung jeglicher Art

Stellungen, bei denen der Oberkörper nach vorn gebeugt wird, bezeichnet man als „Verschlüsse". Sie erhöhen die Geschmeidigkeit der Wirbelsäule und machen den Körper bewußt erlebbar. Diese Übungen beseitigen besonders Ermüdungszustände, die mit erhöhter Nervosität einhergehen. Verschlüsse sind immer dann zu empfehlen, wenn Energiemangel zur Erschöpfung der körpereigenen Reserven führt.

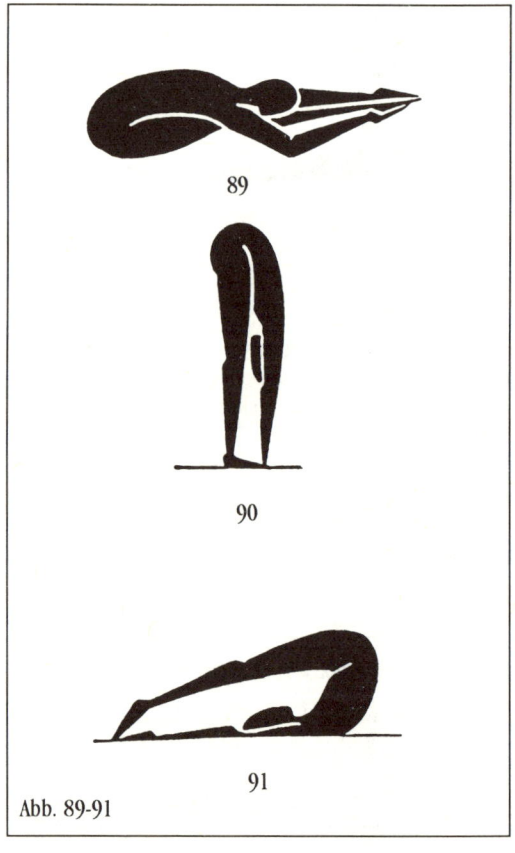

89

90

91

Abb. 89-91

Die folgenden Beugeübungen nach vorn werden in ihrer Grundform, d.h. ohne Drehung, ausgeführt:

* im Sitzen: die Zange (Abb. 89);

* im Stehen: die Hände-zu-den-Füßen-Stellung (Abb. 90);

* auch die Beugeübungen nach vorn mit einer zusätzlichen Drehung am Ende der Bewegungsabfolge, wie der Winkelsitz, können eine gute Wirkung zeigen, falls sie nicht aus pathologischen Gründen vermieden werden sollten.

Die Umkehrstellungen besitzen zwar einen höheren technischen Schwierigkeitsgrad, sind jedoch ein wirksames Mittel gegen Müdigkeit:

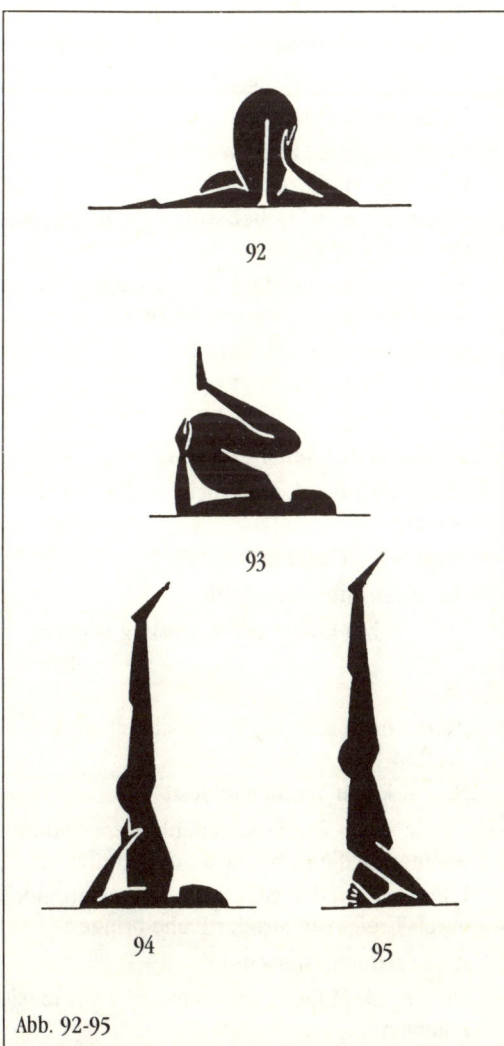

Abb. 92-95

* die Pflugstellung (Abb. 91);

* die Ohr-Knie-Stellung (Abb. 92);

* die Halb-Kerze (Abb. 93);

* die Kerze (Abb. 94);

* der Kopfstand (Sirshasana) (Abb. 95), sobald die korrekte Ausführung beherrscht wird.

Auch einige andere Asana, wie das Krokodil, der Bergsitz oder die Hundeschnauze zum Himmel, besitzen eine anregende Wirkung.

Wirkung der Atemübungen

* Nervös oder psychisch bedingte Müdigkeit wird wirksam durch die Kombination der Einatmungstechnik Ujjayi mit Anuloma, einer langsamen und verzögerten Ausatmung, beseitigt. Diese trägt ebenfalls zur Beseitigung der muskulären Ermüdung bei.

* Auch die erfrischende Wirkung von Nadi Sodana ist nicht zu unterschätzen.

* Kapalabhathi sollte bei Ermüdungserscheinungen allerdings nicht ausgeführt werden.

Wirkung der Mudras

Mudras wirken dem Energieverlust entgegen und tragen dazu bei, daß der Körper wieder Energie aufnimmt (siehe insbesondere Jnana Mudra in Kapitel III).

Erregbarkeit

Ein Symptom bei Nervosität (siehe Eintrag).

Fieber

Fieber stellt eine Gegenanzeige für alle Formen von Yoga dar.

Jedoch kann die Atemübung Sitali bei gering erhöhter Temperatur durch zu langes Liegen in der Sonne oder bei Migräne mit fiebriger Gefäßerweiterung usw. gute Wirkung zeigen. Sitali darf jedoch nicht praktiziert werden, wenn das Fieber durch eine Erkrankung des Rachens, des Kehlkopfes, der Nasennebenhöhlen oder der Atemwege verursacht wurde.

Friedman (Verhaltenstypen nach)

Friedman unterscheidet entsprechend dem Verhalten in Konfliktsituationen die beiden Verhaltenstypen A und B.

Eine klare Einteilung kann nur in Ausnahmefällen erfolgen, da ein breites Spektrum von Fällen vorkommt, die Überlappungen von Symptomen beider Typen aufweisen. Dics kann gelegentlich zu Verwechslungen und Widersprüchen führen.

Es gilt jedoch als gesichert, daß bei Personen vom Typ A ein höheres Risiko für Herz-Kreislauf-Erkrankungen und insbesondere für Koronarerkrankungen, wie Angina pectoris und Myokardinfarkt sowie schweren Formen arterieller Hypertonie, besteht.

Die Verhaltenstypen werden anhand von Fragebögen und psychometrischer Tests bestimmt.

Verallgemeinernd läßt sich feststellen, daß Typ A meist eine hohe Verantwortung trägt, überempfindlich auf Streß reagiert, leicht reizbar ist sowie unter ständigem Zeitdruck steht.

In der Tabelle auf der nächsten Seite sind die Einteilungskriterien nach der Bortner-Skala dargestellt.

▼ *Rolle des Yoga*

Die Zuordnung zu Verhaltenstyp A nach Friedman stellt einen erheblichen Risikofaktor dar. Es ist daher erforderlich, alle Maßnahmen zu ergreifen, um dieses Risiko zu begrenzen.

Auf diesem äußerst komplizierten Gebiet sollte die Behandlung nicht nur mit Yoga erfolgen. In zwei Bereichen kann Yoga jedoch eine gute Wirkung zeigen:

Folgende beide Maßnahmen sollten ergriffen werden:

✳ Der Versuch zur Veränderung des individuellen Verhaltens kann durch Yoga, die Schule der Weisheit, erfolgen. Dadurch wird jedoch nicht die herkömmliche Psychotherapie, die Verhaltenstherapie und die medikamentöse Behandlung der Symptome, ausgeschlossen.

✳ Die Begrenzung der Auswirkungen auf das Herz und die Gefäße bei arterieller Hypertonie usw.

Die Verhaltensregeln entsprechen den Hinweisen in den Einträgen:

- Arterielle Hypertonie
- Nervosität
- Psyche.

Einen wertvollen Beitrag leistet Savasana als Therapie (siehe Kapitel II).

Typ A

– Kommt niemals zu spät

– Besitzt einen ausgeprägten Wettkampfgeist

– Läßt andere nicht aussprechen

– Ist immer in Eile

– Zeigt Ungeduld beim Warten

– Setzt alle Hebel in Bewegung, um sein Ziel zu erreichen, zeigt bei Aufgaben hohes persönliches Engagement

– Versucht, verschiedene Dinge auf einmal zu tun; denkt daran, was anschließend zu tun ist

– Spricht energisch und kraftvoll

– Möchte, daß seine Leistungen Anerkennung finden

– Ißt und läuft schnell

– Macht sich das Leben nicht leicht, will vorn liegen

– Zeigt seine Gefühle

– Hat viele Interessensgebiete

– Ist ehrgeizig auf sozialen Aufstieg bedacht

Typ B

– Achtet nicht sehr auf Pünktlichkeit bei einem Treffen

– Besitzt kaum Wettkampfgeist

– Ist ein guter Zuhörer, schenkt dem anderen Aufmerksamkeit, bis dieser ausgeredet hat

– Läßt sich weder durch Mitmenschen noch durch Ereignisse aus der Ruhe bringen

– Kann geduldig warten

– Nimmt die Dinge unbeschwert so wie sie kommen

– Arbeitet Aufgaben nacheinander ab

– Spricht langsam, besonnen und umsichtig

– Legt keinen allzu großen Wert auf das, was andere von ihm halten, es reicht ihm, wenn er selbst mit sich zufrieden ist

– Tut alles bedächtig

– Nimmt alles gelassen

– Verbirgt seine Gefühle

– Hat neben der Arbeit kaum andere Interessen

Funktionelle Kolonerkrankungen

Bezeichnung für die Gesamtheit eines Systems sehr verschiedener chronischer Darmerkrankungen, die sich von den häufigsten Darmerkrankungen unterscheiden und weder organisch noch infektiös bedingt sind.

Die Häufigkeit funktioneller Darmerkrankungen und die herausragende Rolle des Yoga wurden im Jahre 1987 von Dr. Olivier Coudron und Dr. Lionel Coudron auf einem an der Medizinischen Fakultät von Lariboisière abgehaltenen medizinischen Seminar über Yoga erläutert.

Funktionelle Kolonerkrankungen werden bei mehr als der Hälfte aller Arztkonsultationen als Ursache für Erkrankungen des Verdauungstraktes festgestellt.

Symptome

In neun von zehn Fällen klagt der Patient über chronische Bauchschmerzen und Blähungen. Bei drei Viertel dieser Patienten liegen Störungen der Darmentleerung vor, die entweder Obstipation oder Diarrhö oder beides alternierend verursachen.

Als weitere Begleiterscheinungen können Übelkeit, Appetitlosigkeit, Palpitation usw. auftreten.

Risikofaktoren

Frauen sind doppelt so häufig wie Männer betroffen. Die Erkrankung tritt oftmals ab dem 50. Lebensjahr auf. Besonders häufig tritt die Erkrankung in Konfliktsituationen bei nicht berufstätigen Personen, wie z.B. Rentnern, Arbeitslosen und Personen ohne erlernten Beruf, auf. Andererseits sind auch Personen mit einer starken familiären oder beruflichen Belastung betroffen, wenn sie fürchten, diesen Aufgaben nicht gewachsen zu sein oder sich tatsächlich Probleme einstellen.

Auslösende Faktoren

Mehr als die Hälfte der Patienten gibt eine Fehlernährung mit bestimmten Speisen an. Bei den übrigen Fällen wird das Leiden jedoch fast ausschließlich aufgrund von unverarbeitetem Streß durch starke Gemütserregung, Trauer, finanzielle oder familiäre Sorgen sowie emotionale Belastung hervorgerufen. Häufig werden Überanstrengung und Angstgefühl genannt.

Allgemeines

Diese Patienten behandeln sich selbst meist planlos, d.h. sie nehmen oftmals von sich aus verschiedene Medikamente ein, die mitunter einander entgegenwirken. Vom Arzt verschriebene Medikamente werden dagegen eher unkorrekt eingenommen.

Bevor eine funktionelle Darmerkrankung diagnostiziert werden kann, sollten zunächst durch radiologische und endoskopische Untersuchungen Infektionen oder organische Ursachen ausgeschlossen werden. Mit dem vor kurzem entwickelten Verfahren der Elektromyographie können bestimmte Störungen der Darmmotorik festgestellt werden.

Behandlung

Die Festlegung einer geeigneten Diät ist kompliziert. Entsprechend den Angaben des Patienten sollten die negativen Auswirkungen bestimmter Speisen sowie eine eventuelle Obstipation bzw. Diarrhö Berücksichtigung finden. Besonders schwierig gestaltet sich eine Diät, wenn Obstipation und Diarrhö einander abwechseln.

Die Verordnung von Medikamenten erfolgt entsprechend der Art der Erkrankung und dem Schweregrad der Symptome. Oft werden fiebersenkende, krampflösende Mittel, Pflanzenextrakte und Kompressen angewandt.

▼ Rolle des Yoga

Obwohl Yoga nicht spezifisch wirkt, besitzt es doch eine bedeutende Wirkung. Es trägt dazu bei, Angst und Krämpfe zu lindern. Besonders geeignet ist die Leichenstellung (Abb. 96). Da die Erkrankung psychosomatische Ursachen hat, kommt der wissenschaftlichen Form dieser Asana, Savasana als Therapie, besondere Bedeutung zu (siehe Kapitel II, Eintrag Leichenstellung).

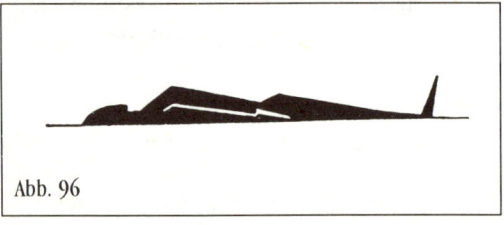

Abb. 96

Weitere Hinweise finden Sie in den Abschnitten Nervosität und Psyche.

Bei einigen Fällen liegt ein mehr oder wenig authentischer depressiver Zustand vor. Eine Verbesserung läßt sich durch die Maßnahmen im Abschnitt „Depression" erzielen.

Je stärker die psychosomale Komponente dieser Erkrankung ist, desto wirksamer erweist sich die Atemübung Ujjayi-Anuloma. Sie besteht in der Kombination von Anuloma, einer ganz speziellen schrittweisen Einatmung und Ujjayi zur kompensierenden Ausatmung.

In einigen hartnäckigen Fällen, bei denen die Symptome fast einen Zwangscharakter annehmen, sollte die Atemübung Kapalabhathi in Verbindung mit Nadi Sodana angewandt werden.

Formen mit Obstipation

Geeignete Yoga-Übungen finden Sie unter dem Eintrag Obstipation.

Geburt (Yoga nach der)

Für die Durchführung wirksamer Yoga-Übungen nach der Geburt ist es nicht erforderlich, daß sich die Mutter bereits wieder zu Hause befindet. Schon während des Klinikaufenthalts kann durch eine behutsame Wiederaufnahme der Übungen verhindert werden, daß Komplikationen im Bereich des Unterleibs, des Beckens und der Genitalorgane auftreten. Die Neigung zu einer weder organisch, infektiös noch neurologisch bedingten Harninkontinenz kann ebenfalls mit Yoga behandelt werden. Um Wiederholungen zu vermeiden, bitten wir Sie, im Eintrag Harninkontinenz bei Frauen nachzulesen. Verallgemeinernd kann festgestellt werden, daß eine kombinierte Anwendung von Yoga-Stellungen und einfachen Übungen erfolgen sollte:

Atemübungen

Am günstigsten ist es, wenn die Atemübungen (Pranayama) bereits vor der Geburt praktiziert wurden und so rasch wie möglich wieder aufgenommen werden. Es ist sogar in der Klinik auf einfache Weise möglich, die Übungen auch anderen Frauen zu vermitteln, selbst wenn diese völlige Laien sind. Dabei sollte man sich jedoch auf eine Vollatmung und einfache Atemübungen beschränken. Vermeiden Sie anstrengende und komplizierte Atemübungen wie Kapalabhathi, Bhastrika und Visamavritti.

Stellungen

Gegen die häufig nach der Geburt auftretenden Durchblutungsstörungen empfehlen wir die Asana im Eintrag *Schweregefühl in den Beinen*, wobei jedoch die Mehrzahl der sogenannten Umkehrstellungen (siehe Eintrag) vermieden werden sollten. Hingegen sollten die liegenden Stellungen in ihrer klassischen Variation, d.h. mit gleichmäßigen und langsamen Bewegungen, ausgeführt werden. Die Bewegungen können sowohl kreisend als auch durch Beugen und Strecken der Hände und Füße erfolgen. Bei Stellungen im Stehen, wie z.B. der Zehenspitzenhaltung (Abb. 97), kommt dem Wechsel zwischen der Einnahme der Zehenspitzenhaltung

und der Ruhephase auf den Fußsohlen besondere Bedeutung zu.

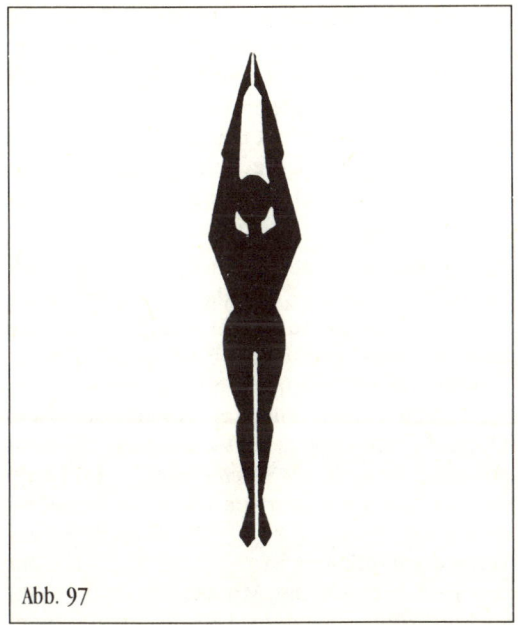

Abb. 97

Die Leichenstellung (Savasana) (Abb. 98) ist eine einfache und sehr wirksame Stellung, die weder große Anstrengung noch besondere Fähigkeiten erfordert.

Jedoch wird diese Stellung von Schwangeren
nicht immer als wohltuend empfunden. Dies
kann aus verschiedenen Gründen auch nach der
Geburt der Fall sein. Durch die liegende Stellung kommt es infolge einer zu starken Krümmung im unteren Bereich der Wirbelsäule (Lordose) zu einer Verstärkung des Lenden-
schmerzes. Dies kann vermieden werden, indem
diese Asana in der Seitenlage oder mit einem
Kissen ausgeführt wird. Das Kissen sollte dabei
unterhalb des Kreuzbeins unter dem Gesäß liegen. Plazieren Sie das Kissen nicht im Kreuz, da
dies zu einer Verstärkung der Schmerzen führen würde. Die Beine sollten bei dieser Stellung
angewinkelt werden. Ein zweites Kissen für den
Hinterkopf (nicht Nacken) wird häufig als angenehm empfunden.

Die gasentfernende Stellung (Abb. 99) ist sehr
wirksam bei Obstipation, die kurz nach der Ge-

burt auftreten kann. Anschließend sollte das
Streckbeugen der Beine (Abb. 100) ausgeführt
werden. Es regt die Darmtätigkeit an und erhöht zugleich die Urinausscheidung. Nach einem Kaiserschnitt sollten diese Übungen nur
mit großer Vorsicht ausgeführt werden.

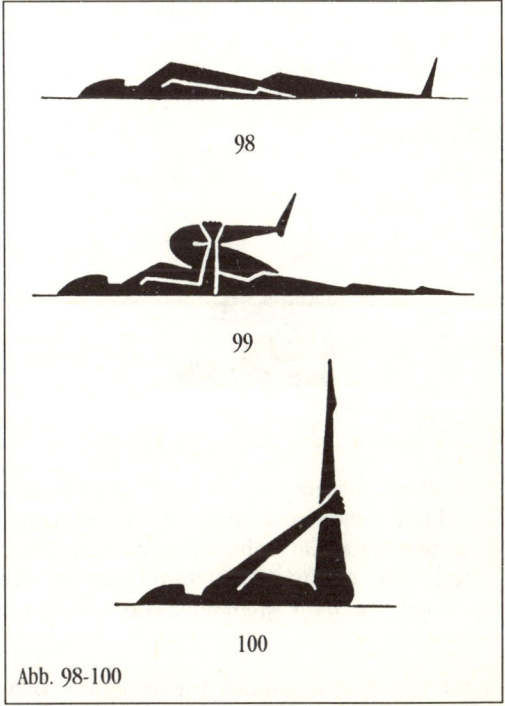

98

99

100

Abb. 98-100

Drehbewegungen sind nach der Geburt oftmals
zu anstrengend. Allerdings bildet die Krokodilstellung (Abb. 101) hierbei eine Ausnahme, da
sie keine große Belastung darstellt. Sie ist bei
Obstipation nach der Geburt zu empfehlen.

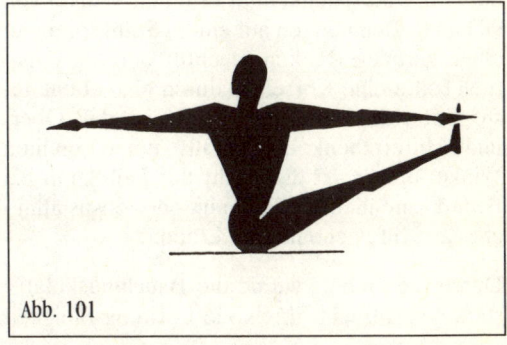

Abb. 101

Umkehrstellungen, d.h. Stellungen, bei denen sich der Kopf unterhalb der Beine und insbesondere unterhalb des Beckens befindet, könnten aufgrund der erhöhten Lage des Beckens und der damit verbesserten Durchblutung theoretisch eine gute Wirkung zeigen. Leider ist ihre Durchführung in der Regel schwierig, und für eine Frau kurz nach der Entbindung nicht möglich. Später kann aus der Reihe der Umkehrstellungen die Halb-Kerze (Abb. 102) ausgeführt werden. Seien Sie dabei allerdings besonders vorsichtig.

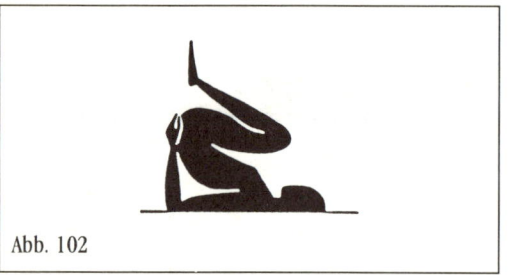

Abb. 102

Nach dieser Übung können Sie in die Vierfüßlerstellung gehen und abwechselnd ein Hohlkreuz und einen Katzenbuckel ausführen. Diese Übung sollte erst in den letzten Tagen vor der Entlassung aus dem Krankenhaus durchgeführt werden.

Durch das Anspannen und Einziehen des Bauches in der Vierfüßlerstellung wird der quere Muskel trainiert. Dieser Muskel wirkt der Erschlaffung der Bauchmuskulatur entgegen, die nach der Geburt auftritt.

Wird diese Übung im Sitzen ausgeführt, sollte darauf geachtet werden, daß der Oberkörper mit den Oberschenkeln etwa einen Winkel von 90 bildet. Beim Sitzen auf einem Stuhl sollte auf einen geraden Rücken geachtet werden. Eventuell sollte eine Korrektur durch eine ebene feste Unterlage erfolgen. Wichtig ist, daß Ober- und Unterschenkel ebenfalls einen rechten Winkel bilden. Ist dies nicht der Fall, kann bei Bedarf eine niedrige Fußbank oder etwas ähnliches zu Hilfe genommen werden.

Durch die Geburt wurde die Bauchmuskulatur stark beansprucht. Ihre volle Leistungsfähigkeit

kann daher nur schrittweise wieder hergestellt werden. Führen Sie dazu solche Übungen aus, mit denen der schräge und der quere Muskel beansprucht werden. Dies ist z.B. der Fall, wenn in der Vierfüßerstellung der Bauch angespannt und eingezogen wird. Diese Übung kann durch leichte Drehbewegungen des Oberkörpers gegenüber dem Becken ergänzt werden. Halten Sie die Stellung entsprechend dem Prinzip der isometrischen Kontraktionen für mindestens acht Sekunden.

In der Zeit nach der Geburt sollte keinesfalls versucht werden, die geraden Muskeln an der vorderen Bauchwand zu kräftigen. Sie sind noch nicht voll funktionstüchtig. Eine verfrühte Kontraktion würde darüber hinaus einen unerwünschten Druck auf das Becken ausüben. Durch die Schwangerschaft wurden die Muskeln mitunter um mehr als 15 cm gedehnt. Im Laufe der Zeit gehen sie ganz von selbst wieder auf ihre normale Länge zurück. Während des Krankenhausaufenthaltes ist dies freilich noch nicht der Fall. Werden die Muskeln zu früh beansprucht, können sie unter Umständen auseinanderweichen und einen „Bruch" (Hernie) an der vorderen Bauchwand hervorrufen. Diese Lücke kann mitunter ständig oder nur zeitweise bei Kontraktion des Unterbauchs sichtbar werden. Daher sollte die junge Mutter sehr vorsichtig sein, wenn sie sich über ihr Kind beugt, es stillt oder trägt.

Auch bei Gymnastik- oder Yoga-Übungen sowie im Alltag sollte ein ruckartiges Anheben des Kopfes oder ein abruptes Aufrichten oder Beugen des Oberkörpers vermieden werden.

Alle Bewegungen und Übungen im Liegen sollten mit angewinkelten Beinen ausgeführt werden, da dadurch die geraden Muskeln an der vorderen Bauchwand entlastet werden.

Bandha, wie Uddiyana Bandha und Mula Bandha (siehe Eintrag in Kapitel III), dienen dem Training der Bauchmuskulatur. Sie können frühestens am Ende des Krankenhausaufenthalts in abgeschwächter Form durchgeführt werden.

Rückgratübungen sollten nicht vernachlässigt werden. Bei den täglichen Bewegungen sowie bei den Asana im Stehen, Sitzen oder Liegen auf dem Rücken sollte der Kopf sehr behutsam, aber möglichst weit gedreht werden. Diese Bewegungen können auch gegen einen Widerstand ausgeführt werden. Ein sehr wichtiger Punkt ist das Strecken des Kopfes. Dazu sollte sich die Frau vorstellen, daß sie etwas Schweres auf dem Kopf trägt, oder daß sie nach einer Formulierung von Claude Alice Derobert „den Himmel mit dem Kopf stützt".

Die Stellungen im Sitzen, wie der Schmetterling usw. (Abb. 103), sind den Frauen, die Yoga praktizieren, schon bekannt, da diese Übungen bereits für die Zeit der Schwangerschaft empfohlen werden. Diese Asana sind ebenfalls für die Geburt hilfreich, wenn folgende Hinweise beachtet werden:

✳ Die Frau sollte in der Lage sein, die Übungen auszuführen. Es sollte keine Schwäche des Perineums vorliegen.

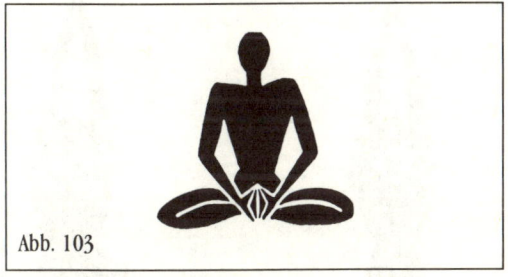

Abb. 103

✳ Es wird empfohlen, sich gegen eine Wand zu stützen, da dadurch die Knie und Beine geschlossen gehalten werden können.
✳ Übungen von der Art des Stuhls (Abb. 104) können mit erhobenen Armen ausgeführt werden. Dabei sollten die Arme flach auf die Wand gelegt und der Rücken ganz gerade gehalten werden. Durch diese Übung wird ebenfalls eine Streckung im Bereich des Kreuzbeins sowie eine Korrektur des Sakroiliakalgelenks erzielt.

Empfohlene Hilfsmittel

Die Benutzung von Hilfsmitteln bei der Ausübung von Stellungen kann Frauen nach der Entbindung bestens empfohlen werden. Sollte

es z.B. schwerfallen, die Beine geschlossen zu halten, können Stofftücher, gefaltete Handtücher und Gürtel oder Kissen in S-Form benutzt werden. Mitunter sind auch kleine Bälle, die zwischen den Füßen gehalten werden, für die Kräftigung der Adduktionsmuskeln der unteren Gliedmaßen hilfreich.

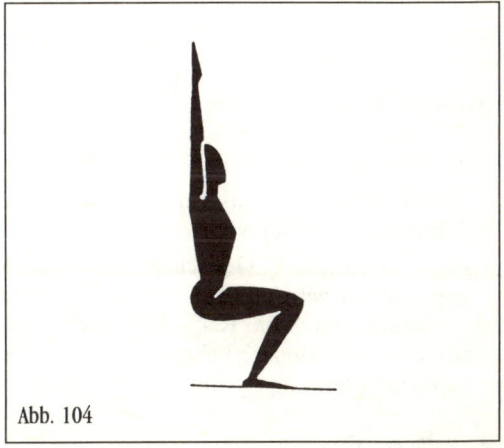

Abb. 104

Nach dem Verlassen des Krankenhauses

Wurde die Geburt gut und ohne bleibende Schäden überstanden, kann die Frau schrittweise ihr gesamtes Yoga-Programm wieder aufnehmen.

Sie sollte jedoch darauf achten, systematisch das Becken zu bewegen. Dies erfordert nur eine einfache Übung: Der Vulvo-Vaginal-Bereich sollte nach oben gedreht werden, ohne die Beine oder den Oberkörper zu bewegen. Dabei darf der Bauch nicht eingezogen werden.

Vermieden werden sollte:
✳ der „Entengang";
✳ ein zu starkes Hohlkreuz, um übermäßige Lordose zu vermeiden;
✳ das einseitige Tragen von schweren Gegenständen;
✳ eine falsche Haltung des Kopfes und Rückens im Stehen oder Sitzen, da häufig bereits geringe Haltungsfehler zu Beschwerden führen.

Gedächtnis

Fähigkeit, Informationen zu speichern und abzurufen.

Durch die Molekülstruktur der DNS ist eine organische Erklärung des Gedächtnisses möglich. Zur Erlangung bestimmter Informationen ist ein chemischer Kode erforderlich, der mit einem Morse-Alphabet mit 4 Zeichen vergleichbar ist.

Das Gedächtnis besteht aus:
- dem Langzeitgedächtnis auf der Grundlage der DNS, dem Träger der Erbinformation;
- dem Kurzzeitgedächtnis, das aus der RNS der Ribosomen gebildet wird;
- dem mittelfristigen Gedächtnis, das ständig angereichert wird und auf der Synthese von Molekülen durch die RNS (Ribonukleinsäure) als entscheidender Faktor der geordneten Gedächtnisleistung, beruht.

▼ *Rolle des Yoga*

Der Sitz der biologischen Funktionen des Gedächtnisses befindet sich vor allem auf der Ebene des limbischen Systems (Rhinencephalon), dem stammesgeschichtlich ältesten Teil der Großhirnrinde. An der Gedächtnisfunktion sind noch weitere Gehirnstrukturen beteiligt. Eine direkte Einflußnahme auf diese Teile kann über Yoga nicht erzielt werden. Dennoch ist durch die Praxis der Yoga-Übungen über die Verbesserung der Psyche und Stimulation der geistigen Konzentrationsfähigkeit eine günstige Wirkung auf die Gedächtnisleistung möglich (siehe Psyche und Konzentrationsfähigkeit).

Die wohltuende Wirkung der Atemübungen ist eher auf die umfassende Anwendung als auf die Auswahl bestimmter Atemtechniken zurückzuführen. Es gilt als nicht gesichert, daß mit Kapalabhathi allein gute Wirkungen erzielt werden können. Einer solchen Empfehlung können wir uns daher nicht uneingeschränkt anschließen.

Gleichgewichtssinn

Einige Asana tragen zur Entwicklung des Gleichgewichtssinns bei.

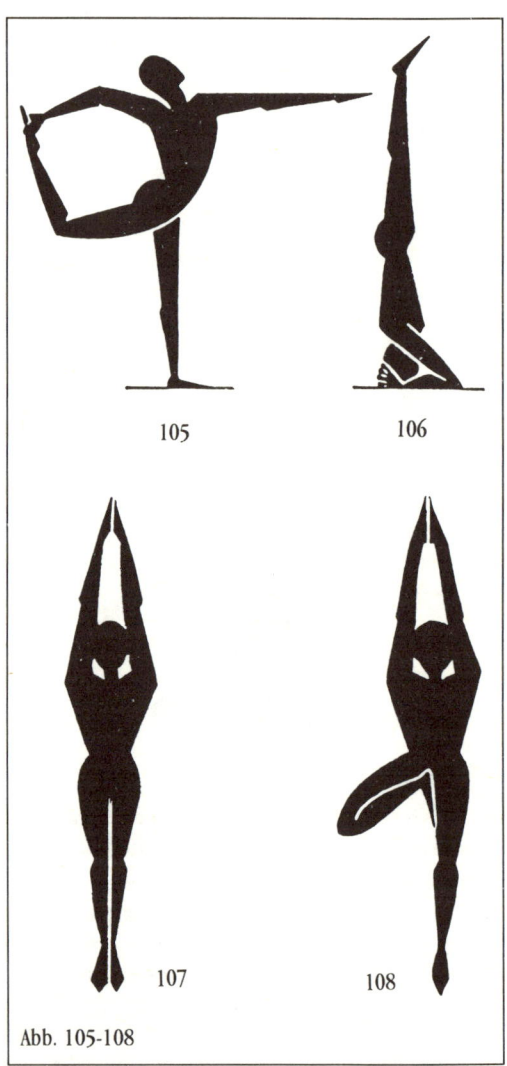

105   106

107   108

Abb. 105-108

Erprobte Asana

✳ der Tanz des Königs (Abb. 105);

✳ der Kopfstand (Sirshasana) (Abb. 106). Fortgeschrittene Schüler, die den Kopfstand gut beherrschen, erreichen damit eine gute Gleichgewichtssicherheit. Andererseits kann diese Übung bei Anfängern oder unsachgemäßer Ausführung zu Komplikationen führen. Daher ist die Kontrolle der Ausführung durch einen Yoga-Lehrer empfehlenswert.

✳ Alle im Stehen praktizierten Yoga-Stellungen, insbesondere in Verbindung mit Bewegungen der Beine oder nach oben gestreckten Armen sowie Beugeübungen, dienen der Entwicklung des Gleichgewichtssinns. Da aufgrund der großen Zahl der Übungen nicht alle aufgeführt werden können, nennen wir nur einige Beispiele:

✳ die Zehenspitzenhaltung (Abb. 107); besonders wichtig ist hierbei die Phase, bei der sich der Schüler wiederholt auf die Fußspitzen stellt;

✳ der Baum (Abb. 108); hierbei kommt es auf das möglichst langsame Heben der Beine an.

Wirkung des Pranayama

Die Atemübung Nadi Sodana schärft den Gleichgewichtssinn bei gesunden Personen. Jedoch sollten Personen, die häufig an Schwindel leiden, bei der Ausübung auf das Anhalten des Atems verzichten.

Harninkontinenz bei Frauen

Diese Form der Inkontinenz kann durch Yoga beseitigt werden. Allerdings ist es mit Yoga nicht möglich, Harninkontinenz bei Männern abzubauen.

Bei den an Harninkontinenz leidenden Frauen liegt bei 32 % zwar eine zu häufige, aber kontrollierte Harnabgabe vor; bei 15 % besteht ein hoher Harndrang; bei 3 % liegt ein permanenter Harnabgang vor; darunter 65 %, bei denen die Inkontinenz durch eine Anstrengung ausgelöst wurde. Bei den übrigen tritt die Inkontinenz auf, wenn dem Harndrang nicht nachgekommen wurde.

Kälte, Aufregung, der Anblick von Wasser, starkes Lachen, die Angst, außer Haus Harn lassen zu müssen, gehören häufig zu den auslösenden Faktoren.

Um organische oder neurologische Ursachen sowie Infektionen ausschließen zu können, sind spezielle urologische Untersuchungen erforderlich. Bei organisch oder neurologisch bedingter Inkontinenz ist eine besondere Behandlung erforderlich, und Yoga zeigt keine bzw. nur geringe Wirkung.

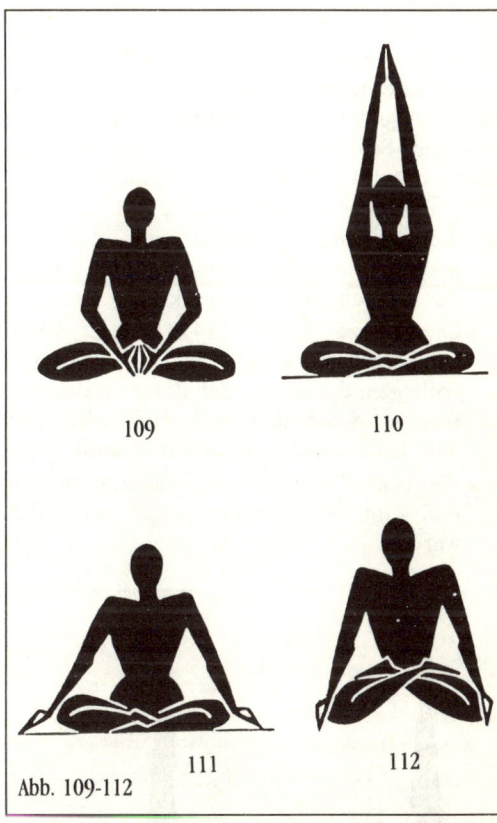

109   110

111   112

Abb. 109-112

Zur Festlegung der geeigneten Yoga-Übungen ist eine Einteilung der Harninkontinenz in zwei Gruppen erforderlich:

✳ Bei der ersten Gruppe handelt es sich um Frauen, die die Harnabgabe zwar schwer kontrollieren können, das Druckgefühl jedoch aushalten und den Bauch einziehen können, ohne daß Harn abgeht.
   Die folgenden Asana im Sitzen zeigen eine gute Wirkung:

   ● der Schmetterling (Abb. 109);
   ● der Bergsitz (Abb. 110);

● der Meistersitz (Abb. 111).

● Der Lotus (Abb. 112) gehört zwar ebenfalls in diese Gruppe, ist jedoch ohne vorheriges Training nur schwer ausführbar. Bei Kniegelenkschwäche oder Schädigung des Meniskus darf diese Stellung nicht ausgeführt werden.

Die oben genannten Asana sollten in jedem Fall mit Umkehrstellungen kombiniert werden. Dabei befindet sich der Kopf unten und die Füße oben. Durch das Anheben des Beckens wird in dieser Region eine bessere Durchblutung erreicht und das Druckgefühl im Unterbauchbereich genommen. Yoga-Schüler und geschickte Anfänger können die folgenden Stellungen einnehmen:

● Den Kopfstand (Sirshasana, Abb. 113); da diese Übung jedoch für viele Anfänger noch zu schwierig ist, sollten nur die folgenden Umkehrstellungen praktiziert werden:

● Die Kerze (Abb. 114); sofern keine Schmerzen im Bereich der Halswirbelsäule vorliegen, die infolge der Beugung des Abschnitts zwischen dem 7. Halswirbel und dem 1. Brustwirbel auftreten können.

● Die Halb-Kerze (Abb. 115) ist sehr einfach und kann daher in der Regel ausgeführt werden.

✳ Zur zweiten Gruppe gehören Frauen, die das Druckgefühl und die Kontraktionen des Uterus nicht aushalten können. Dies führt zum Urinabgang. Selbst bei nur geringem Urinabgang dürfen die obengenannten Asana im Sitzen nicht eingenommen werden.

Am besten eignen sich die Umkehrstellungen.

Asana mit hoher Wirkung

Bei der Stuhlstellung (Abb. 116) setzt man sich auf einen gedachten Stuhl. Bei dieser Stellung darf keine unwillkürliche Urinabgabe erfolgen, andernfalls darf diese Stellung, ebenso wie die Asana im Sitzen, nicht eingenommen werden. Bei Anfängern und Frauen mit schwacher Rückenmuskulatur sowie bei Abgespanntheit empfiehlt sich das Anlehnen an eine Wand.

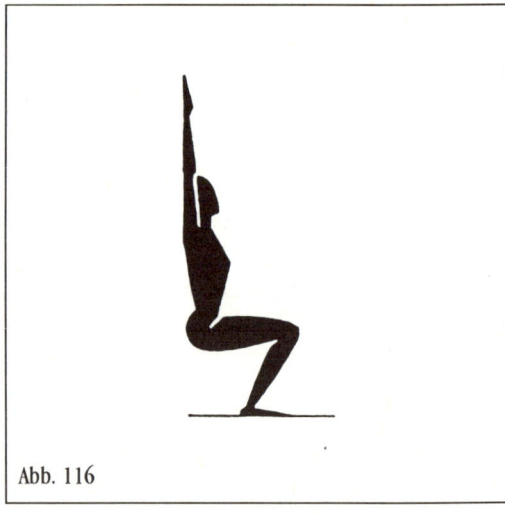

Abb. 116

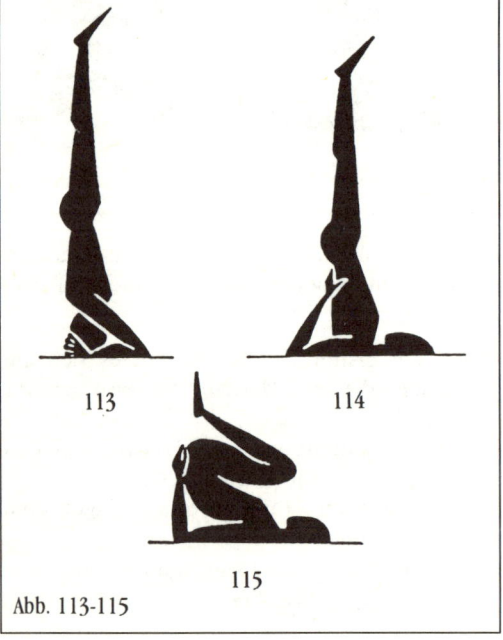

113   114

115

Abb. 113-115

Das Heben der Hände, das bei der Ausführung der Stellung in der klassischen Form am Ende erfolgt, sollte nur vorgenommen werden, wenn dies nicht als unangenehm empfunden wird und damit vor allem keine Kontraktion des Bauches erfolgt.

Die Bandha

Zwei Bandha, Uddiyana und Mula Bandha (siehe Kapitel III) zeigen im Bereich des Kleinen Beckens eine sehr gute Wirkung und wirken einer Störung des Schließmuskels der Blase und des Darms entgegen.

Übungen nach Kegel

Diese Übungen gehören zwar nicht zum Yoga-Programm, sollten aber bei allen Formen von Inkontinenz in das persönliche Programm einbezogen werden. Der Gynäkologe Dr. Kegel erarbeitete 1940 ein Übungsprogramm zum regelmäßigen Training der Schließmuskeln. Daraus möchten wir folgende Übung empfehlen: Das Harnlassen wird unterbrochen und wieder fortgesetzt. Bei Beherrschung dieser Übung wird es auch möglich sein, den Schließmuskel zu kontraktieren, so daß keine unwillkürliche Urinabgabe mehr erfolgt.

Wichtiger Hinweis: Trotz der guten Erfolge durch Yoga sollte bei hartnäckigen Fällen eine zusätzliche spezielle Behandlung durch den Urologen erfolgen; in einigen Fällen ist dies sogar unerläßlich. Eine solche Behandlung kann u.a. aus einer Elektrotherapie oder einem Biofeedback-Training bestehen.

Hernie

Heraustreten von Teilen der Bauchorgane in eine vorgebildete oder erworbene Lücke. Unterschieden wird zwischen Hernia congenitalis infolge einer anomal lang anhaltenden Embryonaldisposition und Hernia acquisita als Folge einer im Alter fortschreitenden Erschlaffung des Bauchfells. Letztere wird als *Pfortenbruch* bezeichnet, wenn die Bruchbildung an einer schwachen Stelle des Bauchfells erfolgt. Liegt keine Muskel- bzw. Bindegewebsschwäche vor und ist die Hernie infolge einer Überbelastung oder eines Unfalls entstanden, wird sie als *Gewebszerreißung* bezeichnet.

Als weitere im Bauchbereich auftretende Hernien sind vor allem die *Hernia cruralis* und die *Hernia inguinalis* zu nennen. Andere Hernien

sind die *Hernia umbilicalis* die *Hernia diaphragmatica.*

Verhaltensmaßregeln

Es sollte eine regelmäßige Beobachtung der Hernie durchgeführt werden, da es jederzeit zu einer Einklemmung kommen kann. Kann die Hernie mit einer Operation beseitigt werden, sollte diese extreme Behandlung auch in Anspruch genommen werden, da einer Einklemmung damit am besten (außer bei einem Rezidiv) vorgebeugt werden kann.

Kann eine Hernie nicht operiert oder mit einem Bruchband behandelt werden, sollte ebenfalls eine regelmäßige Kontrolle erfolgen. Die Untersuchung umfaßt die Kontrolle des Zustands der Hernie selbst sowie des Bruchbandes.

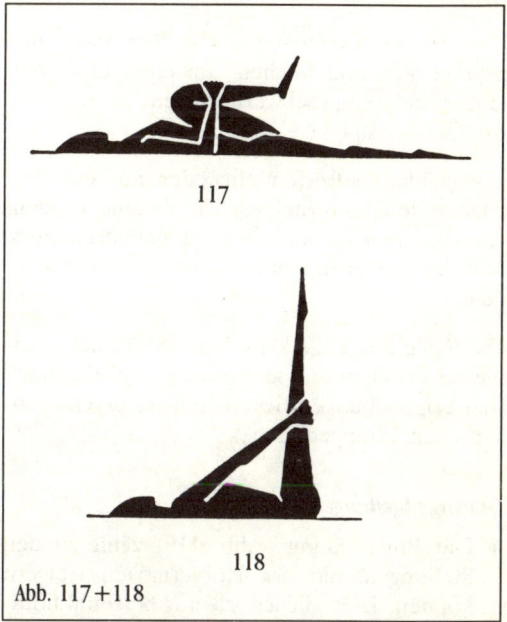

117

118

Abb. 117 + 118

▼ Rolle des Yoga

Die einzige Wirkung beruht auf der Stärkung der Bauchmuskulatur.

Einige Asana beugen der Herausbildung der erworbenen Formen der Hernien vor. Bei bestehenden Hernien kann ein Fortschreiten verzögert werden. Dennoch kann man von Yoga nur eine gewisse Linderung erwarten. Yoga ist niemals ein Ersatz für einen geplanten chirurgischen Eingriff oder für das Tragen des vom Arzt verordneten Bruchbandes.

Durch die Atemtechnik Samavritti werden schwache Stellen der Bauchmuskulatur gekräftigt. Siehe auch im Kapitel Atemtechniken unter dem Eintrag Samavritti.

Asana mit günstiger Wirkung auf Hernien

✱ Die in der Rückenlage ausgeführten Stellungen mit anschließender Beinbewegung:

✱ die gasentfernende Stellung (Abb. 117)

✱ das Streckbeugen der Beine (Abb. 118)

Hörschäden

Hörschäden können unterschiedlich stark ausgeprägt sein und reichen von einer einfachen Hörbehinderung (Schwerhörigkeit) bis zur völligen Gehörlosigkeit.

Hörschäden betreffen entweder nur ein Ohr oder beide Ohren zugleich. Es gibt eine Vielzahl von Ursachen, die im Bereich des äußeren Ohrs, Mittelohrs oder Innenohrs angesiedelt sein können.

Die Rolle des Yoga kann bei einem solch komplexen Problem nur sehr gering sein. Dennoch sind Yoga-Übungen Bestandteil der psycho-sensorischen Übungen.

Günstige Stellungen

✱ Die Pflugstellung (Abb. 119) zählt zu den Stellungen, die das Hörvermögen steigern können. Dies gilt jedoch nur bei Funktionsstörungen.

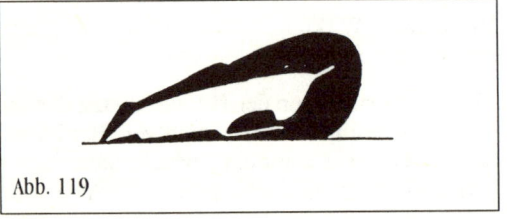

Abb. 119

Ohrgeräusche können bei der Ausübung bestimmter Asana auftreten. Siehe Ohrgeräusche.

Herz

Empfohlene Stellungen

Die folgenden Yoga-Stellungen dienen der Erhöhung eines zu geringen Herztonus:

✱ die Stuhlstellung (Abb. 120), in dieser Variante befindet sich der Übende in der Hocke und stützt seinen Rücken durch eine Wand o.ä.;

✱ die Halb-Brücke (Abb. 121);

✱ die Zange (Abb. 122);

✱ die Hundeschnauze zum Himmel (Abb. 198).

Einige Stellungen wirken beruhigend bei krankhafter Erregung des Herzens mit Palpitation und Tachykardie. Dazu gehört:

✱ das Dreieck (Abb. 123).

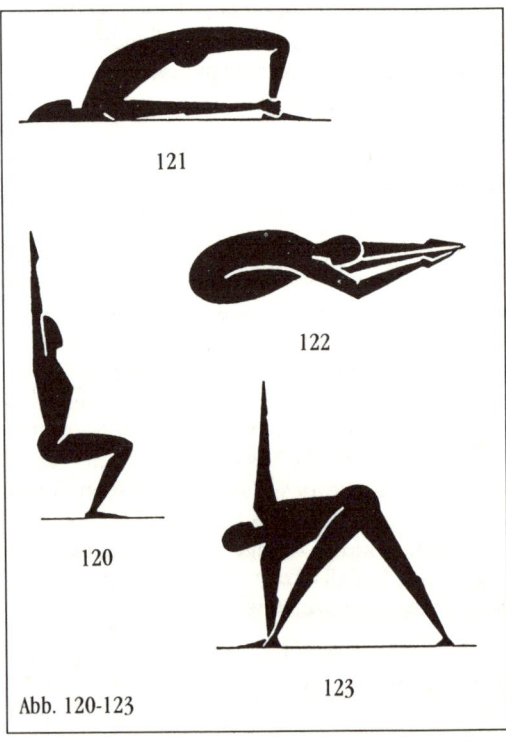

121

122

120

123

Abb. 120-123

Folgende Asana sollten selbst bei leichter Form von Herzinsuffizienz vermieden werden:

❋ die Halb-Kerze (Abb. 124);

❋ die Kerze (Abb. 125);

❋ der Kopfstand (Abb. 126);

❋ die Pflugstellung (Abb. 127);

❋ die Ohr-Knie-Stellung (Abb. 128).

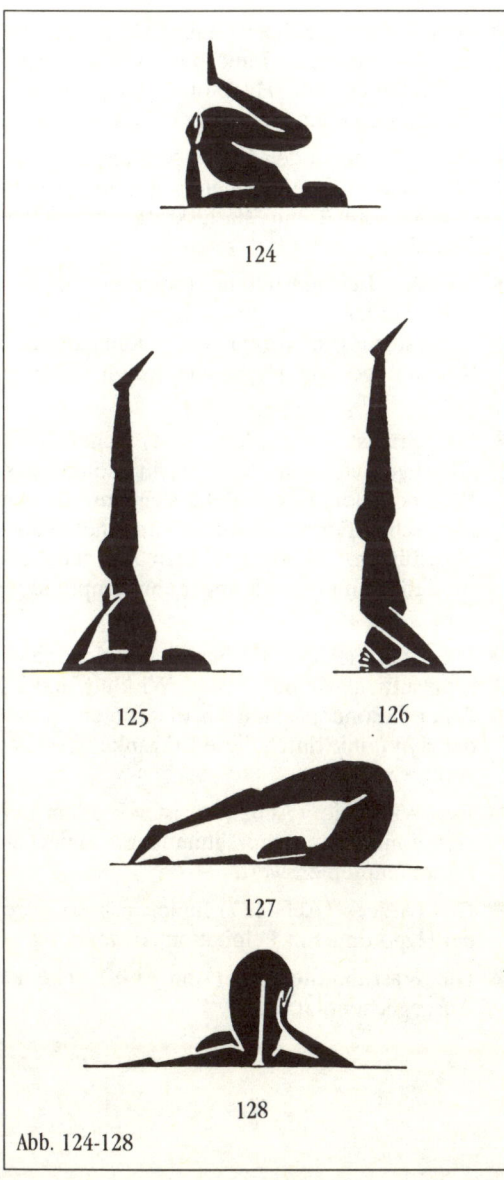

124

125   126

127

128

Abb. 124-128

Atemübungen und ergänzende Stellungen:

❋ durch die Atemübung Kapalabhathi wird das Herz leicht massiert;

❋ gleiches gilt für Uddiyana (siehe Kapitel III);

❋ die Atemübungen Anuloma und Viloma stellen Gegenanzeigen dar.

Hypotonie

Bezeichnung für zu niedrigen Blutdruck. Als Hypotonie bezeichnet man einen systolischen Druck von unter 110 mm Hg und einem diastolischen Druck von unter 70 mm Hg.

Wichtiger Hinweis

Akute Hypotonie kann durch Yoga nicht beeinflußt werden. Diese Form tritt nach Schock, bei schwerer Nebenniereninsuffizienz, Addison-Krankheit und in einigen Fällen von Tuberkulose und Krebs auf.

Chronische Hypotonie: zeitweises oder ständiges Vorhandensein von Hypotonie. Es wird unterschieden zwischen:

❋ Hypotonie aufgrund starker Übermüdung oder gelegentlicher und leicht rezidivierender Schwäche;

❋ konstitutionsbedingter Hypotonie, d.h., die Erkrankung entsteht aus der individuellen Veranlagung. Diese Form liegt in der Regel als Dauerzustand vor, ist jedoch gutartig. Eine Behandlung ist nur bei starkem Unwohlsein erforderlich.

Symptome bei chronischer oder zeitweiser gutartiger Hypotonie

Schwindel, Sehstörungen mit schwarzem Schleier oder dunklen Flecken, Flimmern vor den Augen, flüchtige Ohnmacht oder das Gefühl, einer Ohnmacht nahe zu sein. Diese Erscheinung wird auch als Schwächeanfall (siehe Eintrag) bezeichnet. Oft geht er mit Begleiterscheinungen wie rasche Ermüdung, Depression, Verminderung der Libido bzw. der sexuellen Potenz einher.

Orthostatische Hypotonie

Starke Blutdruckabnahme nach dem Aufstehen.

Sie ist häufig als Nebenwirkung verschiedener Medikamente zu beobachten. Nach dem Absetzen der Medikamente geht diese Erscheinung zurück.

Behandlung

Die Ernährung sollte in ausreichendem Maße Kalorien enthalten und ein ausgewogenes Verhältnis zwischen Kohlehydraten, Fetten und Eiweißen besitzen sowie lebensnotwendige Vitamine und Spurenelemente enthalten.

Durch regelmäßigen Sport erfolgt die Kräftigung der Muskulatur und eine Anregung der Durchblutung. Den Sport jedoch keinesfalls bis zur Erschöpfung ausüben. Es empfiehlt sich die Ausührung einer Bewegungstherapie sowie von Yoga-Techniken, mit denen entsprechend der individuellen Konstitution dem Körper Energie zugeführt wird.

▼ Rolle des Yoga

Yoga besitzt keinen bzw. nur einen geringen Einfluß auf den Blutdruck selbst, lindert jedoch die Nebenwirkungen der Hypotonie. Folgende Hinweise sollten beachtet werden:

* eine konstitutionell bedingte Hypotonie ohne Symptome erfordert keine Korrekturmaßnahmen;

* die Yoga-Therapie ist auf die Nebenwirkungen der Hypotonie und nicht auf die Hypotonie selbst gerichtet;

* neben den zahlreichen günstigen Wirkungen des Yoga sollten auf dem Gebiet der Hypotonie auch einige Gegenanzeigen beachtet werden.

Überblick über die Wirkung der Asana und der Atemübungen

* Eine gute Wirkung kann mit der Zehenspitzenhaltung (Abb. S. 129) insbesondere bei Hypotonie, die mit Schwäche und Gleichgewichtsstörungen einhergeht, erzielt werden. Diese Stellung schärft den Gleichgewichtssinn und vermindert die Neigung zu Hypotonie im Rahmen der funktionellen Störungen. Durch das Erheben auf die Zehenspitzen in der Abschlußphase können Durchblutungsstörungen vermindert werden. Diese Phase sollte daher nicht ausgelassen werden.

* Der Baum (Abb. 130) weist eine ähnliche Wirkung auf.

* Beim Tanz des Königs (Abb. 131) handelt es sich zwar in erster Linie um eine Gleichgewichtsübung, bei Hypotonie kann jedoch ebenfalls eine gute Wirkung erzielt werden.

* Die Hände-zu-den-Füßen-Stellung (Abb. 132) oder tiefe Verbeugung gehört zu den „Verschlüssen" mit stark kraftspendendem Charakter

* Mit der Leichenstellung (Savasana) (Abb. 133) werden vor allem nervöse Gleichgewichtsstörungen vermindert. Ohnmachtsanfälle infolge von Hypotonie treten seltener auf.

* Die Stuhlstellung (Abb. 134) schult den Gleichgewichtssinn und stärkt somit das Wohlbefinden. Es empfiehlt sich, anstelle der klassischen Form den Rücken an einer Wand abzustützen. Die Arme sollten nur gehoben werden, wenn dies als angenehm empfunden wird.

* Die Kobra (Abb. 135) besitzt bei Nebenniereninsuffizienz eine günstige Wirkung und ist daher besonders dann zu empfehlen, wenn die Hypotonie durch diese Erkrankung verursacht wird.

* Der Winkelsitz (Abb. 136) ist vor allem bei Hypotonie mit ausgeprägtem Neurotoniecharakter empfehlenswert.

* Das Dreieck (Abb. 137) findet insbesondere bei Hypotonie mit Palpitation Anwendung.

* Die Vasistha-Stellung (Abb. 138) schenkt Ausgeglichenheit.

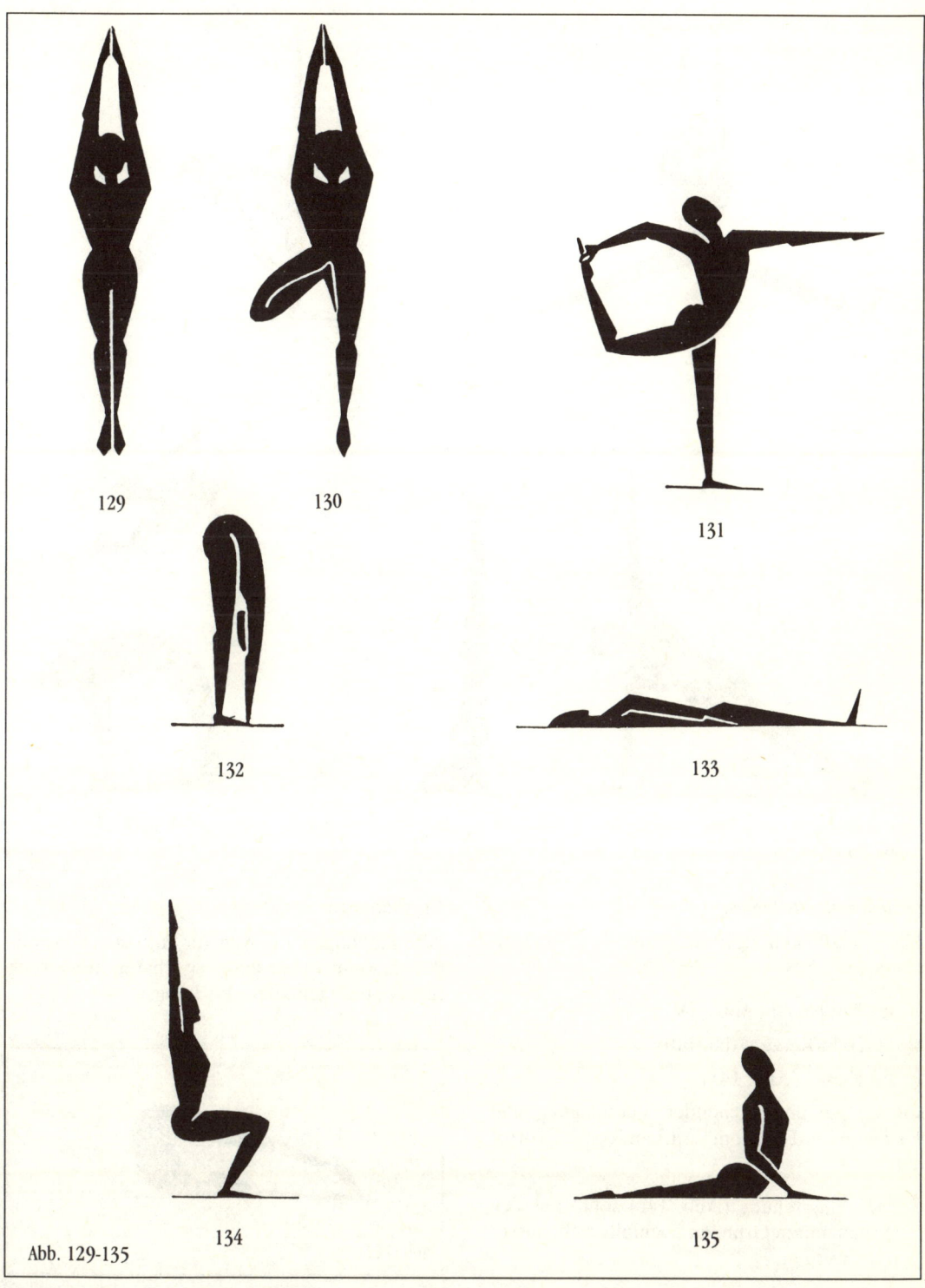

129

130

131

132

133

134

135

Abb. 129-135

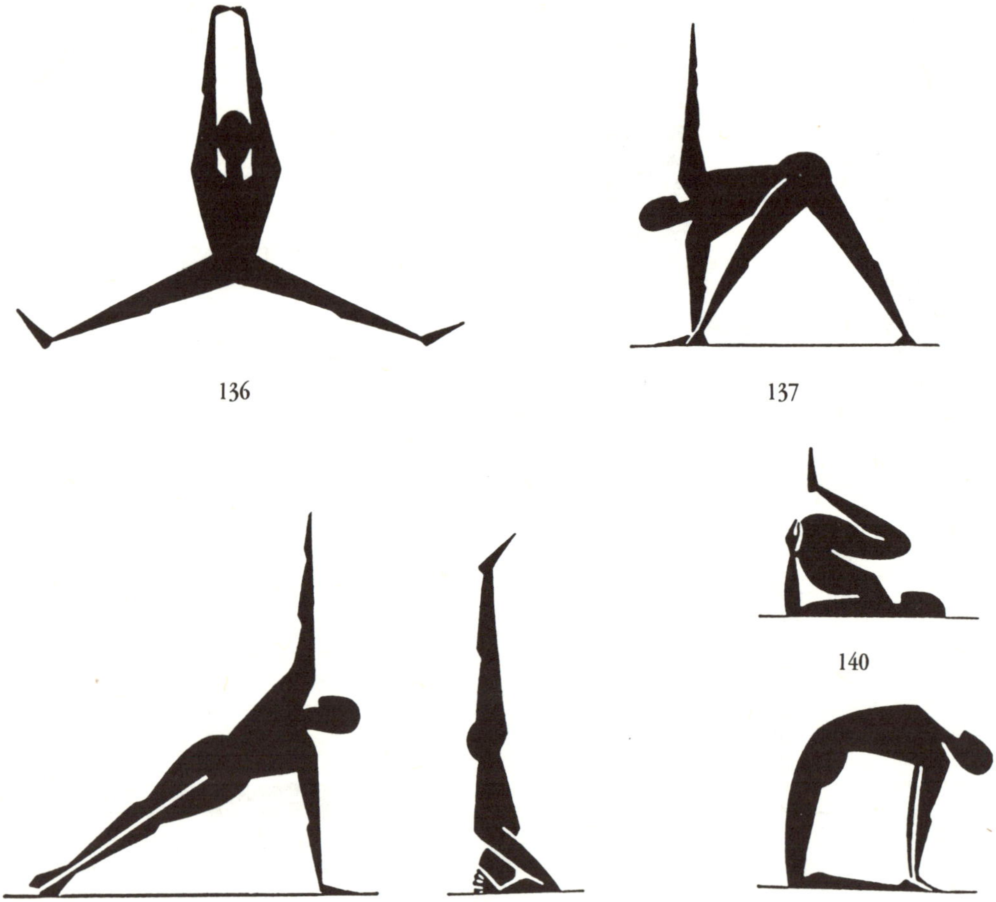

136

137

140

138

139

141

Abb. 136-141

Zu meidende Stellungen

Alle Umkehrstellungen aufgrund der Druckänderung, wie z.B.

✳ der Kopfstand (Abb. 139);

✳ die Halb-Kerze (Abb. 140);

✳ das Kamel (Abb. 141);

können bei entsprechender Veranlagung und vor allem bei Hypotonikern Übelkeit hervorrufen.

✳ Die Pflugstellung (Abb. 142) sollte aus den vorgenannten Gründen ebenfalls nicht ausgeführt werden.

Gegenanzeigen

Alle Stellungen, die weniger gut vertragen werden bzw. nicht zu einer spürbaren Besserung führen, besitzen keine Wirkung.

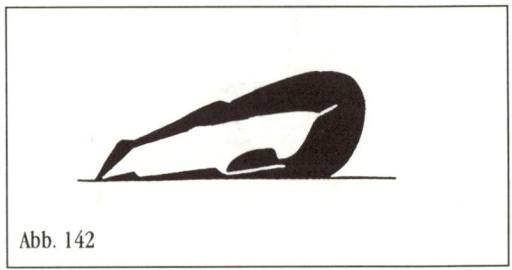

Abb. 142

Wirkung der Atemübungen

✳ Anuloma darf bei allen Blutdruckstörungen, insbesondere in Verbindung mit neurotonischen Störungen, nicht durchgeführt werden; dennoch entstehen bei Hypotonie weniger ernsthafte Folgen als bei arterieller Hypertonie.

✳ Bhastrika besitzt zwar eine anregende Wirkung, kann jedoch bei Hypotonikern zu einer Verstärkung der Symptome, wie Schwindel oder Ohrgeräusch, führen.

✳ Kapalabhathi darf insbesondere bei Ohrgeräusch nicht ausgeführt werden.

✳ Nadi Sodana ist aufgrund der Linderung der neurotonischen Symptome für den Hypotoniker von besonderem Interesse. Wir möchten darauf hinweisen, daß das Anhalten der Atmung nach der Einatmung nicht nur möglich, sondern sogar erwünscht ist (Antara Kumbakha). Hingegen darf das Anhalten der Atmung nach der Ausatmung (Kumbakha) nicht praktiziert werden.

✳ Samavritti besitzt eine ähnliche Wirkung wie Nadi Sodana.

✳ Sitali und Sitakari können bei Blutdruckstörungen zu negativen Wirkungen führen. Dies gilt gleichermaßen für Hypertonie wie für Hypotonie. Die Übungen dürfen bei starker Hypertonie nicht ausgeführt werden, und es empfiehlt sich, die Übung auch bei Hypotonie mit Krankheitserscheinungen zu meiden.

✳ Für Visamavritti gelten die gleichen Hinweise wie für Sitali und Sitakari. Allerdings darf diese Übung keinesfalls von Hypotonikern ausgeführt werden.

✳ Die erste Phase von Viloma ist für den Hypotoniker zwar theoretisch von Vorteil, dennoch ist es ratsam, diese recht anstrengende Übung nicht auszuführen. Von erfahrenen Schülern kann sie selbstverständlich ausgeführt werden.

Die Wirkung ergänzender Übungen

✳ Jalandhara Bhanda kann allein oder in Verbindung mit Asana praktiziert werden. Bei neurotonischen Störungen schenkt die Übung Ausgeglichenheit und beseitigt Schwindel und Ohrgeräusch.

✳ Uddiyana besitzt eine anregende Wirkung. Ein weiterer Vorteil ist die sanfte Massage der Herzbasis.

Insomnie

Insomnie ist durch zu wenig oder unruhigen Schlaf gekennzeichnet. Zunächst möchten wir jedoch auf das Wesen des Schlafs und die verschiedenen Schlafstadien eingehen: Schlaf ist ein physiologischer, periodisch auftretender, der Erholung dienender Zustand, der durch nahezu vollständige Bewegungslosigkeit, verminderte Ansprechbarkeit und Sensibilität gegenüber der Außenwelt in Phasen abläuft:

Die erste Phase (Einschlafphase) ist die Zeitspanne, die bis zum Eintritt des Schlafes benötigt wird. Bei der zweiten Phase (orthodoxer Schlaf) sind charakteristische lange Gehirnstromkurven meßbar. Bei diesem ruhigen Schlaf tritt eine herabgesetzte und regelmäßige Herz- und Atemfrequenz ein. Es liegt fast völlige Bewegungslosigkeit vor. Der Muskeltonus wird aufrechterhalten.

Die dritte Phase (paradoxer Schlaf) ist ein unruhiger Schlaf mit schnellen Augenbewegungen und kontinuierlicher Motorik, insbesondere leichten Bewegungen des Gesichts und der Extremitäten. Die Herz- und Atemfrequenz ist erhöht und unregelmäßig. Es kommt zu einem vollständigen Erlöschen des Muskeltonus, wie es durch Entspannung, z.B. durch autogenes Training nach Schultz oder in der Leichenstellung (Savasana) (siehe Eintrag), angestrebt wird. Diese Phase wird auch als Traumphase bezeichnet.

Danach folgen weitere Zyklen mit orthodoxen und paradoxen Phasen bis zum Erwachen.

Formen der Insomnie

Es gibt zahlreiche Formen der Insomnie, und Yoga bietet jeweils speziell abgestimmte Lösungen. Die Behandlung kann in einigen Fällen allein durch Yoga bzw. in Verbindung mit tradi-

tionellen hygienischen und dietätischen Maßnahmen erfolgen. In anderen Fällen ist darüber
hinaus eine medikamentöse Behandlung erforderlich. Die Einnahme von Hypnotika sollte allerdings nur ausnahmsweise erfolgen, da sonst
die Gefahr einer Arzneimittelabhängigkeit besteht. Daher sollte Phytotherapeutika und der
Gabe von Spurenelementen der Vorzug gegeben werden, da diese eine sehr schonende und
in der Regel ausreichende Wirkung zeigen.

Akute Insomnie

Eine akute Insomnie tritt in Verbindung mit
Schmerzen und Erkrankungen sowie als unmit-
telbare Folge von physischen oder psychischen
Traumata auf.

In diesen Fällen sollten anstelle der Yoga-Therapie Beruhigungsmittel verabreicht werden
und eine Behandlung der Ursache erfolgen.

Chronische Insomnie

Die chronische Insomnie wird in verschiedene
Gruppen eingeteilt, für die jeweils eine andere
Yoga-Therapie erforderlich ist.

✱ *Einschlafstörungen aufgrund von Erregung*:
Sie ist oft mit einer geistigen Erregung verbunden, die sich im Hin- und Herwälzen von
Gedanken und dem Wachrufen von markan-
ten angenehmen bzw. unangenehmen Ereig-
nissen des Tages äußert.

Zu empfehlen sind die Stellungen und Atemübungen, die unter dem Eintrag Nervosität angegeben sind. Besonders nützlich sind die Stellungen im Sitzen oder in der Rückenlage, wobei
der Atmung des Typs Nadi Sodana der Vorzug
gegeben werden sollte. Dabei ist darauf zu achten, daß ein sicherer Halt vorhanden ist und
man sich ganz auf die Vorgänge im Inneren konzentrieren kann. Dabei geht es nicht nur einfach
darum zu schlafen, sondern wichtiger ist ein erholsamer und regenerierender Schlaf. Möglichst
oft sollte eine Streckung der Wirbelsäule erfolgen, also ob „der Himmel mit dem Kopf abgestützt wird", wie z.B. im Bergsitz (Abb. 143). Sofern keine Gegenanzeigen bestehen, sollte das
Anhalten der Atmung (Kumbakha) bei den ent-

sprechenden Atemübungen regelmäßig durchgeführt werden.

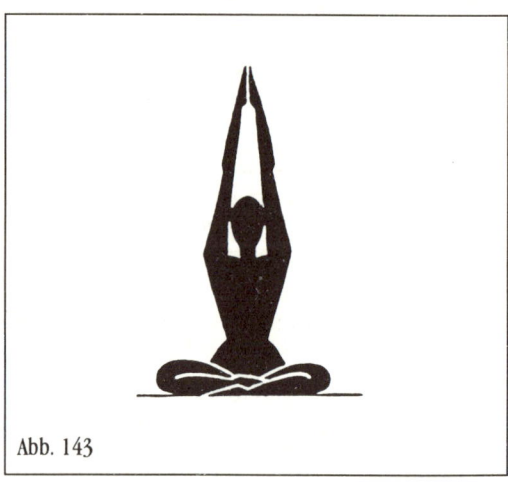

Abb. 143

✱ *Einschlafstörungen infolge von Angst und
Furcht*: Dieses Gefühl tritt besonders abends
auf und steigert sich mit dem Schlafengehen.
In diesem Fall ist es besser, die Yoga-Sitzung
kurz vor 18 Uhr zu halten und Savasana und
Nadi Sodana direkt vor dem Schlafengehen
zu praktizieren. Der psychische Zustand der
Furcht oder Angst ist häufig Ausdruck einer
Depression oder einer vorhandenen mehr
oder weniger ausgeprägten Veranlagung dazu. Hierzu verweisen wir auch auf den Eintrag Depression.

✱ *Ausreichender, aber zu leichter Schlaf* mit häufigem Erwachen ohne äußere Ursache oder
beim geringsten Geräusch. Zu empfehlen
sind in diesen Fällen insbesondere die Yoga-
Übungen im Sitzen mit erhobenen Armen,
die für Nervosität angegeben sind. Jnana Mudra (siehe Kapitel III) sollte möglichst oft
ausgeführt werden.
Bestehen keine Gegenanzeigen, wie z.B. arterielle Hypertonie als Ursache der Insomnie,
können durch Umkehrstellungen (siehe weiter unten) gute Erfolge erzielt werden.
Besondere Bedeutung besitzen Übungen zur
Erhöhung der Konzentrationsfähigkeit (siehe
Eintrag) sowie eine tiefe Atmung über die
tiefliegenden, vor allem queren Bauchmuskeln.

❋ *Insomnie nach zu frühem Erwachen* in Verbindung mit dem Gefühl, hellwach zu sein. Oft wird das Erwachen durch widersprüchliche und verworrene Gedanken oder Zwangsvorstellungen ausgelöst. Beim Erwachen besteht Erregung sowie ein Gefühl der Kälte oder Hitze oder beides abwechselnd.

Vielfach ist das Einschlafen nicht mehr möglich, oder berufliche Verpflichtungen drängen zum Aufstehen. Dadurch kommt es zu Abgespanntheit. In diesen Fällen wird häufig der Arzt konsultiert. Ist noch genügend Zeit zum Einschlafen, verfällt man in einen tiefen, drückenden und wenig erholsamen Schlaf, der von Träumen durchzogen ist, die oftmals den Charakter eines Alptraums annehmen. Nach dem Erwachen fühlt man sich benommen und erschöpft. Rein äußerlich betrachtet, erscheint der erste Teil der Nacht normal. Es liegt jedoch ein ungleichmäßiger Atem vor, der entweder zu lang und zu kurz oder zu flach ist. Mitunter tritt Atemstillstand (Apnoe) ein. In diesen Fällen sollte die Yoga-Sitzung am frühen Morgen stattfinden. Atemübungen sind ebenfalls von Bedeutung, wobei insbesondere auf die Zwerchfellatmung großer Wert gelegt werden sollte.

Asana zur Förderung des Schlafs

Geht die Insomnie mit Palpitation und Herzjagen einher, zeigen die im Eintrag Tachykardie vorgestellten Asana gute Wirkung.

❋ Bei einer Insomnie mit schwer einordenbarem wechselnden Charakter kann die regelmäßige Ausführung der Asana empfohlen werden, bei denen die Arme erhoben werden, wie dem Baum, der Zehenspitzenhaltung, dem Stock.

Die Wirkung der folgenden Asana im Sitzen können in ihrer Wirkung verstärkt werden, wenn sie in Verbindung mit Jnana Mudra (siehe Kapitel III) ausgeführt werden:

- der Meistersitz (Abb. 144);
- der Schmetterling (Abb. 145);
- der Lotus (Abb. 146) usw.

❋ der Diamantsitz (Abb. 147) zeigt besonders in seiner letzten Phase, dem sogenannten

„gefalteten Blatt" eine beachtliche Wirkung. Wenn die Stirn den Boden berührt, tritt ein erstaunlicher Effekt ein. Die Gedankenwelt verliert sich und eine tiefe Ruhe stellt sich ein. Es wird angenommen, daß es sich hierbei um eine Reflextherapiewirkung handelt.

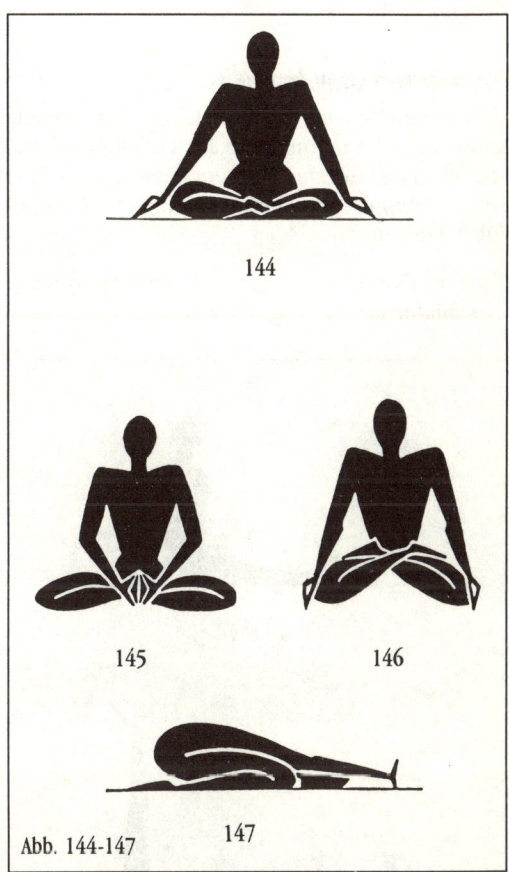

144

145   146

147

Abb. 144-147

❋ Stellungen in der Bauchlage:
- der Bogen (Abb. 148);
- die Kobra (Abb. 149);
- die Heuschrecke (Abb. 150) (dadurch wird eine Erhöhung des Atemvolumens erreicht, wie sie in der Tiefschlafphase beobachtet werden kann); wirkt gegen Insomnie als Folge von zu frühem Erwachen.

❋ Umkehrstellungen vermindern den Blutandrang im Kopf und erleichtern das Einschlafen:

- der Kopfstand (Abb. 151) für Schüler, denen die Ausführung gelingt;
- die Halb-Kerze (Abb. 152);
- die Kerze (Abb. 153);

Diese Übungen dürfen nur ausgeführt werden, wenn in bezug auf die Halswirbelsäule keine Bedenken bestehen.

Atemübungen gegen Insomnie

Zu empfehlen sind in erster Linie Nadi Sodana sowie alle Atemübungen, die beruhigend und stabilisierend auf das Nervensystem wirken. Sie sollten abends vor dem Schlafengehen ausgeführt werden.

Der bei Bhramari produzierte Brummton wirkt einschläfernd.

Bemerkungen zur physiologischen Gesamtwirkung von Yoga

In wissenschaftlichen Untersuchungen konnte dokumentiert werden, daß für die Mehrzahl der Yoga-Schüler im Elektroenzephalogramm eine positive Wirkung nachweisbar ist. Es wurde vor allem eine elektrische Aktivität im Niedervoltbereich festgestellt, die der Aktivität ähnlich ist, die in den ersten Schlafstadien beobachtet wird. Professor Gastaut stellte bei mehreren erstklassigen Yogi hohe Alpha-Rhythmen fest. Diese blieben trotz des Einschaltens von grellem Licht, starkem Lärm und der Berührung mit heißen Gegenständen erhalten. Hinzu kam eine verminderte Schmerzempfindlichkeit.

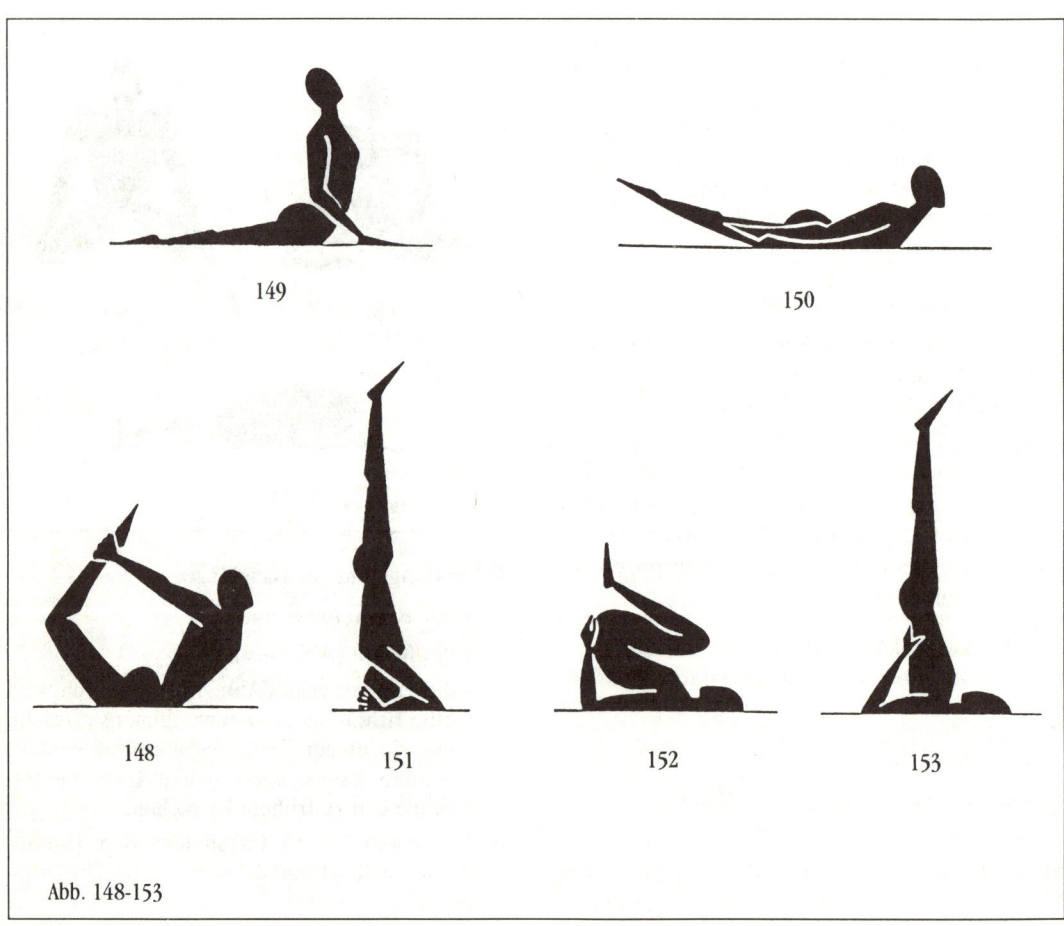

149

150

148

151

152

153

Abb. 148-153

Ischias (Neuralgia ischiadica)

Schmerzen im Ausbreitungsgebiet des Ischias-nervs, häufig mit Irritation der Nervenwurzel durch eine Bandscheibe verbunden. In den meisten Fällen liegt eine Nucleus-Pulposus-Hernie vor, bei der es zu einer Kompression der intra-spinalen Nervenwurzeln kommt. Sind die vorn liegenden motorischen Nervenwurzeln ebenfalls betroffen, handelt es sich um lähmenden Ischias.

Symptome

Das Hauptsymptom sind starke Schmerzen. Diese gehen oft mit Insomnie und Angstgefühl einher. Durch Husten, Niesen und Stuhlgang werden diese verstärkt. Bei Ruhe erfolgt kaum oder gar keine Linderung.

Nach der Lokalisation des Schmerzes lassen sich zwei Hauptformen unterscheiden:

1. Ischias L IV - V

Im Falle einer Nucleus-Pulposus-Hernie liegt diese zwischen dem IV. und V. Lendenwirbel. Die Schmerzen gehen von der Lendengegend aus, führen an der Außenseite der Beckens und vorn an der Außenseite des Oberschenkels und Knies entlang, verlaufen dann quer über den Fußrücken und strahlen bis zum großen Zeh aus.

2. Ischias S I - III

Im Falle einer Nucleus-Pulposus-Hernie zwischen dem V. Lendenwirbel und dem ersten Kreuzbeinwirbel geht der Schmerz ebenfalls von der Lendengegend aus, führt dann aber an der Rückseite des Oberschenkels und Knies entlang, verläuft dann weiter unter der Fußsohle und strahlt in der Regel bis zum kleinen Zeh aus.

▼ Rolle des Yoga

Der Literatur ist im allgemeinen zu entnehmen, daß Ischias eine Gegenanzeige für Yoga dar-stellt. Dies gilt für die überwiegende Mehrheit der akuten und schmerzhaften Fälle, aber auch für einen großen Teil der chronischen Fälle. Diese Einschränkung trifft jedoch nicht auf die folgende Stellung zu:

Die Leichenstellung (Savasana) (Abb. 154) er-fordert keinerlei körperliche Anstrengung und kann daher auf jeden Fall ausgeführt werden. Ebenso können die Atemübungen des Pra-nayama zur Linderung jeder Form von Ischias ausgeführt werden.

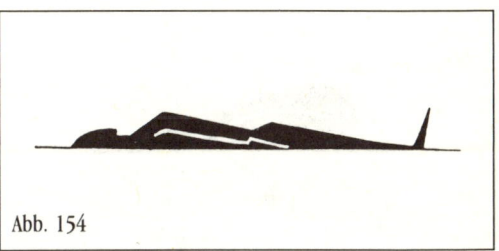

Abb. 154

Asana zur Vorbeugung und Linderung bei bestimmten Formen von Ischias:

✳ Die Stuhlstellung (Abb. 155) stärkt den äu-ßerst empfindlichen Bereich der Lendenwir-bel IV-V. Bei Ausführung dieser Übung muß der Rücken gerade gehalten werden. Beim Gesunden dient sie der Prophylaxe. In eini-gen chronischen Fällen kann eine Besserung des Krankheitszustandes erreicht werden. Für die Ausübung der Stellung sollten nur die schmerzfreien Intervalle genutzt werden.

✳ Der Diamantsitz (Abb. 156) wird traditionell zur Beruhigung des gereizten Ischiasnervs eingesetzt. Er darf jedoch nur während der schmerzfreien Zeit und bei guter Verträg-lichkeit eingenommen werden.

✳ Das Streckbeugen der Beine (Abb. 157) zeigt sowohl bei Gesunden als auch bei Patienten mit Ischias in gutartiger chronischer Form ei-ne gute Wirkung auf den Ischiasnerv. Diese Übung darf ebenfalls nur in den schmerzfrei-en Intervallen ausgeführt werden. Treten durch die Asana Schmerzen auf, muß sie ab-gebrochen werden, da es sich um das Lasè-gue-Symptom (Ischiasdehnungszeichen) han-delt.

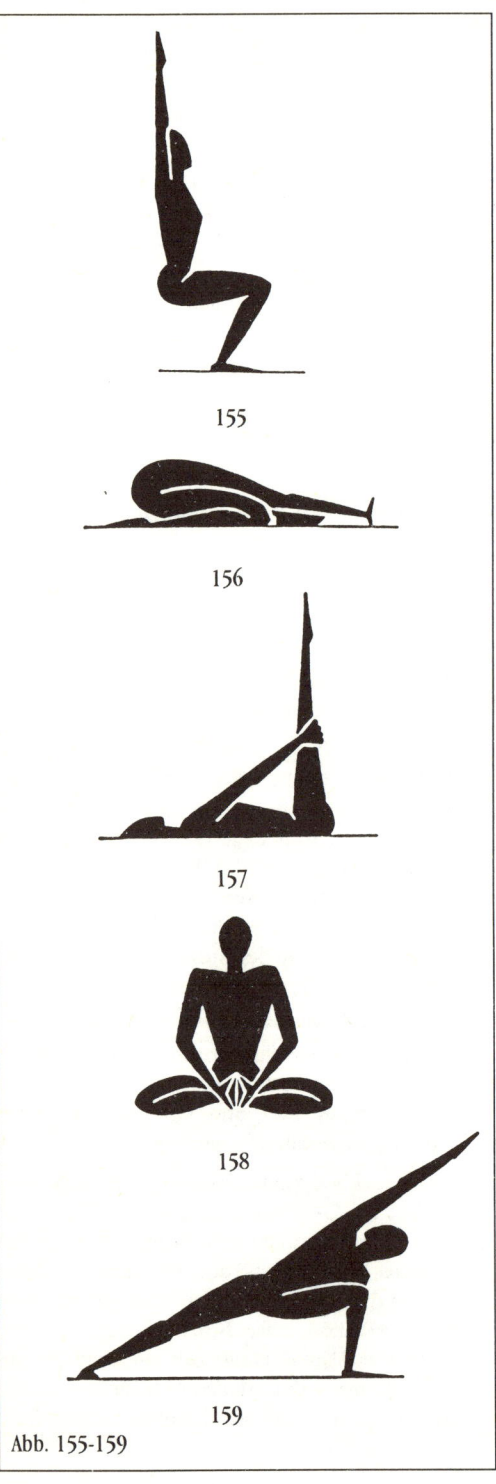

155

156

157

158

159

Abb. 155-159

* Der Schmetterling (Abb. 158) besitzt ebenfalls beruhigende Wirkung.
* Die Seitbeuge (Abb. 159) zeigt in den schmerzfreien Intervallen bei einigen chronischen Fällen von Ischias beruhigende Wirkung.

Zu meidende Asana

Hierbei handelt es sich um die Stellungen, die auch bei Nucleus-pulposus-Hernie nicht eingenommen werden dürfen. Siehe unter Nucleus-pulposus-Hernie.

Skoliose

Dauernde seitliche Wirbelsäulenverkrümmung. Unterschieden wird je nach Richtung der seitlichen Rückgratverbiegung zwischen rechtsseitiger und linksseitiger Skoliose.

Zu unterscheiden ist weiterhin zwischen Skoliosierung und Skoliose. Eine Skoliosierung tritt bei Schulkindern häufig durch vorübergehende Haltungsfehler auf und ist reversibel.

Allgemeine Hinweise

Zur Vorbeugung von Skoliosierung sollte darauf geachtet werden, daß das Kind nicht körperlich überanstrengt wird, körpergrößengerechte Schultische und -stühle vorhanden sind, das Kind insbesondere im Unterricht eine gute Haltung einnimmt, der Rücken bei Reihenuntersuchungen kontrolliert und ausreichend Gymnastik bzw. Sport getrieben wird sowie eine Kräftigung des Knochenbaus und der Sehnen und Bänder erfolgt.

▼ Rolle des Yoga

Erprobte Asana:

* Das Krokodil (Abb. 160) dient der Prophylaxe von Skoliose und wirkt bei bereits vorhandener Skoliose der Verschlimmerung entgegen. Im fortgeschrittenen Stadium ist die Wirkung von Yoga nicht gesichert. In diesen Fällen wird Yoga zur Unterstützung der Bewegungstherapie und der Maßnahmen zur Rehabilitation eingesetzt. Die Yoga-Übungen können jedoch orthopädische Maßnah-

men oder einen geplanten chirurgischen Eingriff auf keinen Fall ersetzen.

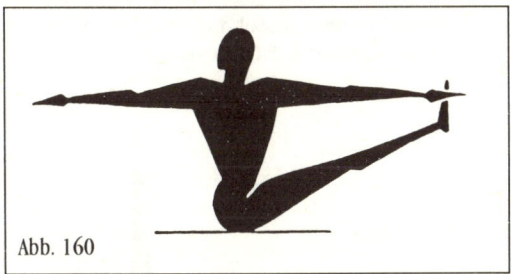

Abb. 160

✳ Die Bootstellung (Abb. 161) trägt zur Korrektur der Krümmung der Wirbelsäule bei.

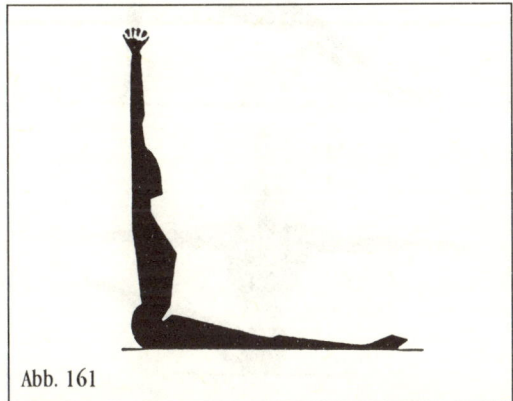

Abb. 161

✳ Das Streckbeugen der Beine (Abb. 162) beugt einer Deformation der Wirbelkörper vor oder verzögert eine weitere Ausbreitung im Fall von Formfehlern an den Wirbelkörpern. Dies trifft allerdings nicht auf eine Lordose an der Lendenwirbelsäule zu.

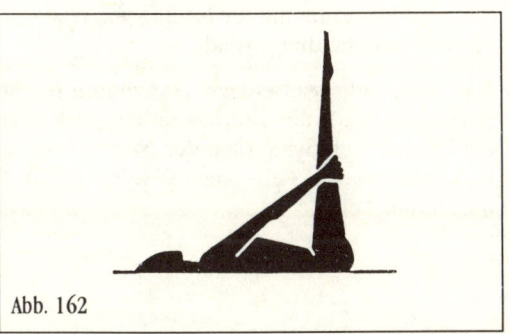

Abb. 162

✳ Das Dreieck (Abb. 163) und das umgekehrte Dreieck (Abb. 164) sind für ihre gute Wirkung bekannt. Sie dürfen jedoch nicht ausgeführt werden, wenn neben der Skoliose eine Lordose oder ein Hüftgelenksleiden vorliegt.

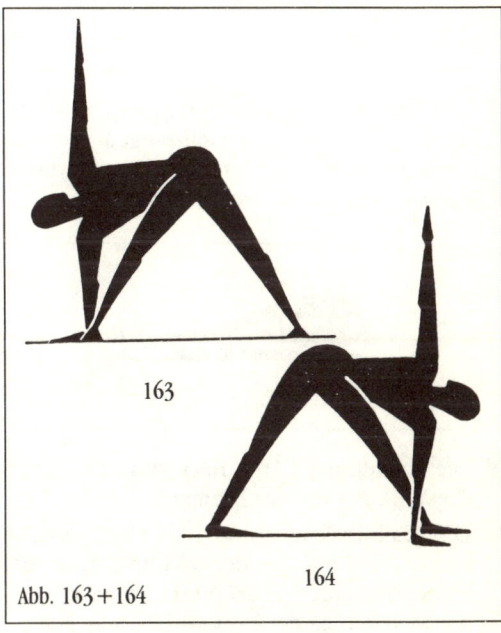

163

164

Abb. 163+164

✳ Der Kuhkopf (Abb. 165) wirkt vor allem im Brustwirbelbereich korrigierend.

✳ Die Hundeschnauze zum Boden (Abb. 166) sowie

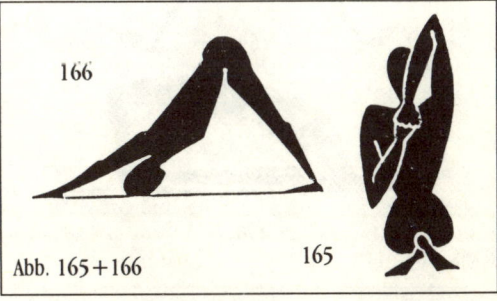

166

165

Abb. 165+166

✳ die Hundeschnauze zum Himmel (Abb. S. 167) festigt die Struktur der Wirbelsäule, wobei insbesondere im Bereich der Brustwirbel mit diesen Stellungen gute Erfolge erzielt werden können.

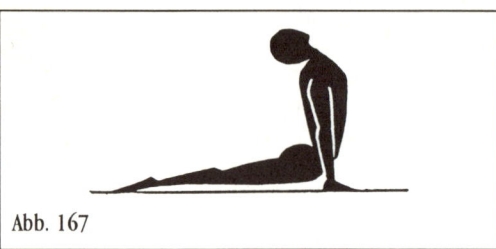

Abb. 167

✳ Der Diamantsitz (Abb. 168) baut die Wirbelsäule auf und ist bei gleichzeitigem Vorhandensein von Skoliose und Kyphose (Kyphos-
koliose) von besonderem Nutzen.

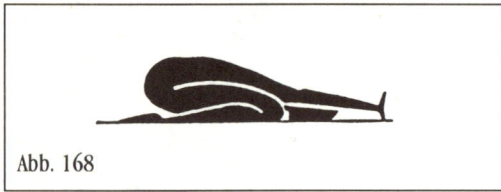

Abb. 168

✳ Die Schildkröte (Abb. 169) weist eine ähnliche Wirkung wie der Diamantsitz auf.
✳ Die Halb-Brücke (Abb. 170) beugt speziell
einer Deformation der Wirbelkörper der
Halswirbelsäule vor und wirkt gleichzeitig einer Versteifung der Brustwirbel entgegen.

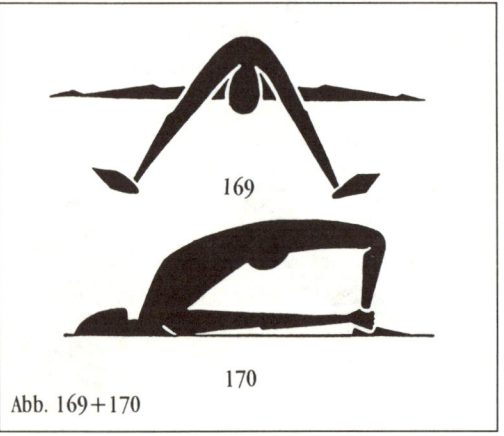

169

170

Abb. 169+170

✳ Die Vasistha-Stellung (Abb. 171) zeigt bei
Skoliose eine korrigierende Wirkung.
✳ Das Krokodil (Abb. 172) dient vor allem der
Prophylaxe und bietet bei leichter Skoliose
gute Aussichten auf Genesung.

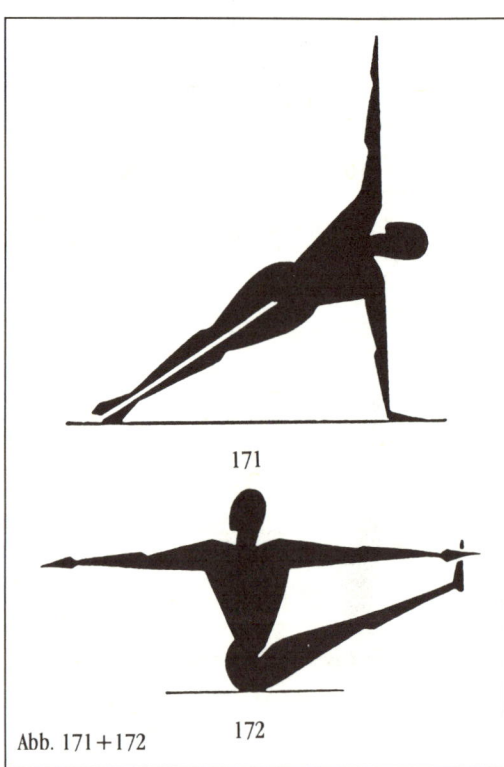

171

172

Abb. 171+172

Konzentrationsfähigkeit

Die Konzentrationsfähigkeit ist um so höher, je
gefestigter und leistungsfähiger die Psyche ist.
Eine ausreichende Konzentrationsfähigkeit bildet die Voraussetzung für Intelligenz, Gedächtnis und Entscheidungsfreude.

Um diese sehr vielseitigen Aktivitäten zu ermöglichen, muß die Konzentration stärker als
die hemmenden Symptome der Nervosität (siehe Eintrag) sein. Siehe auch Psyche und Aufnahmefähigkeit.

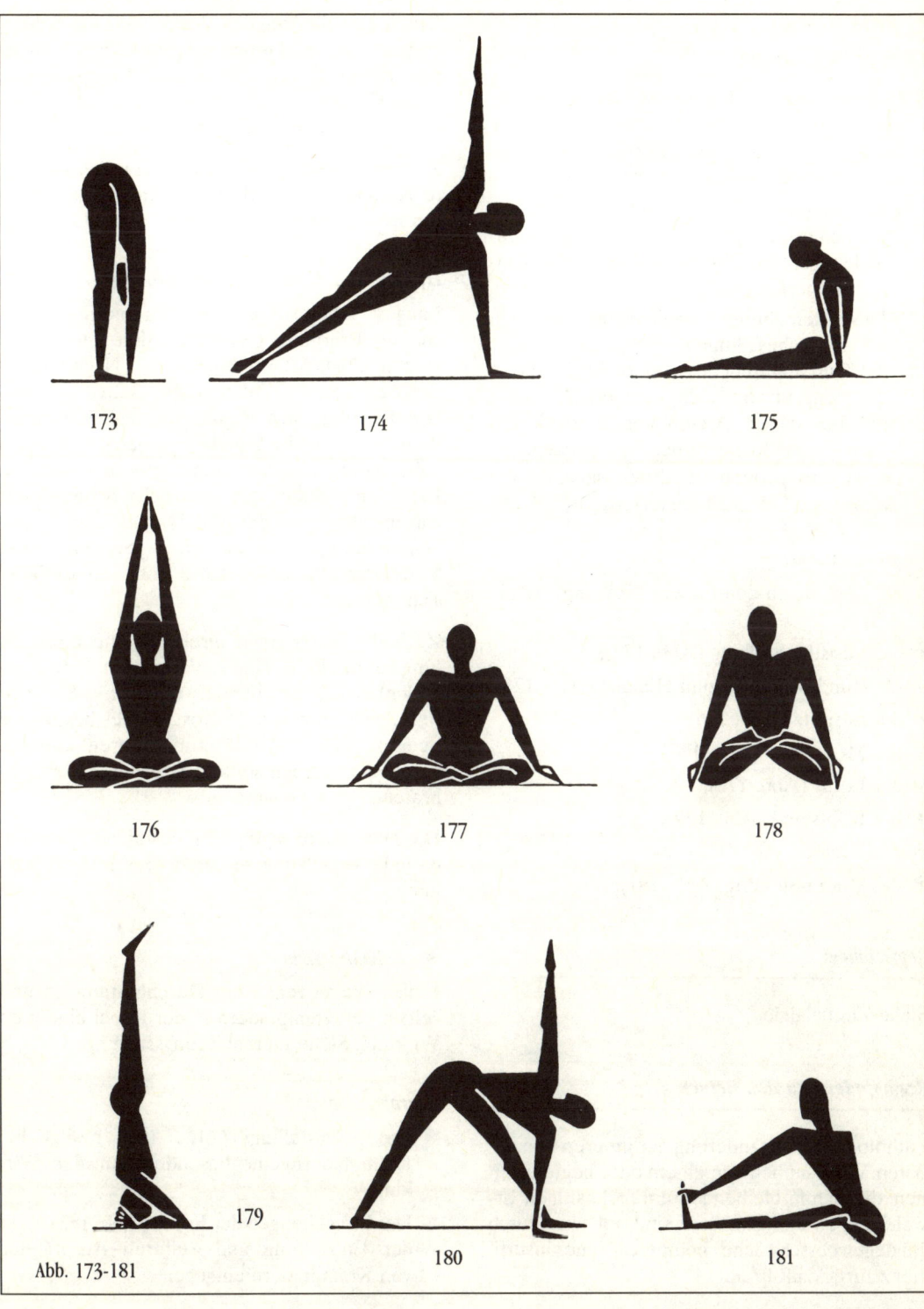

173   174   175

176   177   178

179   180   181

Abb. 173-181

▼ *Rolle des Yoga*

Yoga wirkt zweifach:

✳ Insbesondere durch eine wechselnde Kombination von Atemtechniken des Pranayama. Häufig wird dazu eine Abfolge von Ujjayi, Anuloma und Viloma genutzt.

  ● Die langsame, abwechselnd durch ein Nasenloch erfolgende Atmung des Nadi Sodana legt geistige Unruhe und stärkt die Konzentrationsfähigkeit.

  ● Die Atemübung Kapalabhathi, die sich durch rasches Atmen auszeichnet, erhöht die Durchblutung des Gehirns und steigert die Konzentrationsfähigkeit, jedoch sollten die bei dieser Atemübung notwendigen Vorsichtsmaßnahmen beachtet werden.

✳ Durch verschiedene bewährte Asana, die die psychischen Fähigkeiten steigern.

Bewährte Asana:

✳ die Hände-zu-den-Füßen Stellung (Abb. 173);

✳ die Vasistha-Stellung (Abb. 174);

✳ die Hundeschnauze zum Himmel (Abb. 175);

✳ der Bergsitz (Abb. 176);

✳ der Meistersitz (Abb. 177);

✳ der Lotus (Abb. 178);

✳ der Kopfstand (Abb. 179);

✳ das Dreieck (Abb. 180);

✳ die Mudra-Stellung (Abb. 181).

Kopfschmerz

Siehe Zephalalgie.

Krampfadern an den Beinen

Pathologische Veränderung der inneren und äußeren Vena saphena an einem oder beiden Beinen, die sich in bleibenden unregelmäßigen Erweiterungen äußert. Diese sind auf eine durch Bindegewebsschwäche bedingte Veneninsuffizienz zurückzuführen.

Durch Erweiterung der Venen wird das Schließen der Venenklappen erschwert, wodurch es zum Rückfluß von Blut kommt. Einige seltene Krampfadern sind durch eine hereditäre Fehlbildung der Venenklappen bedingt.

Zu unterscheiden sind äußere, deutlich sichtbare Krampfadern, und innere, nur bei bestimmten Bewegungen bemerkbare Krampfadern.

Hygiene und diätetische Empfehlungen

Langes Stehen sollte vermieden und für ausreichende Erholung gesorgt werden. Die Beine sollten möglichst oft hochliegen. Nachts empfiehlt es sich, das Fußende des Bettes zu erhöhen. Es sollte nach Möglichkeit täglich für mindestens eine halbe Stunde Gymnastik und maßvolle körperliche Betätigung getrieben werden. Es ist empfehlenswert, elastische Strümpfe zu tragen, allerdings darf die Durchblutung nicht beeinträchtigt werden. Bei Socken- und Strumpfhaltern sowie Kniestrümpfen ist Vorsicht geraten.

Zu heiße Bäder sowie direkte Sonneneinstrahlung auf die Beine sind zu vermeiden. Eine Fußbodenheizung ist ebenfalls ungünstig. Es empfiehlt sich eine leichte Kost, wobei bestimmte Speisen, die zu Verstopfung führen können, vermieden werden sollten: Alkohol, Soßen, gebratenes Fett, Gewürze usw.

Die Haut sollte regelmäßig desinfiziert werden, da jede Verletzung zu einem Geschwür führen kann.

▼ *Rolle des Yoga*

Einige Asana regen die Durchblutung an und zeigen bei Krampfadern in der Regel eine gute Wirkung. Siehe Durchblutungsstörungen.

Erprobte Asana

✳ Die Stuhlstellung (Abb. 182) besitzt bei Krampfadern eine besonders günstige Wirkung.

✳ Das Streckbeugen der Beine (Abb. 183) wirkt der Entstehung und weiteren Ausprägung von Krampfadern entgegen.

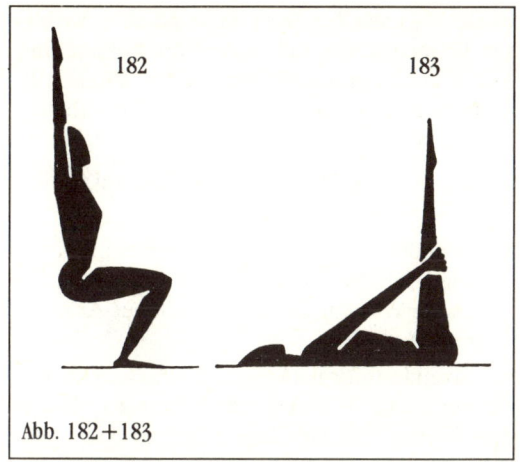

Abb. 182 + 183

Umkehrstellungen:

❋ die Halb-Kerze (Abb. 184);

❋ die Kerze (Abb. 185);

❋ der Kopfstand (Abb. 186).

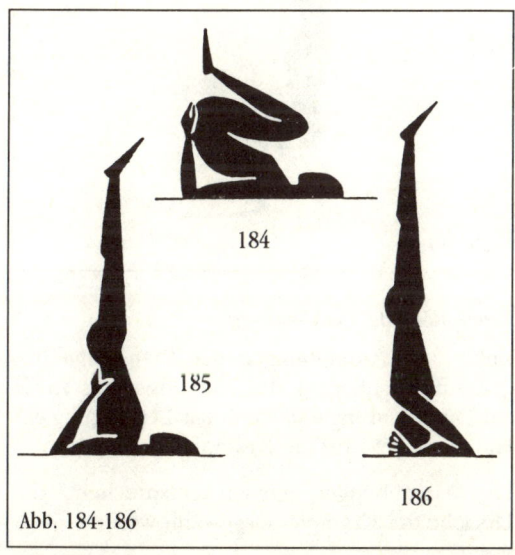

Abb. 184-186

Bei diesen Asana wird der Blutandrang durch die Erhöhung der unteren Gliedmaßen und des Beckens verringert. Im Juli 1983 gelang es Dr. Sevestre im Röntgenologischen Zentrum von Dr. Cremniter, diese Wirkung mit Hilfe des Doppler-Effekts an Saïda Elkéfi für die drei Stellungen nachzuweisen.

Zu meidende Asana:

❋ alle Stellungen, die längeres Stehen erfordern. Bei einer dynamischen Ausführung sind jedoch keine negativen Auswirkungen festzustellen:

❋ die Hände-zu-den-Füßen-Stellung (Abb. 187);

❋ der Baum (Abb. 188);

❋ das Dreieck (Abb. 189).

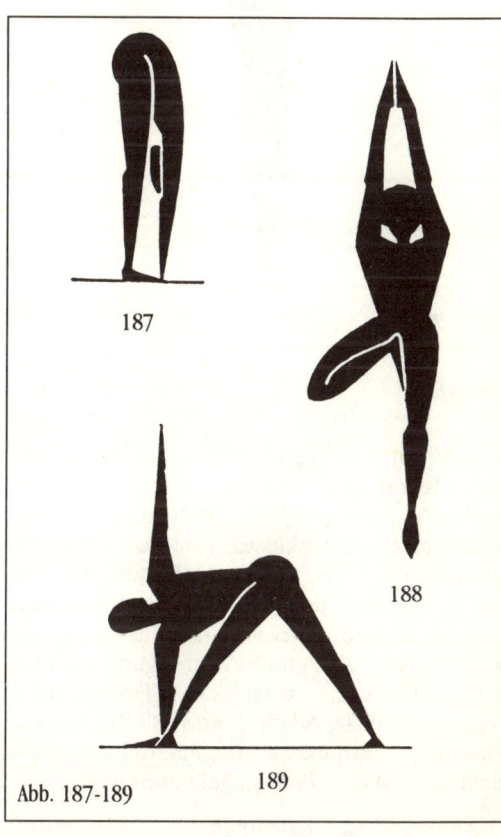

Abb. 187-189

Hinweis:

Die Zehenspitzenhaltung (Abb. 190) gehört zu den Asana, die im Stehen ausgeführt werden. Bei der Ausführung der Stellung muß darauf geachtet werden, daß sich Spitzenstand und Erholung auf der Fußsohle in der vierten Phase abwechseln. Durch den ständigen Wechsel können nicht nur mögliche negative Auswirkungen der

Asana kompensiert, sondern sogar positive Wirkungen erzielt werden.

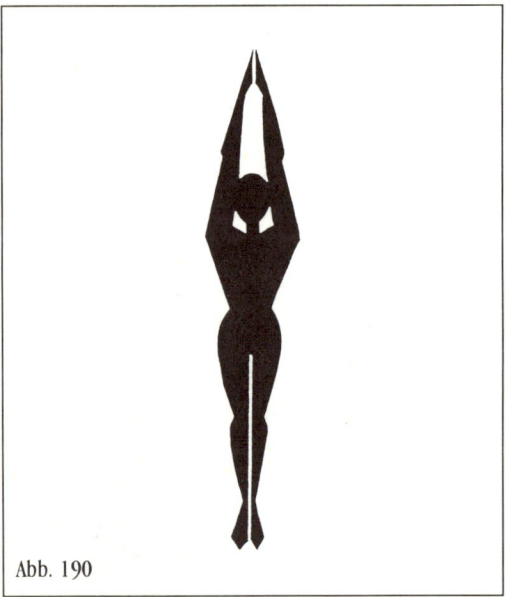

Abb. 190

Krämpfe

Starke, äußerst schmerzhafte unwillkürliche Muskelkontraktionen, die vor allem im Bereich der Waden, aber in den Oberschenkeln, den Füßen, der Thoraxmuskulatur usw. auftreten können. Die Auslösung des Krampfes erfolgt plötzlich infolge einer ungeschickten Bewegung oder ohne sichtbare Ursache. Häufig wird der Krampf durch eine große Anstrengung, übermäßiges Training, verstärkte Transpiration, Schwangerschaft, Alkoholismus, Bluthochdruck, Thiazide, harntreibende Arzneimittel sowie Kalzium- und Magnesiummangel verursacht.

Oftmals sind von Krämpfen Menschen betroffen, die Streß nur schlecht bewältigen. Am häufigsten treten Krämpfe jedoch bei Menschen mit Spasmophilie auf.

▼ Rolle des Yoga

Bewährte Stellungen

Es gilt als gesichert, daß einige Asana eine wohltuende, wenn auch nicht eine speziell krampflö-

sende Wirkung besitzen. Sie sind sehr wichtig zur Unterstützung der ärztlichen Behandlung. Verabreicht werden Chininderivate, Vitamin-B-Präparate und kupferhaltige homöopathische Mittel wie Cuprum usw.

✳ Der Kuhkopf ist für seine krampflösende Wirkung bekannt.

✳ Besonders hervorzuheben ist die Stuhlstellung (Abb. 191), die aufgrund ihrer krampflösenden Wirkung zu Recht ein hohes Ansehen genießt.

Ergänzende Informationen zur praktischen Anwendung und Wirkung bei Krämpfen sind in den Abschnitten Durchblutung und Nervosität enthalten.

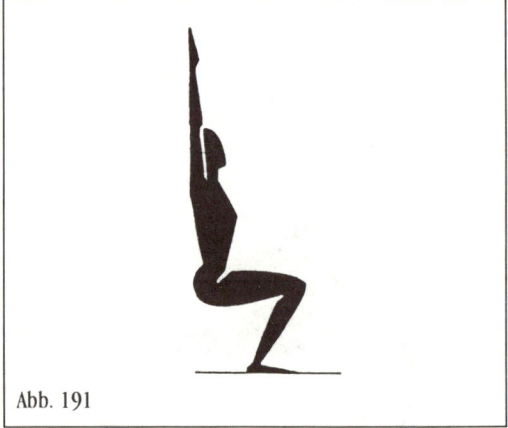

Abb. 191

Krampflösende Atemübungen

Zahlreiche Atemübungen des Pranayama tragen zur Regulierung des Nervensystems sowie zur Durchblutung und damit zur Beseitigung der Hauptfaktoren für die Krampfauslösung bei.

Die Atemübungen müssen entsprechend der Ursache der Krämpfe ausgewählt werden.

Krämpfe aufgrund von Durchblutungsmangel

Es empfiehlt sich, langsam und ruhig einzuatmen. Dabei wird zur Entspannung die Leichenstellung in der Rückenlage oder in der Seitenlage eingenommen, falls diese als angenehmer empfunden wird. Bei der Übung sollte darauf geachtet werden, daß sich beim Einatmen der

Bauch hebt. Als sehr wohltuend kann auch das Anhalten des Atems nach der Einatmung (Antara Kumbakha) empfunden werden. Beim Liegen in der Rückenlage mit gestreckten Beinen können kleine kreisende Fußbewegungen ausgeführt werden. Dadurch wird die Durchblutung in den Beinen angeregt.

Krämpfe aufgrund von Überanstrengung

Hier wird eine kräftige und tiefe Atmung im Liegen oder Sitzen ausgeführt, um die Sauerstoffzufuhr für den durch den Krampf ermüdeten und an Sauerstoffmangel leidenden Muskel zu erhöhen.

In beiden Fällen dürfen Atemübungen mit kurzem Rhythmus, wie Bhastrika und Kapalabhathi, nicht über einen längeren Zeitraum ausgeführt werden.

Kribbeln

Insbesondere an den äußeren Gliedmaßen, d.h. an Händen und Füßen, zu beobachtende subjektive pathologische Empfindung eines Prikkelns und Taubseins. Kribbeln tritt häufig infolge einer falschen Lage eines Körperteils in der Nacht, aber auch bei lokalem Druck oder Kälteeinwirkung auf.

Neben diesen häufigen Ursachen können bestimmte Formen des Kribbelns auch durch verschieden schwere Erkrankungen bedingt sein: arterielle Hypertonie, Durchblutungsstörungen unterschiedlicher Ursache und neurologische Erkrankungen.

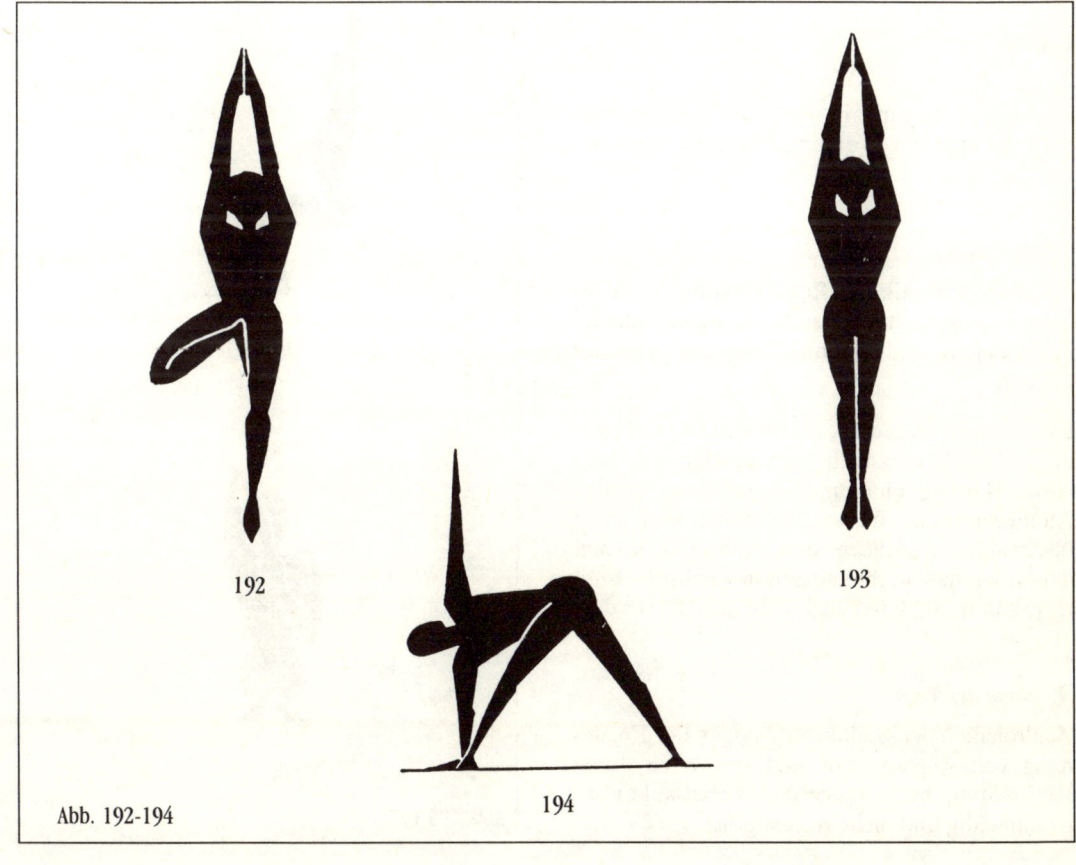

192   193   194

Abb. 192-194

Behandlung

Bei den häufig auftretenden leichten Fällen legt sich das Kribbeln in der Regel rasch, wenn die Hand abwechselnd gestreckt und zur Faust geballt bzw. die Beine bewegt werden.

Durchblutungsfördernde Tonika oder Einreibungen besitzen eine wohltuende und präventive Wirkung. In anderen Fällen muß die Behandlung entsprechend der zugrunde liegenden Krankheit erfolgen.

▼ *Rolle des Yoga*

Liegt eine neurologische Erkrankung oder ein organisches Leiden zugrunde, zeigt Yoga nur geringe Wirkung. Gute Erfolge werden jedoch bei reinen Durchblutungsstörungen oder bei Hypertonie (siehe Einträge) erzielt.

Kyphose

Rückgratverbiegung in Form eines Rundrückens mit späterer Wölbung. Häufiges Vorkommen bei Kindern.

Behandlung

Krankengymnastik mit Rehabilitation der Muskeln und des Atmungssystems, orthopädische Maßnahmen und mitunter ein chirurgischer Eingriff.

Es ist darauf zu achten, daß das Kind zu Hause, in der Schule und auch beim Spielen eine korrekte Haltung einnimmt. Empfohlen werden Atemgymnastik und ausreichende, aber nicht übermäßige sportliche Betätigung. Es kommt darauf an, daß Verbiegungen möglichst frühzeitig erkannt und unverzüglich behandelt werden.

▼ *Rolle des Yoga*

Zahlreiche Yoga-Stellungen beugen der Entstehung von Kyphose vor und tragen zu deren Rückbildung bei, solange die Wirbelsäule noch geschmeidig und nicht verfestigt ist.

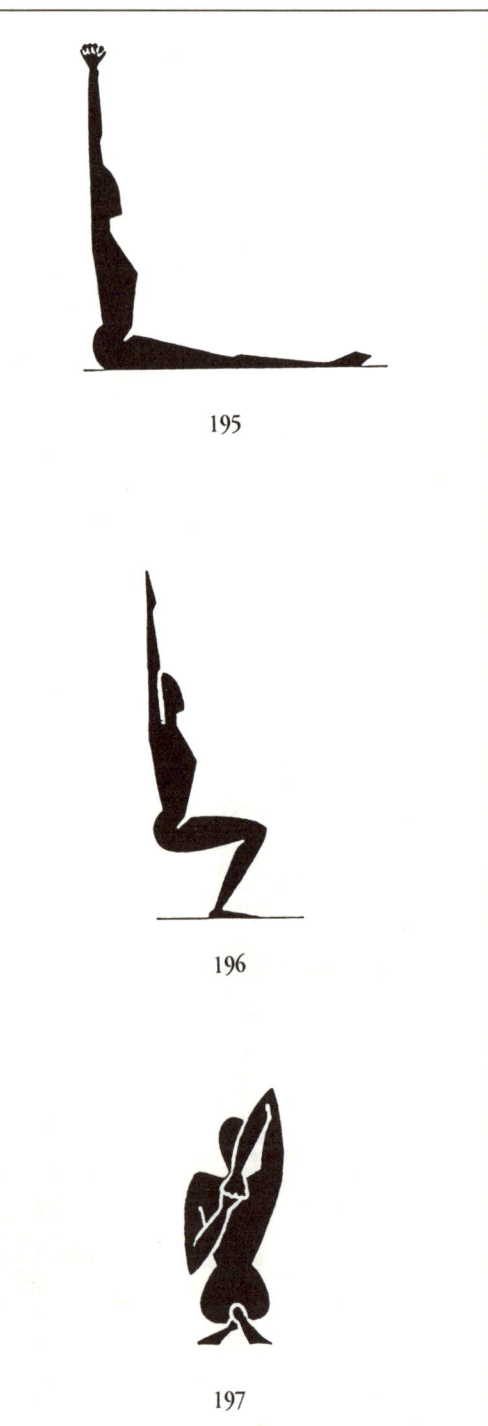

195

196

197

Abb. 195-197

Dazu gehören:

❋ Im Stehen ausgeführte Stellungen:
  • der Baum (Abb. 192);
  • die Zehenspitzenhaltung (Abb. 193);
  • das Dreieck (Abb. 194);
❋ Im Sitzen ausgeführte Stellungen:
  • das Boot (Abb. 195);
  • die Stuhlstellung (Abb. 196);
  • der Kuhkopf (Abb. 197);
❋ In der Bauchlage ausgeführte Stellungen:
  • die Hundeschnauze zum Himmel (Abb. 198);
  • die Heuschrecke (Abb. 199);

  • der Bogen (Abb. 200);
  • die Kobra (Abb. 201);
❋ Beuge-Stellungen:
  • die Marici-Stellung (Abb. 202);
❋ In der Rückenlage ausgeführte Stellungen:
  • das Krokodil (Abb. 203).

Die folgenden Stellungen sind bei Kyphose zu meiden

❋ das Streckbeugen der Beine (Abb. 204) sollte auf keinen Fall ausgeführt werden, wenn die Kyphose bereits den Charakter eines Buckels annimmt.

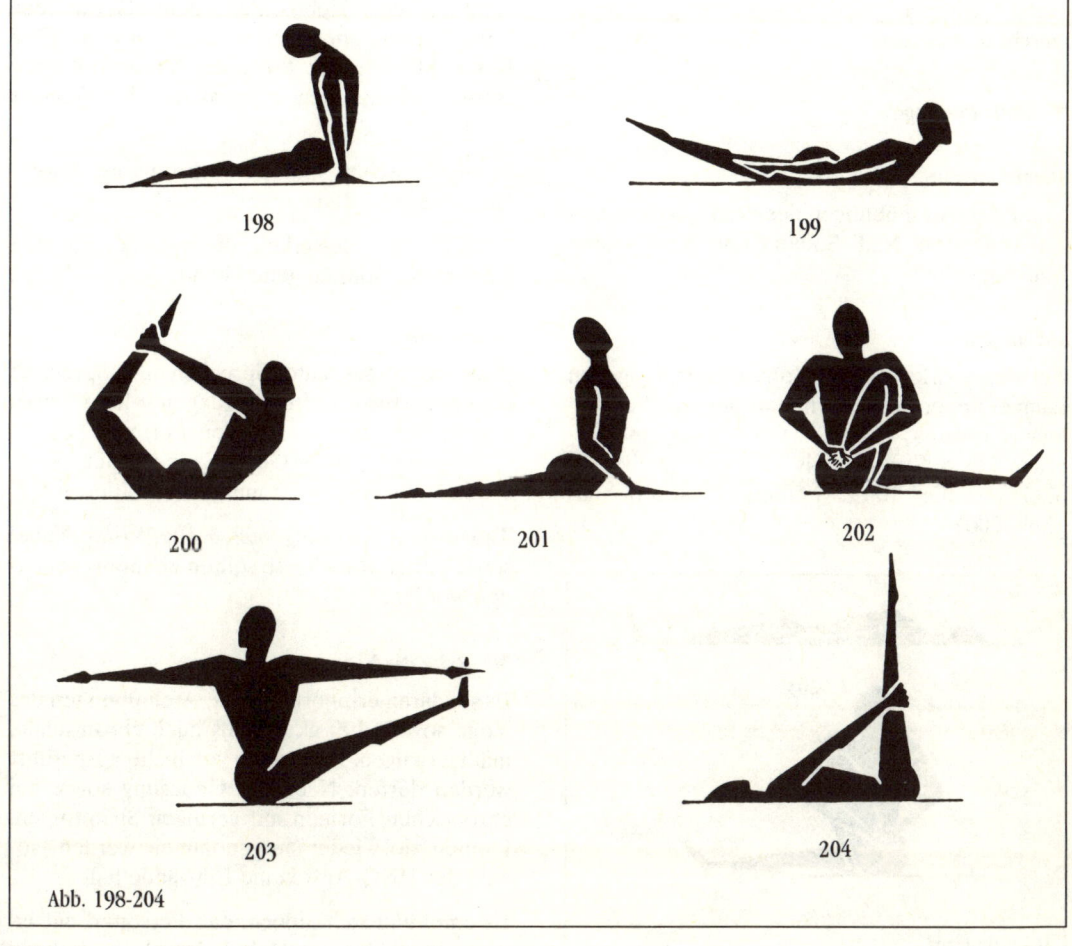

198 199

200 201 202

203 204

Abb. 198–204

Kyphoskoliose

Gleichzeitige axiale und seitliche Rückgratverbiegung infolge der Verbindung von Kyphose
mit Sklerose (siehe beide Einträge).

Lampenfieber

Vor allem bei Rednern und Künstlern (Schau-
spielern, Musikern, Sängern usw.) verbreitetes
Unwohlsein seelischer Natur, das sich in verschiedenen Symptomen äußern kann. Ein mitunter starkes Angstgefühl tritt in Verbindung
mit Gedächtnisschwäche, zugeschnürtem Hals,
Krämpfen in der Magengegend, trockenem
Mund, Zittern, Gesichtsröte oder -blässe,
Durchfall, usw. auf.

▼ *Rolle des Yoga*

Atemübungen:
Unter den Atemübungen des Pranayama eignen
sich besonders Nadi Sodana und Sitali (siehe
Einträge).

Stellungen:
Zu den wirksamsten Yoga-Übungen gegen
Lampenfieber gehören neben der Leichenstellung (Savasana) (Abb. 205) in der wissenschaftlichen Form, Savasana als Therapie, (siehe Kapitel II), die Marici-Stellung (Maritcyasana)
(Abb. 206).

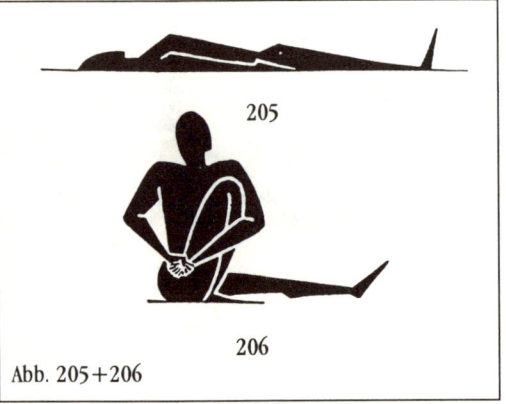

205

206

Abb. 205+206

Lampenfieber als Ausdruck einer Überbelastung des Nervensystems sollte dementsprechend behandelt werden. Siehe Nervosität.

Dennoch sollten Medikamente gegen Lampenfieber nicht vernachlässigt werden. Dazu gehören aus der Allopathie die neuentwickelten Be-
tablocker sowie verschiedene homöopathische
Mittel: Ignatia, Arnika und Gelsemium usw. in
starker Verdünnung. Zu empfehlen ist weiterhin eine spezielle Verhaltenstherapie unter
Nutzung der „Immersions"-Technik (Flooding).

Laryngitis

Bezeichnung für verschiedene Formen der Ent-
zündung des Kehlkopfes, dem Organ der
Stimmbildung am Eingang der Atemwege. Der
Kehlkopf ist in der Mitte der Vorderseite des
Halses zwischen dem Pharynx und der Trachea
gelegen.

Es wird zwischen akuter und chronischer Laryngitis unterschieden.

Die Folge ist Heiserkeit, die mitunter bis zum
Verlust der Stimme gehen kann.

Behandlung

Schreien, langes lautes Sprechen oder Sprechen
bei ungünstigen Luftbedingungen sollte vermieden werden. Angehörige von Berufen, bei denen Sprechen oder Gesang eine große Rolle
spielt, sollten einen Phoniater konsultieren.

Tabak- und Alkoholgenuß, Kälte, Wind, Nebel
sowie giftige Rauchgase sollten ebenfalls gemieden werden.

▼ *Rolle des Yoga*

Es sei daran erinnert, daß die Atemübungen des
Yoga sowohl bei akuten als auch chronischen,
mäßiggradigen Erkrankungen nicht ausgeführt
werden dürfen. Nach der Genesung sowie bei
chronischen Formen mit geringen Symptomen,
können sie wieder aufgenommen werden, soweit der HNO-Arzt keine Einwände hat.

Es empfiehlt sich jedoch, daß Personen mit einem empfindlichen Hals keine Atemübungen

durchführen, bei denen die Luft schnell, heftig und direkt in den Rachenraum gelangt. Dies ist z.B. bei Sitali, der Atmung über die zu einer Röhre geformte Zunge, der Fall.

Bei akuter Laryngitis dürfen keine Asana eingenommen werden. Bei den leichteren, chronisch verlaufenden Formen können die Leichenstellung (Abb. 207) sowie einige Grundstellungen auch weiterhin ausgeübt werden. Stellen sich Fieber, Schmerzen oder eine Änderung des Allgemeinbefindens ein, muß jegliche Betätigung eingestellt werden.

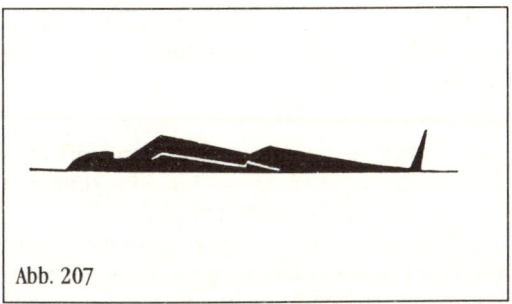

Abb. 207

Der Kopfstand (Sirshasana) (Abb. 208) erhöht die Widerstandskraft gegenüber Infektionen der Atemwege und schützt auch empfindliche Personen vor Erkältung.

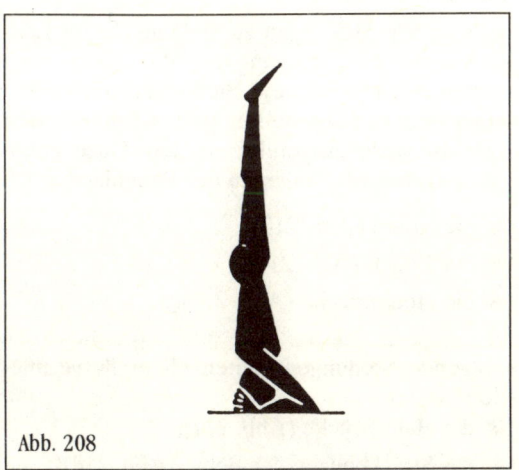

Abb. 208

Leber

Einige Asana sind dafür bekannt, anregend auf eine träge Leber zu wirken. Diese Aussage ist selbstverständlich sehr allgemein und ungenau. Es konnte jedoch anhand von Untersuchungen nachgewiesen werden, daß einige Stellungen eine positive Wirkung auf die Verdauung sowie bei Übelkeit haben. Es sei jedoch daran erinnert, daß Eigenschaften, die oftmals der Leber zugeschrieben werden, in Wahrheit die Galle, den Magen, die Bauchspeicheldrüse oder den Darm betreffen.

Asana mit guter Wirkung auf die Leber

* das Krokodil (Abb. 209);
* die Hände-zu-den-Füßen-Stellung (Abb. 210);
* der Schmetterling (Abb. 211);
* der Kuhkopf (Abb. 212);
* das Dreieck (Abb. 213).

Wirkung der Atemübungen des Pranayama

Die Atemübung Kapalabhathi, für die eine hohe Atemfrequenz erforderlich ist, besitzt ebenso wie Bhastrika eine positive Wirkung auf die Leberfunktion.

Lordose

Krümmung der Wirbelsäule nach vorn.

Leichte Lordose in der Kindheit und Jugend

Sie ist vor allem in der Lendengegend rachitischer Kinder oder bei hypotonischer Bauch- und Rückenmuskulatur zu beobachten. Als Ausgleich kommt es zur Bildung einer Kyphose am Brustwirbelsäulenabschnitt.

Behandlung

Die Behandlung ist auf die Beseitigung der Ursache, insbesondere der Rachitis, gerichtet. Die Prophylaxe ist heute bereits weitgehend sichergestellt.

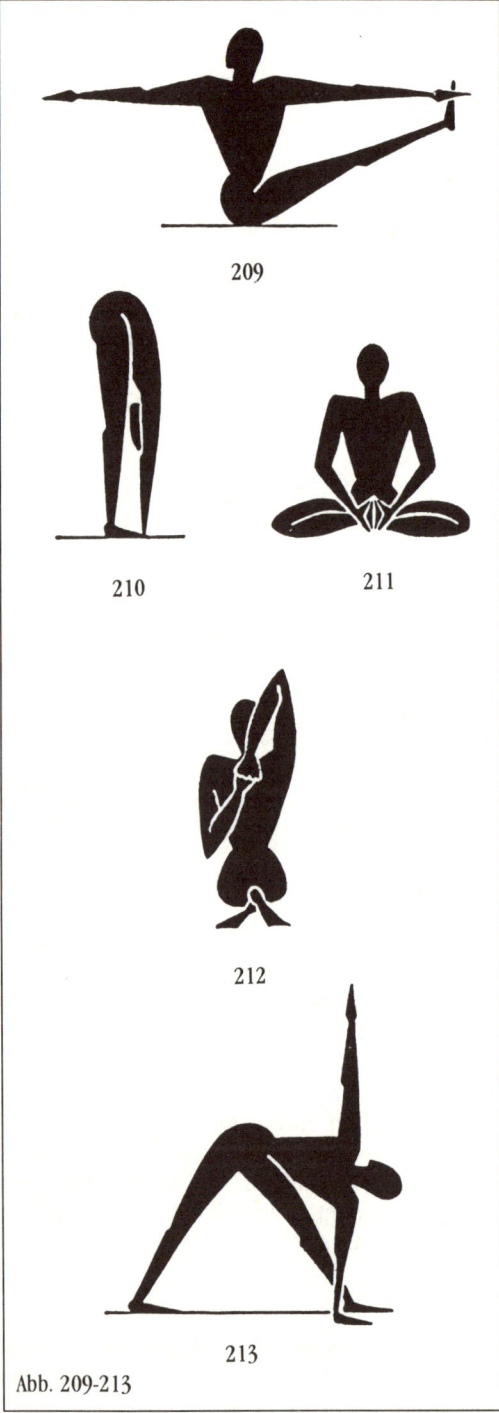

209

210   211

212

213

Abb. 209-213

Bei Hypotonie und allgemeiner Muskelschwäche besteht die Behandlung in Gymnastik zur Rehabilitation der Bauchmuskulatur, Fußspitzengang, Heben und Senken der gestreckten Beine in der Rückenlage, Anheben und Spreizen der Beine. In der späteren Kindheit oder im Jugendalter sind kompliziertere Übungen erforderlich.

Schmerzhafte Lordose ab dem fünfzigsten Lebensjahr

Sie ist besonders bei Personen mit Obesität und schwach entwickelter Bauch- und Rückenmuskulatur zu beobachten. Bei diesem Typ der Lordose treten oftmals Kontrakturen im unteren Rückenbereich auf.

Die Wirbelsäule sollte genau beobachtet werden. Im Falle einer Anomalie sollten Vorsorgemaßnahmen in Form einer Bewegungstherapie oder orthopädische Maßnahmen ergriffen werden. Wichtig ist die Beseitigung der Obesität sowie Gymnastik zur Rehabilitation der Muskulatur. Frauen sollten keine hohen Absätze tragen. Gegebenenfalls ist das Tragen eines orthopädischen Gürtels und die Unterstützung des Rückens (z.B. mit einem Kissen) erforderlich.

Zu meidende Asana

Es sind alle Stellungen zu meiden, die im Lendenbereich eine Beugung der Wirbelsäule nach hinten erfordern. Diese Stellungen dürfen bei einer bereits festgestellten oder schmerzhaften Lordose nicht ausgeführt werden. Dazu gehören folgende Stellungen in der Bauchlage:

✳ die Kobra (Abb. 214);

✳ der Bogen (Abb. 215);

✳ die Heuschrecke (Abb. 216).

Folgende Stellungen sollten ebenfalls vermieden werden:

✳ die Halb-Brücke (Abb. 217);

✳ das Streckbeugen der Beine (Abb. 218);

✳ das Dreieck (Abb. 219);

✳ das umgekehrte Dreieck (Abb. 220).

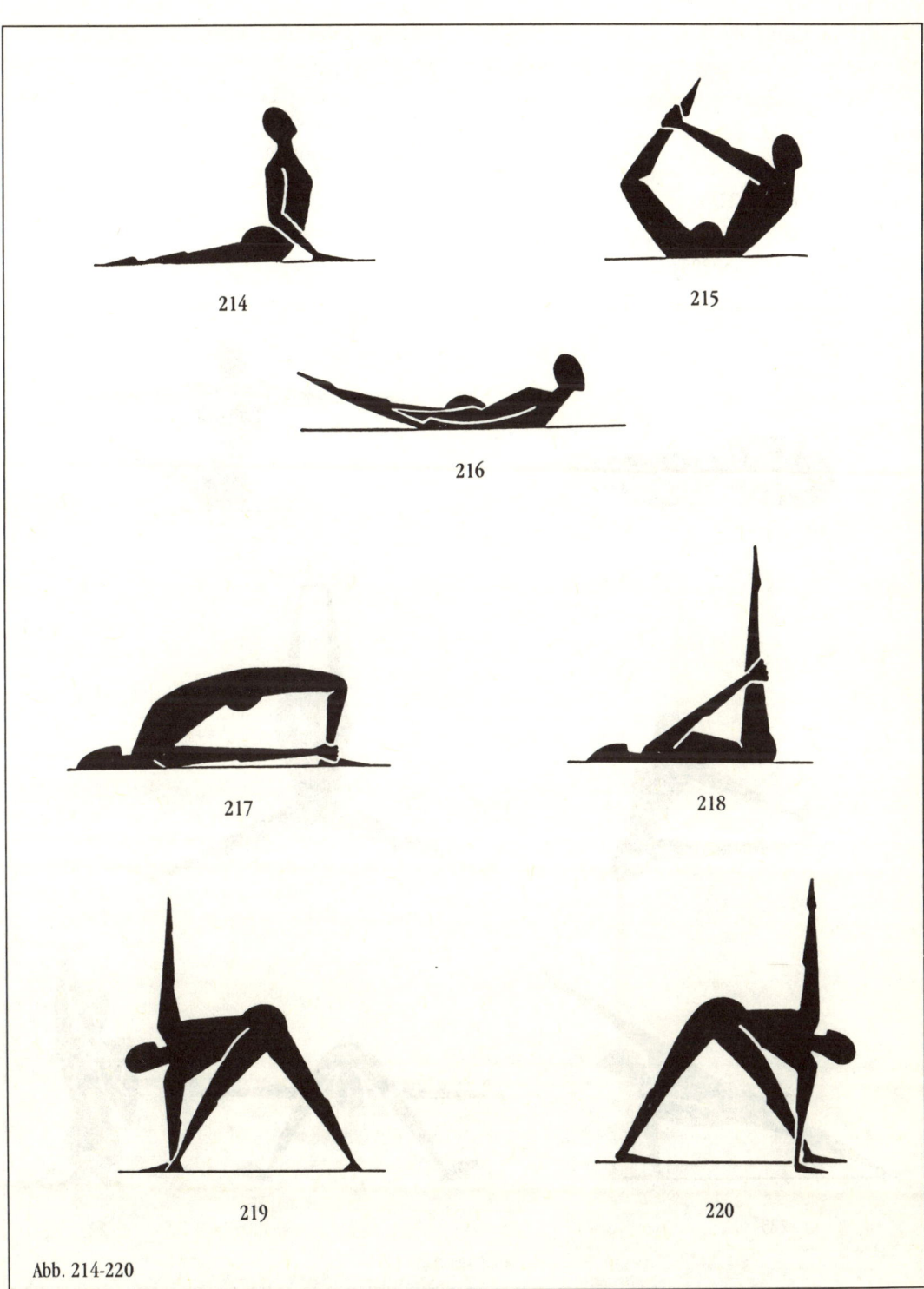

214

215

216

217

218

219

220

Abb. 214-220

Stellungen mit guter Wirkung

Alle Stellungen, die eine Beugung der Wirbelsäule nach vorn bewirken:

✳ die Zange (Abb. 221);

✳ das Krokodil (Abb. 222);

✳ die Mudra (Abb. 223);

✳ der Winkelsitz (Abb. 224);

✳ die Seitbeuge (Abb. 225);

sowie die folgenden Asana:

✳ die Schildkröte (Abb. 226). Sie wird bei
   schmerzhafter Lordose in den ersten Monaten der Schwangerschaft angewandt.

✳ Der Kuhkopf (Abb. 227) entfaltet seine Wirkung durch das Ergreifen der Hände hinter
   dem Rücken.

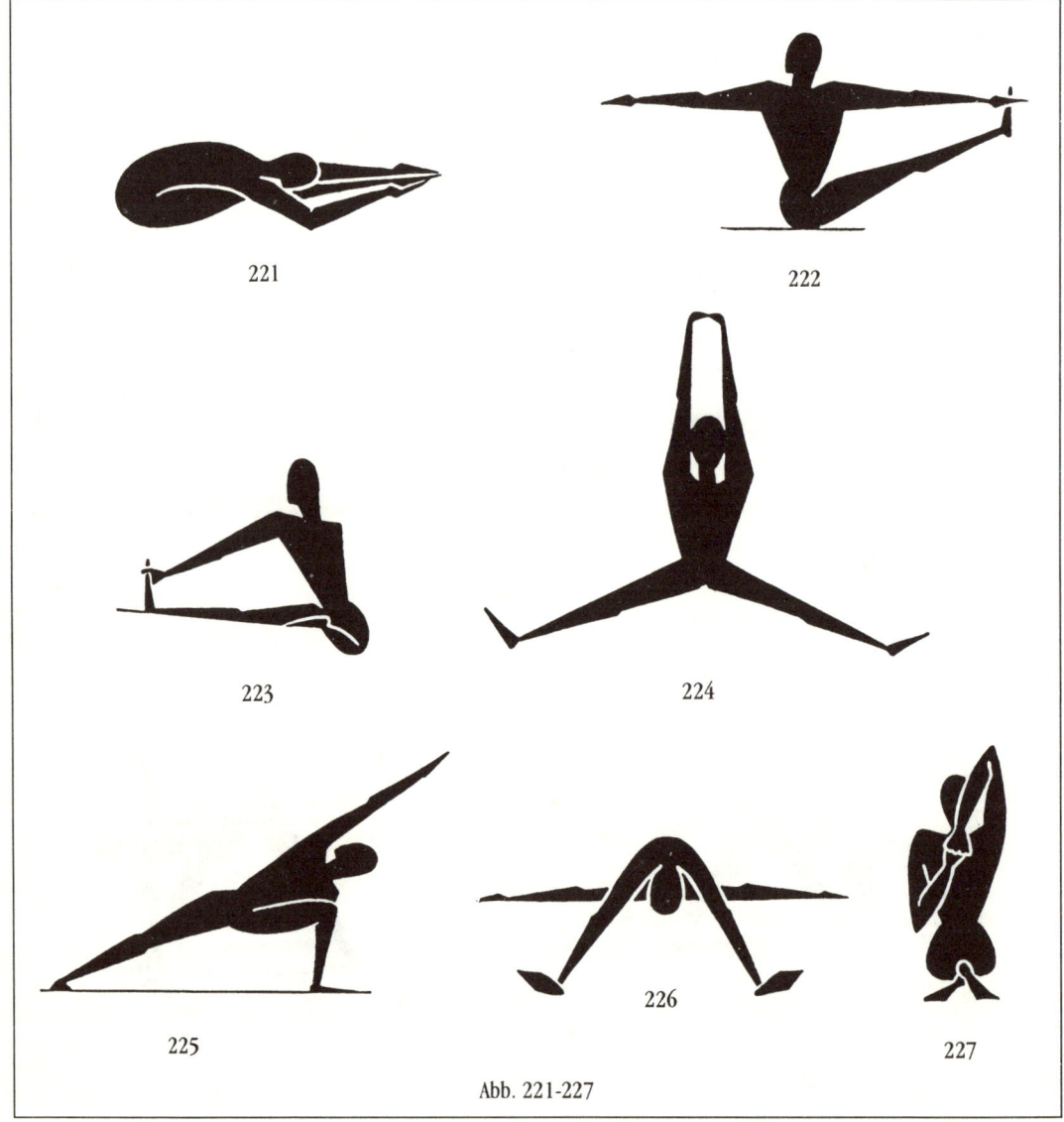

Abb. 221-227

Lungenemphysem

Die Erkrankung ist durch eine diffuse Luftansammlung im Lungengewebe, Zerstörung der Lungenalveolen, Erweiterung der Bronchien und Schwund der Lungenelastizität gekennzeichnet. Sie tritt überwiegend bei Männern und verstärkt ab dem 50. Lebensjahr auf. Oftmals ist sie nach fortgeschrittener chronischer Bronchitis mit zäher Schleimsekretion zu beobachten. Dies führt zu Schleimhautreizungen, wodurch es zu einer mehr oder weniger stark ausgeprägten Obstruktion der Bronchien und Bronchiolen kommt.

▼ Rolle des Yoga

Die Atemübungen des Pranayama sind in ihrer Gesamtheit für Patienten, die an Lungenemphysem leiden, wohltuend und nützlich. Dennoch ist besonders bei Atemübungen mit hoher Atemfrequenz, wie z.B. Sitali und Bhastrika, Vorsicht geraten.

Rolle der Asana

Die meisten Stellungen können ausgeführt werden. Es sollte jedoch darauf geachtet werden, daß sie im Einklang mit den Fähigkeiten des Patienten stehen. Die beste Wirkung zeigen Stellungen, die die respiratorische Kapazität (siehe Eintrag) erhöhen. *Davon ausgenommen sind* folgende Stellungen in der Bauchlage:

✳ die Kobra (Abb. 228);

✳ der Bogen (Abb. S. 68 - 161) und

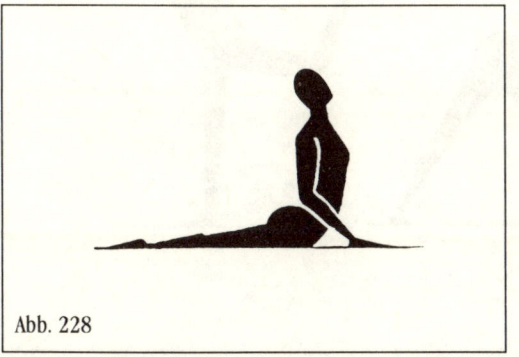

Abb. 228

✳ die Heuschrecke (Abb. 230).

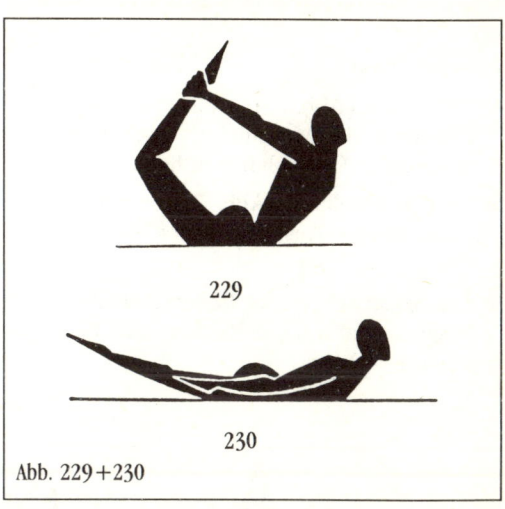

229

230

Abb. 229+230

Muskelkater

Bewegungsschmerzen in der Muskulatur, die nach lang anhaltender Belastung auftreten. Im Unterschied zu Krämpfen werden sie durch eine Ansammlung von Milchsäure und anderen Stoffen in dem überanstrengten Muskelgewebe hervorgerufen.

Behandlung

Leichte, vorsichtige Bewegungen sind der völligen Ruhe vorzuziehen. Es sollten Übungen durchgeführt werden, bei denen die unteren Gliedmaßen gebeugt und gestreckt werden, wie z.B. die gasentfernende Stellung und Streckbeugen der Beine.

Diese Asana können durch eine Vollatmung mit mäßigem Rhythmus oder eine langsame alternierende Atmung, wie Nadi Sodana, ergänzt werden.

Muskulatur (Harmonie der)

Einige Asana zeichnen sich durch die Fähigkeit aus, ein harmonisches Zusammenspiel der Muskulatur zu bewirken. Diese äußert sich in einem ästhetischen Anblick. Besonders bei Frauen

werden hervortretende Muskelberge und -täler
sowie Zellgewebsentzündungen zurückgebildet.

Erprobte Asana

* Der Baum (Abb. 231) stellt insbesondere die
  Harmonie der Muskulatur zwischen der Wade und den Oberschenkeln her.

* Die Stuhlstellung (Abb. 232) sorgt für eine
  harmonische Ausbildung der Beinmuskulatur.

* Das Streckbeugen der Beine (Abb. 233) wirkt
  ausgleichend auf die Rücken- und Beinmuskulatur.

* Die Mudra-Stellung (Abb. 234) sorgt für eine
  harmonische Abstimmung des gesamten Körpers.

* Das Dreieck (Abb. 235) verdankt seine Wirkung der streng symmetrischen Ausführung.

* Der Tanz des Königs (Abb. 236) ist eine sehr
  ästhetische Gleichgewichtsübung, die der
  Muskulatur anmutige Bewegungen verleiht.

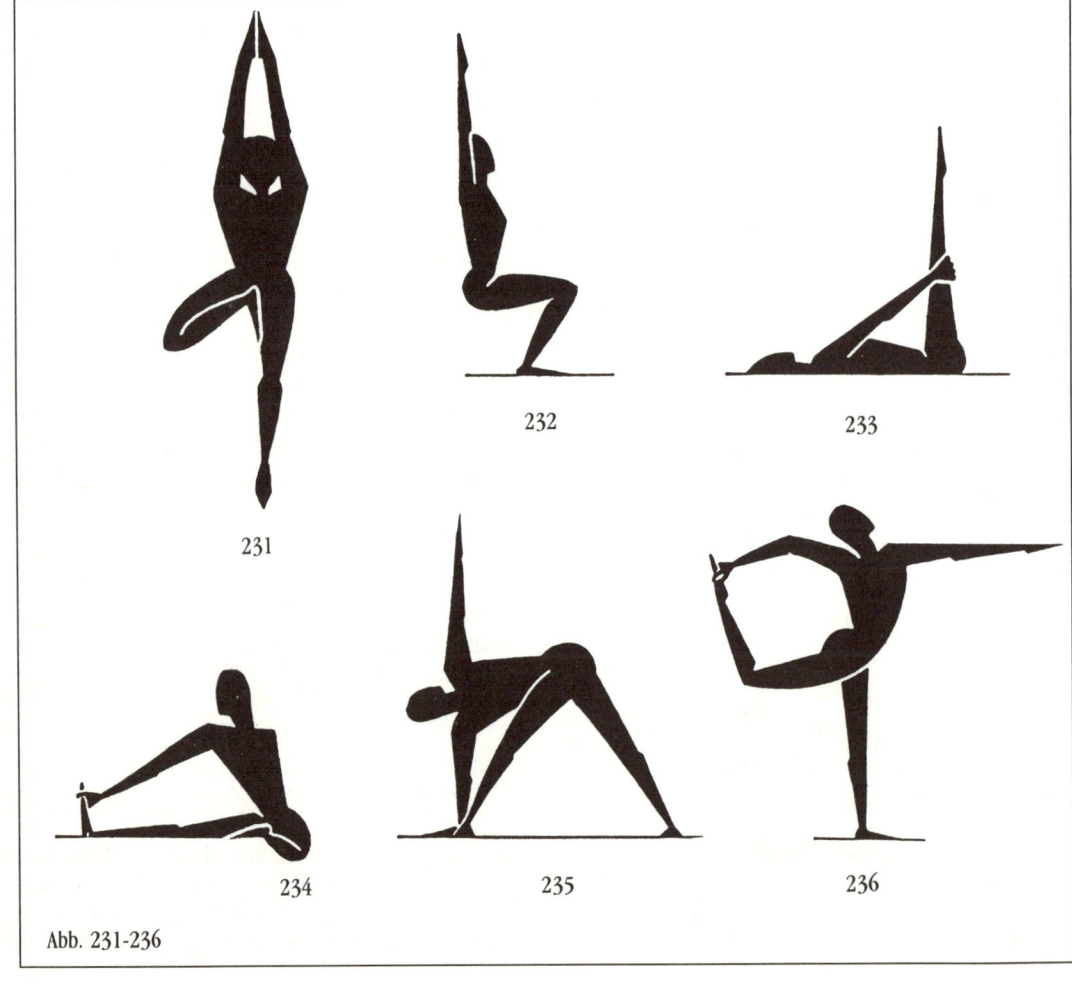

232

233

231

234

235

236

Abb. 231-236

Nebennieren

▼ *Rolle des Yoga*

Einige Asana sind für ihre stimulierende Wirkung auf bestimmte Drüsen bekannt. In bezug auf die Nebennieren gilt die Wirkung der folgenden Asana als erwiesen:

✳ die Kobra (Abb. 237);

✳ der Bogen (Abb. 238).

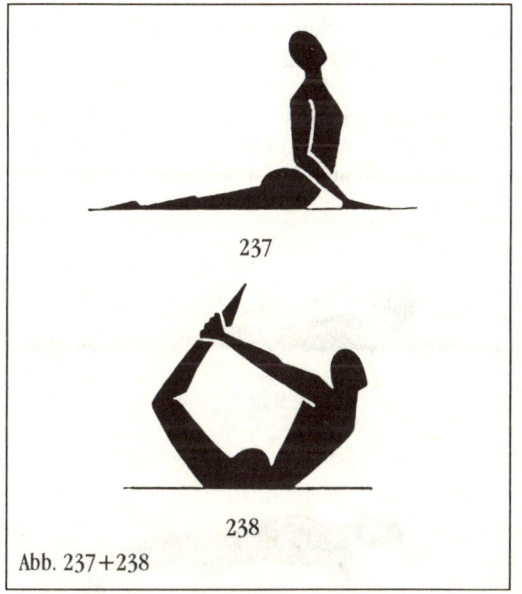

237

238

Abb. 237+238

Nephrolithiasis

Zusammenschlüsse aus Niederschlägen von Harnsalzen im Nierenbecken in Form von Nierensand über verschiedene Vorstufen bis zu Nierensteinen im engeren Sinn des Wortes, die mitunter eine beträchtliche Größe erreichen können. Laboruntersuchungen der chemischen Zusammensetzung der Steine ermöglichten eine Einteilung in Oxalat-, Harnsäure-, Phosphat- und Kalzium-Steine. Beim Zusammenschluß verschiedener Substanzen entstehen Mischformen.

Die Diagnose sowie die Bestimmung der Größe und Form von Nierensteinen erfolgt z.B. mit Hilfe von Röntgenuntersuchungen.

Symptome

Unterschiedlich starker Schmerz, der von leichten Schmerzen in der Lendengegend bis zu schweren Nierenkoliken reichen kann. Häufig kommt es zu Obstipation. In anderen Fällen ähneln die Symptome der Nephrolithiasis den Anzeichen für Appendizitis, Darmverschluß oder Eileiterentzündung.

Behandlung

Insbesondere bei heißem Wetter sollten reichlich Getränke zu sich genommen werden. Pro Tag sollten insgesamt 3 bis 4 l verabreicht werden. Ausreichende Bewegung ist wichtig. Vermieden werden sollten allerdings große Anstrengungen, ermüdende Reisen, Stöße und Erschütterungen sowie Überanstrengung. Obstipation sollte beseitigt werden. In erster Linie besteht die Therapie in einer medizinischen Behandlung mit einem eventuellen chirurgischen Eingriff und der lokalen Zertrümmerung der Nierensteine durch Lithotripsie. Thermalkuren zeigen ebenfalls eine sehr gute Wirkung. Folgende Kurbäder können dafür empfohlen werden: Bad Brückenau, Bad Wilbungen, Bad Neuenahr, Bad Aibling.

▼ *Rolle des Yoga*

Einige Asana stimulieren die Nierenfunktion und wirken harntreibend, wodurch sie der Bildung von Grieß, Sand und Nierensteinen in den verschiedenen Abschnitten der Harnwege (Nierenkelche, Nierenbecken, Harnleiter, Harnblase, Harnröhre) entgegenwirken. Bei bestehender Lithiasis kann Yoga zur Unterstützung der Ernährungsmaßnahmen und der ärztlichen Behandlung beitragen.

Erprobte Asana

✳ Die gasentfernende Stellung (Abb. 239) wirkt nicht nur gasentfernend, sondern auch harntreibend.

✳ die Mudra-Stellung (Abb. 240) regt die Ausscheidung von Urin an;

✳ die Hände-zu-den-Füßen-Stellung (Abb. 241) stimuliert die Nierenfunktion;

✳ das Streckbeugen der Beine (Abb. 242);

* der Tisch (Abb. 243);
* der Schmetterling (Abb. 244);
* die Hundeschnauze zum Boden (Abb. 245);
* das Boot (Abb. 246);
* der Kuhkopf (Abb. 247).

Nervosität

Eine erhöhte Nervosität ist eine häufig auftretende Erscheinung, die mit folgenden Symptomen einhergeht: Ein Gefühl innerer Anspannung, Atemnot, Spasmen des Verdauungssystems mit dem Gefühl eines Kloßes in der Magengegend, der „auf- und absteigt", Aerophagie,
Verdauungsstörungen, spastische Kolitis, starke
Verstopfung, die zu Abführmittelabhängigkeit

führen kann, oder andererseits heftige Diarrhö-
schübe, Schwindel, Ohrgeräusch, ständige Bewegungen der Hände und Füße („Trommeln").

▼ *Rolle des Yoga*

Eine günstige Wirkung kann erzielt werden:

* einerseits durch die systematische Beruhigung der Atmung als wichtigen Schritt zur
  Kontrolle des Nervensystems;
* andererseits durch zahlreiche Asana, die
  selbst eine beruhigende Wirkung auf die Erregung des Gehirns besitzen und die Konzentrationsfähigkeit steigern. Mit Yoga kann
  Ausgeglichenheit und dadurch ein ruhiger
  und erholsamer Schlaf gefunden werden.

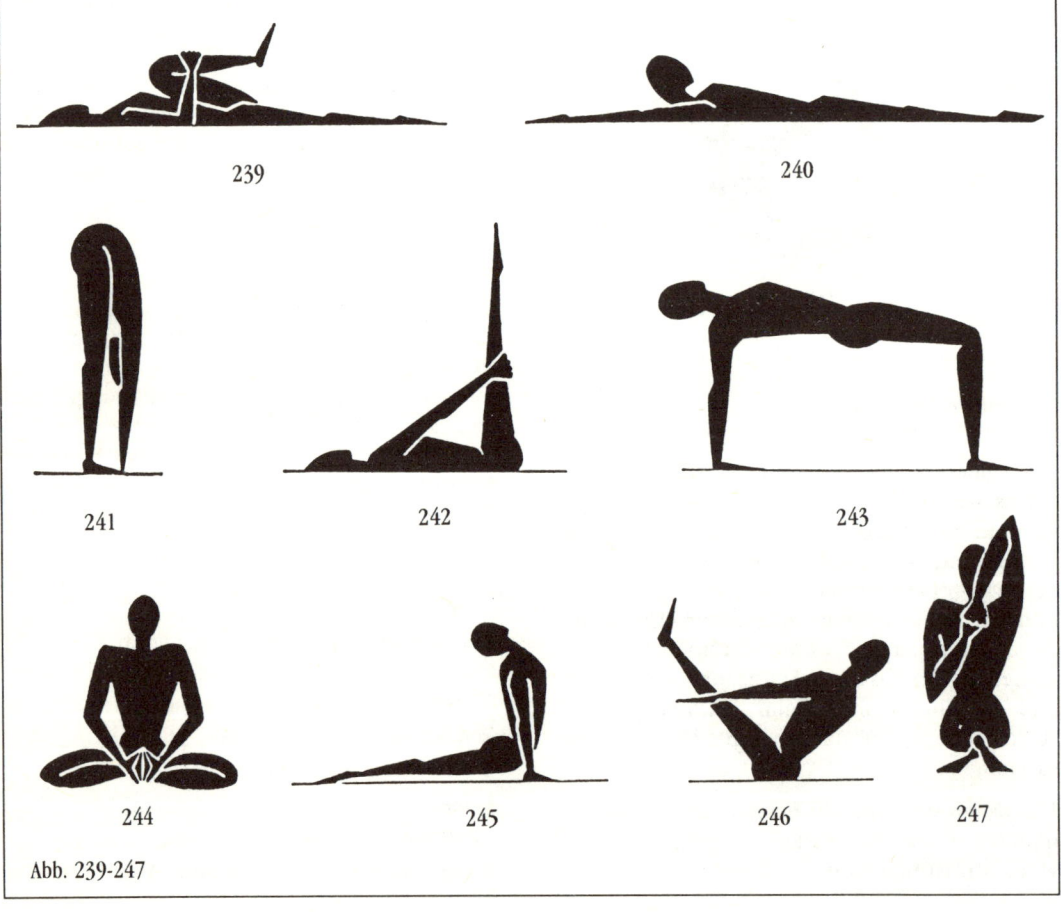

239

240

241

242

243

244   245   246   247

Abb. 239-247

Erprobte Asana

* die Schildkröte (Abb. 248);

* die Mudra-Stellung (Abb. 249);

* der Winkelsitz (Abb. 250) legt Angstgefühle;

* der Tisch (Abb. 251) entspannt die Magengegend, den Sitz des Solarplexus;

* die geneigte Brücke (Abb. 252) besitzt die gleiche Wirkung wie der Tisch, wirkt aber intensiver;

* mit dem Schmetterling (Abb. 253) kann insbesondere während der Schwangerschaft Angst beseitigt werden;

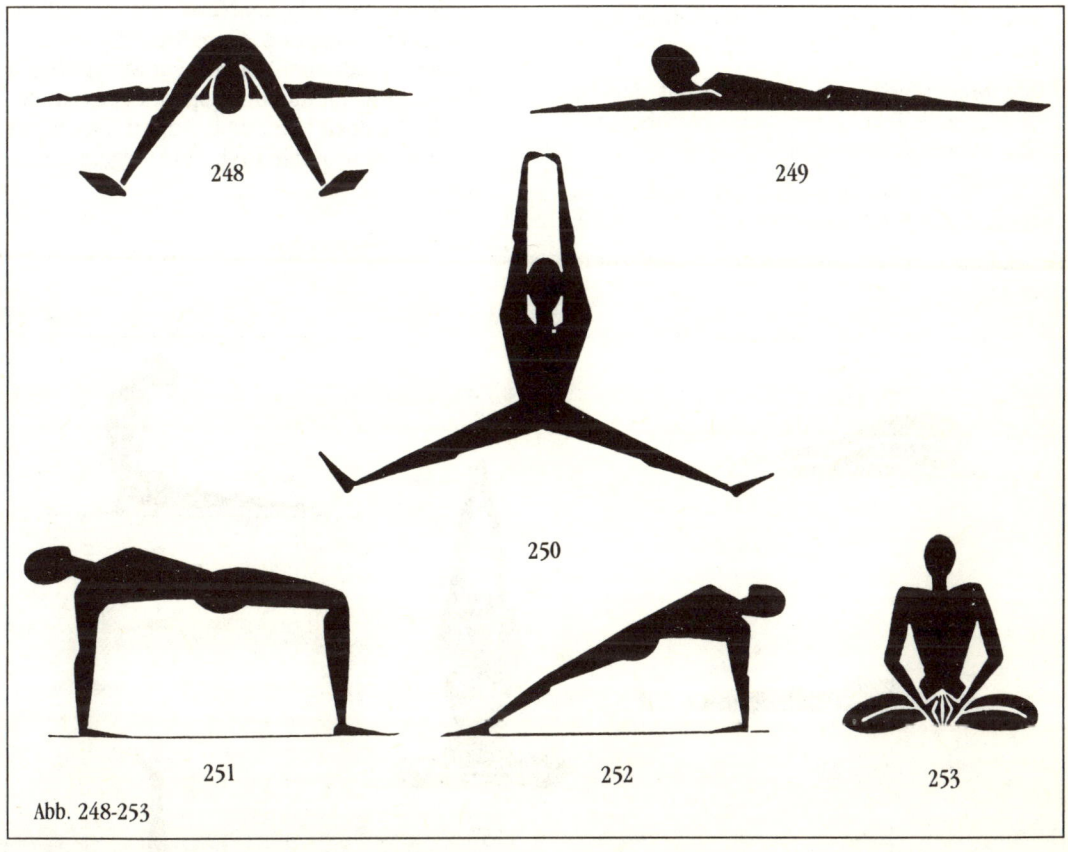

Abb. 248-253

* der Diamantsitz (Abb. 254) entfaltet seine beruhigende Wirkung, wenn die Stirn den Boden berührt; diese Stellung erhöht die Widerstandsfähigkeit gegenüber Streß;

* die Hundeschnauze zum Himmel (Abb. 255);

* die Leichenstellung (Savasana) (Abb. 256) nimmt eine Schlüsselstellung in der Entspannung ein; bei schweren Fällen sollte diese Stellung in ihrer wissenschaftlichen Form,

* Savasana als Therapie (siehe Kapitel II), ausgeführt werden.

Einige Stellungen sind sozusagen ein Sinnbild für die gleichzeitige Beruhigung und Läuterung der Psyche. Dazu gehören:

* der Bergsitz (Abb. 257);

* der Meistersitz (Abb. 258);

❊ das Krokodil (Abb. 259) vertreibt die Angst und legt die Aufregung;

❊ der Kopfstand (Abb. 260) fördert bei richtiger Ausführung die Durchblutung des Gehirns. Es ist darauf zu achten, daß die Halswirbelsäule nicht zu stark belastet wird. Es wurde festgestellt, daß diese Stellung eine der besten Yoga-Stellungen in bezug auf Konzentrationsfähigkeit und Selbstbeherrschung darstellt;

❊ die Marici-Stellung (Abb. 261) hat den besonderen Effekt, gegen Schüchternheit und Zaghaftigkeit zu wirken;

❊ die Vasistha-Stellung (Abb. 262) wirkt stimulierend auf die Psyche und gegen Nervosität;

Besonders wirksam sind die folgenden Atemübungen:

❊ wird das Anhalten der Luft und das langsame gedrosselte Ausatmen durch die Nasenlöcher gut beherrscht, besitzt die Atemübung Nadi Sodana eine gute und anhaltend beruhigende Wirkung,

❊ die Kombination der Einatmungstechnik Ujjayi mit Anuloma, einer langsamen und verzögerten Ausatmung, besitzt eine ausgezeichnete Wirkung bei Nervosität, die auf anomale Erregung und Zaghaftigkeit zurückzuführen ist, oder bei Neigung zur Steigerung in Angstneurosen durch Lampenfieber (Anuloma darf jedoch keinesfalls isoliert ausgeführt werden; Neurotonie stellt eine Gegenanzeige dar).

Zu meiden: Visamavritti.

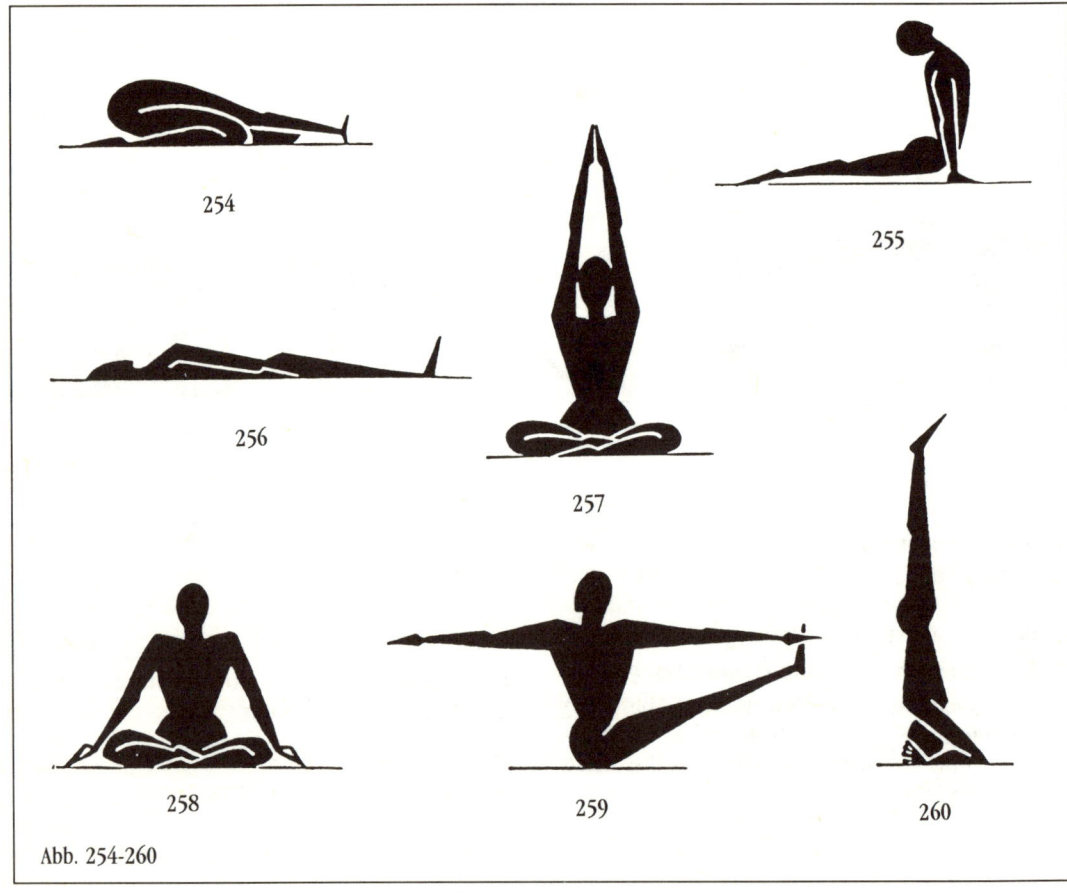

Abb. 254-260

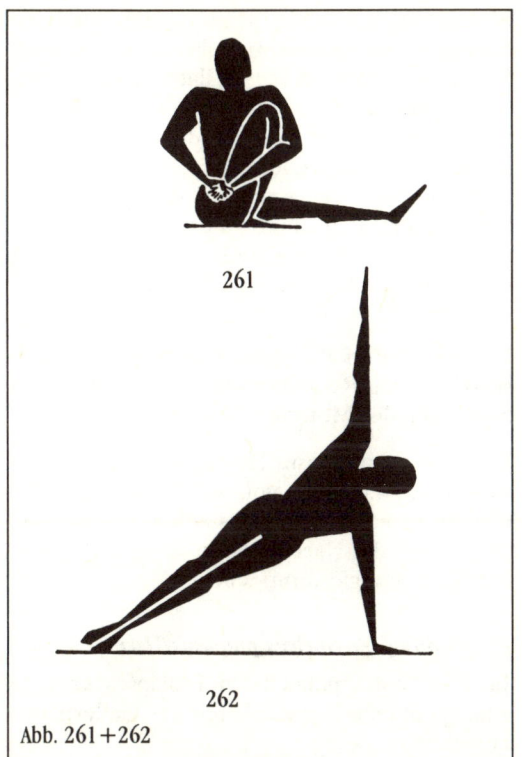

261

262

Abb. 261+262

Neurose

Form eines systematischen geistigen Ungleichgewichts. Der Patient ist sich dessen bewußt. Die Neurose ist nicht mit echtem Delirium verbunden, auch wenn sie in unterschiedlichem Maße anomales oder eigenartiges Verhalten, wie z.B. Geisterbeschwörungen und Fluchtreaktionen, verursacht.

Zu unterscheiden sind:

Hysterische Neurose

Bei dieser Form findet der Patient bewußt oder unbewußt an seinen Symptomen Gefallen. Eine Behandlung empfiehlt sich nicht, da die Heilung einer Erkrankung in der Regel eine andere, mitunter schwerere Erkrankung nach sich zieht.

Angstneurose

Sie äußerst sich in Antriebslosigkeit mit unangenehmen geistigen Auswirkungen, schmerzhaften und beunruhigenden Konstriktionen im Epigastrium bzw. in der Herzgegend.

▼ Rolle des Yoga

Yoga ergänzt die Wirkung der notwendigen Gabe von Anxiolytika.

Zwangsneurose

Bei dieser Form der Neurose kann sich der Patient nicht von unbegründeten krankhaften Vorstellungen befreien.

▼ Rolle des Yoga

Nach Meinung von Experten ist das Anwendungsgebiet von Yoga bei dieser Form viel begrenzter als bei Angstneurosen und Phobien. Die Bedeutung von Yoga ergibt sich aus der Prophylaxe von Rückfällen. Empfohlen wird unter anderem eine Kombination der speziellen stufenweisen Einatmung des Viloma mit der Ausatmung in Ujjayi (siehe Kapitel III). Die besondere Wirkung, die Kapalabhathi auf dem Gebiet von Zwangsvorstellungen zugesprochen wird, konnte experimentell nicht nachgewiesen werden.

Phobien

✳ Sie werden durch bestimmte Objekte oder Situationen ausgelöst: z.B. Agoraphobie (Angst, freie Plätze zu überschreiten); Erythrophobie (Furcht, in unpassenden Situationen zu erröten); Klaustrophobie (Angst vor Aufenthalt in geschlossenen Räumen); Angst vor Schneidinstrumenten usw.

▼ Rolle des Yoga

Yoga hat keine spezifische Wirkung. Es unterstützt jedoch die Wirkung von Medikamenten oder Therapien, wie einer Verhaltenstherapie. Siehe Depression, Nervosität und Psyche.

Savasana als Therapie (siehe Kapitel II) entfaltet seine Wirkung insbesondere in Verbindung mit einer Relaxation auf hypnotischer Grundlage und homöopathischen Mitteln, wie Ignatia und Gelsemium, in starker Verdünnung.

Nadi Sodana kann bei guter Beherrschung von Kumbakha und der Drosselung der Atmung durch die Nasenlöcher ebenfalls Linderung bringen.

Nierenleiden

Krankheiten und krankhafte Erscheinungen im Bereich der Nieren selbst und des Nierenbeckens. Oftmals werden Schmerzen, die von den Lendenwirbeln ausgehen, als Nierenschmerz empfunden. In diesen Fällen kann es sich jedoch um eine Lumbago (Hexenschuß) als Hauptsymptom der Arthrose der Lendenwirbel handeln (siehe Eintrag).

Nucleus-pulposus-Hernie

Hernie im Bereich der Wirbelsäule. Die Zwischenwirbelscheiben enthalten einen Gallertkern, den Nucleus. Beim Austreten des Gallertkerns aus den Zwischenwirbelscheiben kommt es zur Nucleus-pulposus-Hernie.

Der vordere Teil weist eine höhere Festigkeit als der dahinter liegende Teil auf. Ein Zurückgleiten des Kerns wird dadurch begünstigt.

Der Nucleus-pulposus-Hernie gehen oftmals innere Schädigungen voraus: Es entstehen Risse in der Bandscheibe, und der Kern tritt durch diese Risse aus. Dadurch werden in der Regel chronische Schmerzen in der Lendengegend verursacht.

Kommt es zu einem Prolaps des Gallertkerns, treten durch den Kontakt mit dem hinteren Längsband Reizungen auf, da das Längsband eine Vielzahl von Nerven enthält.

Wird das Bandscheibengewebe durch den Prolaps vollständig zerrissen, liegt eine sogenannte komplette Nucleus-pulposus-Hernie vor. Diese Befürchtung liegt nahe, wenn eine Kompression der Nervenwurzeln vorliegt.

Symptome

In 15 % der Fälle verursacht die Nucleus-pulposus-Hernie keine Symptome. Die überwiegende Mehrheit der Patienten leidet jedoch durch die Reizung der Nervenwurzeln unter starken Schmerzen. Handelt es sich dabei um den Zwischenraum zwischen dem vierten und fünften Lendenwirbel oder zwischen dem fünften Lendenwirbel und dem oberen Abschnitt des Kreuzbeins, ist der Ischiasnerv betroffen, und der Schmerz strahlt in alle von diesem Nerv versorgten Körperpartien aus (siehe Ischias). Die Nucleus-pulposus-Hernie ist eine der häufigsten Ursachen für Ischias.

In bestimmten Fällen führt eine Nucleus-pulposus-Hernie zu Reflexstörungen und mitunter zu Störungen der Motorik.

Die Nucleus-pulposus-Hernie tritt am häufigsten in der Lendenregion auf. Es können aber alle Abschnitte der Wirbelsäule betroffen sein. Im Bereich des Nackens kann sie eine Zervikobrachialneuralgie verursachen.

Entwicklung der Nucleus-pulposus-Hernie

Im Falle eines pendelnden Prolapses kann es zum spontanen Zurückgleiten des Gallertkerns kommen.

Bleibt der Prolaps bestehen, handelt es sich um eine dauerhafte Nucleus-pulposus-Hernie. Dieser Zustand führt zu einem lokalen Ödem und zu einer noch stärkeren mechanischen Kompression. Der Teufelskreis schließt sich: Die geringste Bewegung löst starken Schmerz aus.

Behandlung

Akute Phase: Es muß strengste Bettruhe eingehalten werden. Diese kann in Verbindung mit einer medikamentösen Behandlung zur Rückbildung des Ödems führen. Der Schmerz klingt ab. Im Idealfall gleitet der Gallertkern in seine ursprüngliche Lage zurück und gibt die Nervenwurzeln frei.

In der akuten Phase sind jegliche Manipulation, Bewegungstherapie oder Yoga strengstens untersagt. Eine Ausnahme bildet die Leichenstellung (Savasana), da mit dieser Entspannungsstellung im Liegen zum Ruhebedarf des Patienten beigetragen wird. Angstzustände können beseitigt werden. Da besonders bei nervösen Patienten Rückschläge in der Behandlung oftmals auf die Nichteinhaltung der Bettruhe zurückzuführen sind, kommt Savasana eine große Bedeutung zu.

Einfache Atemübungen des Pranayama sollten besser im Liegen ausgeführt werden, da z.B. Nadi Sodana im Sitzen leicht zur Verstärkung des Schmerzes führen kann. Oft wird irrtümlich angenommen, daß die Zehenpitzenhaltung in entspannter Haltung ausgeführt werden kann. Dies ist jedoch nicht der Fall, da die aufrechte Position in der Regel sehr schmerzhaft ist. Dies gilt um so mehr für das einer Venenstauung entgegenwirkende Stehen auf den Fußspitzen.

Yoga-Übungen dürfen erst dann vorsichtig wieder aufgenommen werden, wenn die Genesung von ärztlicher Seite bestätigt wurde. In der Regel ist das nach zwei bis drei Monaten der Fall. Dennoch sollten die folgenden Hinweise beachtet werden:

Zu meiden sind:

✳ Bewegungen, durch die die schmerzende Stelle in der Wirbelsäule bewegt werden könnte;

✳ ein zu kräftiges Beugen nach vorn im Stehen;

✳ Beugen des Oberkörpers im Sitzen bei ausgestreckten Beinen; das Anwinkeln der Beine kann die Wirbelsäule entlasten und das Risiko für eine Nucleus-pulposus-Hernie vermindern; das Anwinkeln erleichtert zugleich die Entspannung der Muskeln sowie die Ausatmung;

✳ alle Stellungen, die eine Drehung erfordern,

✳ alle Stellungen in der Bauchlage, die das Anheben des Kopfes und der Beine erfordern, wie:

• die Kobra (Abb. 263);

• der Bogen (Abb. 264);

• die Heuschrecke (Abb. 265);

✳ alle Umkehrstellungen, da das Risiko einer falschen Bewegung besteht;

✳ kreisende Bewegungen der Knöchel weisen oftmals eine überraschend beruhigende Wirkung auf;

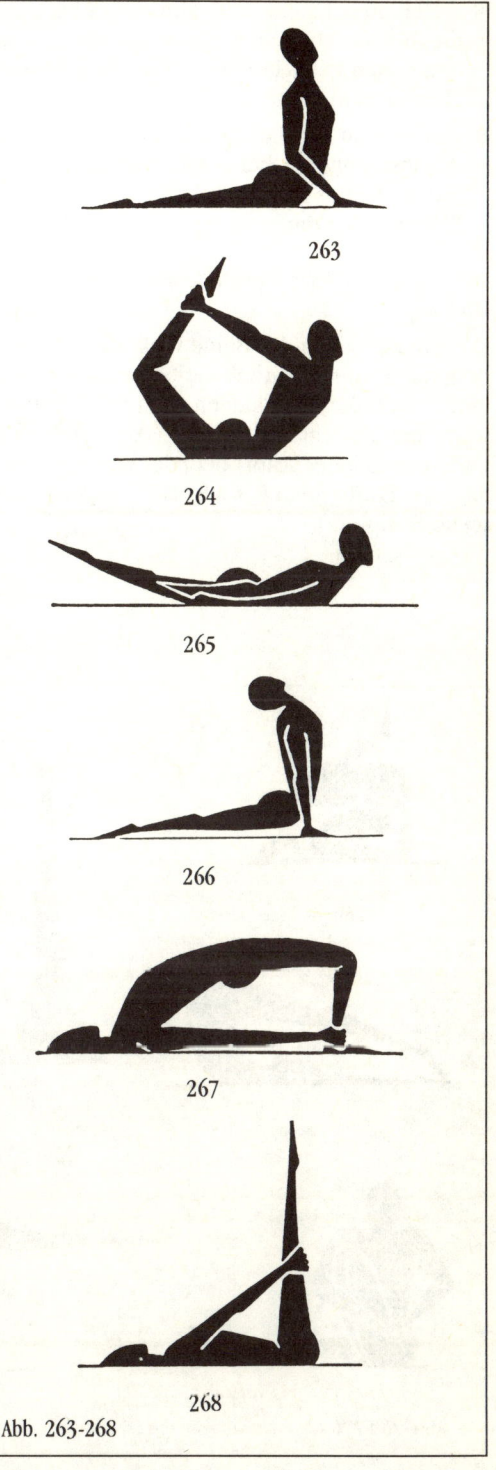

Abb. 263-268

* die Hundeschnauze zum Himmel (Abb. 266), die bei funktionellen Rückenschmerzen zu empfehlen ist, darf bei Nucleus-pulposus-Hernie nicht ausgeführt werden;
* gleiches gilt für die Halb-Brücke (Abb. 267), die insbesondere bei Nucleus-pulposus-Hernie in Verbindung mit Ischias nicht ausgeführt werden darf.

Asana nach erfolgter Genesung mit präventiver Wirkung

Das Streckbeugen der Beine wirkt der Verlagerung der Zwischenwirbelscheiben entgegen und unterstützt die medikamentösen Maßnahmen sowie die Bewegungstherapie (Abb. 268). Die Übung muß indes sofort beendet werden, wenn dadurch Hüftschmerzen ausgelöst werden (Lasègue-Symptom).

Obesität

Die Behandlung von Obesität kann nicht durch Yoga allein erfolgen. Obesität ist ein sehr kompliziertes Problem. In einigen Fällen wird Obesität durch übermäßigen Appetit hervorgerufen. Diese Form der Obesität spricht auf eine gut geführte kalorienarme Diät an. Eventuell können zusätzlich Appetitzügler eingesetzt werden.

Obesität kann aber auch durch eine mehr oder wenig stark ausgeprägte neuro-psychologische Störung oder ungünstige Erbanlagen verursacht werden. In diesen Fällen besteht kaum eine Behandlungsmöglichkeit. Weitere Ursachen sind Hormonstörungen, Durchblutungsstörungen oder schwache Atmung.

Bei vielen dieser Störungen kann Yoga eine wichtige Rolle spielen. Bei richtigem Einsatz kann es sogar von entscheidender Bedeutung sein.

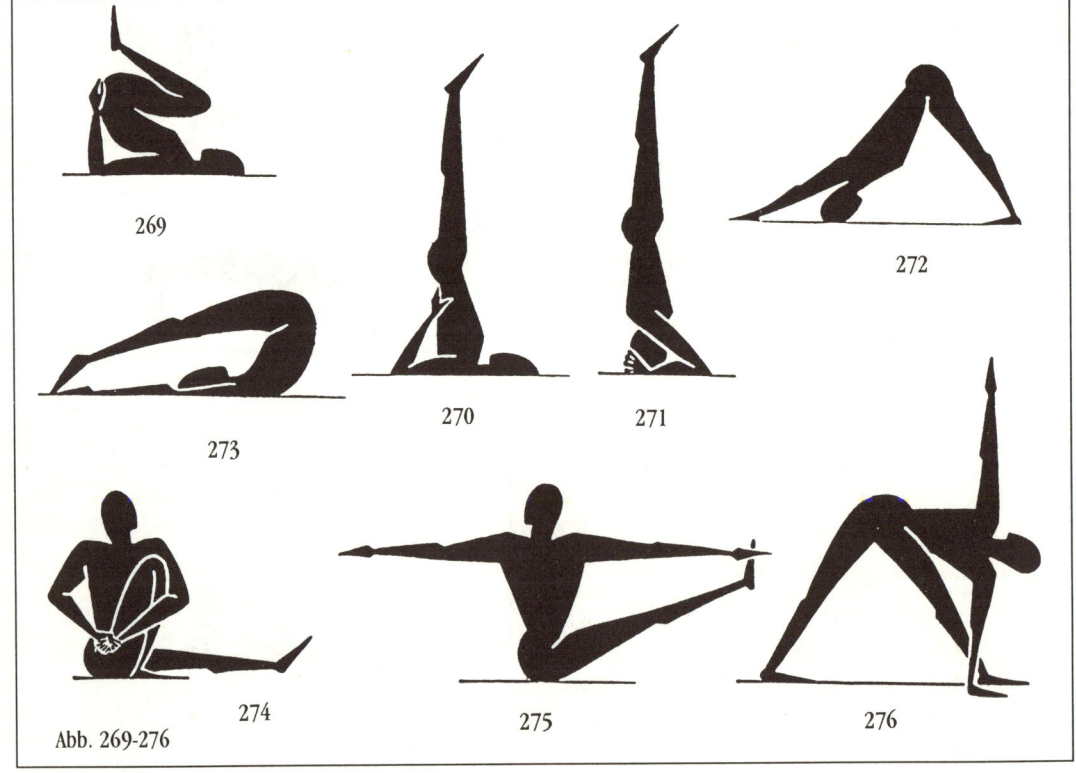

269   270   271   272   273   274   275   276

Abb. 269-276

Obesität ist nicht nur unästhetisch und behindert im Alltag. Übergewicht kann darüber hinaus zu negativen Auswirkungen auf das Herz-Kreislaufsystem und andere Organsysteme sowie zu Komplikationen bei Arthrose und rheumatischen Gelenkerkrankungen, führen.

Starke Obesität

Bei starker Obesität treten annähernd die gleichen Symptome wie im Endstadium der Schwangerschaft auf. Die Atmung ist erschwert. Die Dornfortsätze der Wirbel werden aufgrund der Veränderungen des Gewebes empfindlich. Dadurch werden Stellungen in der Rückenlage als unangenehm empfunden und sollten dement-

sprechend modifiziert oder in der Seitenlage ausgeführt werden.

Leichte und mäßiggradige Obesität

Alle leicht auszuführenden Yoga-Stellungen sind zwar eine nützliche körperliche Betätigung, es kann jedoch nur eine geringfügige Reduzierung des Körpergewichts erwartet werden. Wichtig ist eine regelmäßige und mit einer gewissen Ausdauer betriebene Ausführung.

Die Atemübungen des Pranayama verbessern die Lungenkapazität und entwickeln die Thoraxmuskulatur. Nicht zu unterschätzen ist der Einfluß der Atmung auf die Spaltung der körpereigenen Fette.

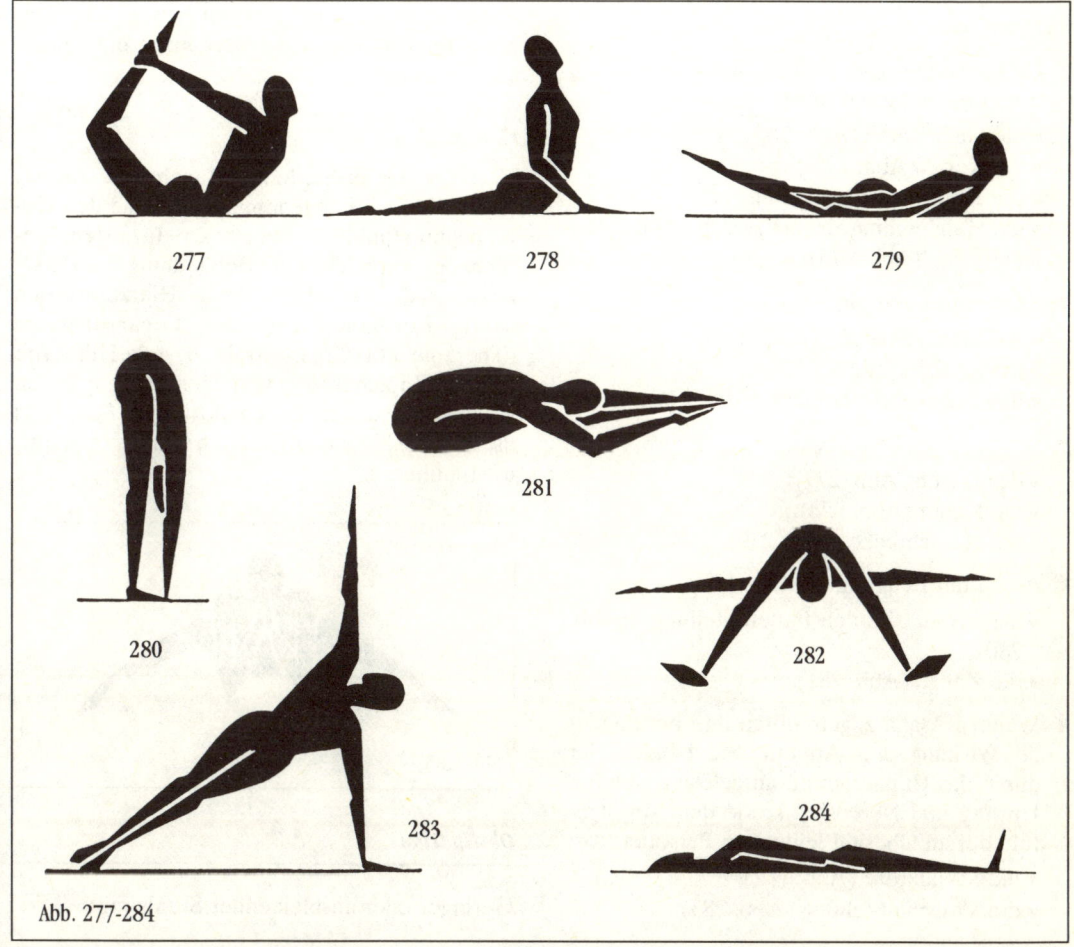

Abb. 277-284

In der Fachsprache wird diese als respiratorische Lipolyse bezeichnet. Das Pranayama in Form von Nadi Sodana beruhigt wirksam das Nervensystem. Bei zahlreichen Atemübungen wird eine Läuterung des Verstandes und eine Erhöhung der Konzentrationsfähigkeit bewirkt. Dadurch werden die Handlungen stärker bewußt und der an Obesität leidende Patient stärker motiviert, die erforderliche Diät einzuhalten.

Zusätzliche Übungen, wie Mula Bandha und Uddiyana, dienen zur Anregung der Bauchmuskulatur und zur Reduzierung der dort befindlichen Fettpolster.

Nachfolgend geben wir eine Liste der Übungen, die von Yoga-Lehrern gern in das Programm für Schüler aufgenommen werden, die zu Übergewicht neigen:

✻ Umkehrstellungen (sofern deren Ausübung trotz Obesität möglich ist)
  • die Halb-Kerze (Abb. 269);
  • die Kerze (Abb. 270);
  • der Kopfstand (Abb. 271);
  • die Hundeschnauze zum Boden (Abb. 272);
  • der Pflug (Abb. 273);

✻ Asana mit Drehung
  • die Marici-Stellung (Abb. 274);
  • das Krokodil (Abb. 275);
  • das umgekehrte Dreieck (Abb. 276).

✻ Asana in der Bauchlage
  • der Bogen (Abb. 277);
  • die Kobra (Abb. 278);
  • die Heuschrecke (Abb. 279).

✻ Asana mit Beugung des Oberkörpers
  • die Hände-zu-den-Füßen-Stellung (Abb. 280);
  • die Zange (Abb. 281).

✻ Weitere Asana zügeln durch ihre beruhigende Wirkung den Appetit. Sie beugen der durch das Hungergefühl ausgelösten inneren Unruhe und Nervosität sowie dem Angstgefühl der an Obesität leidenden Personen vor:
  • die Schildkröte (Abb. 282);
  • die Vasistha-Stellung (Abb. 283);

  • die Leichenstellung (Abb. 284).
Insbesondere die wissenschaftliche Form, Savasana als Therapie (siehe Kapitel II), kann in Verbindung mit einer Relaxation auf hypnotischer Grundlage sowie mit der Einnahme moderner Appetitzügler, die das Verdauungssystem nicht reizen und den Stoffwechsel beeinflussen, gute Erfolge zeigen.

Zwangsvorstellungen

Es kann davon ausgegangen werden, daß eine Kombination aus einer speziellen stufenweisen Einatmung entsprechend der ersten Phase von Viloma und der Ausatmung in Ujjayi eine geeignete Prophylaxe und Therapie für Zwangsvorstellungen darstellt. Allerdings sollten diese noch nicht den Charakter einer strukturierten Zwangsneurose angenommen haben. Kapalabhathi zeigt in abgeschwächter Form eine ähnliche Wirkung.

Geruchssinn

Von der Geier-Stellung (Ranahaddu Asana) (Abb. 285) wird angenommen, daß sie den Geruchssinn stimuliert. Bei stark reduziertem Geruchssinn kann Yoga die Behandlung des HNO-Arztes lediglich unterstützen. Hierzu werden häufig Kortikoide und eine Organotherapie (Therapie mit Organextrakten) mit Hilfe von meist in Zäpfchenform vorliegenden Präparaten verabreicht, die in gering dosierten Lösungen die Nasenschleimhaut und den Nervus olfactorius stimulieren.

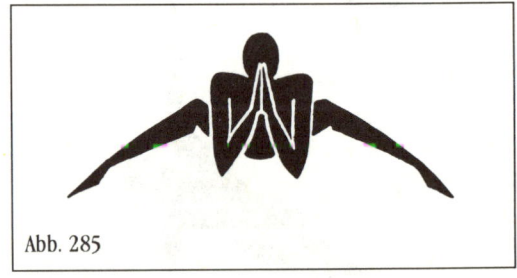

Abb. 285

Obstipation

Geringer oder ausbleibender Stuhlgang.

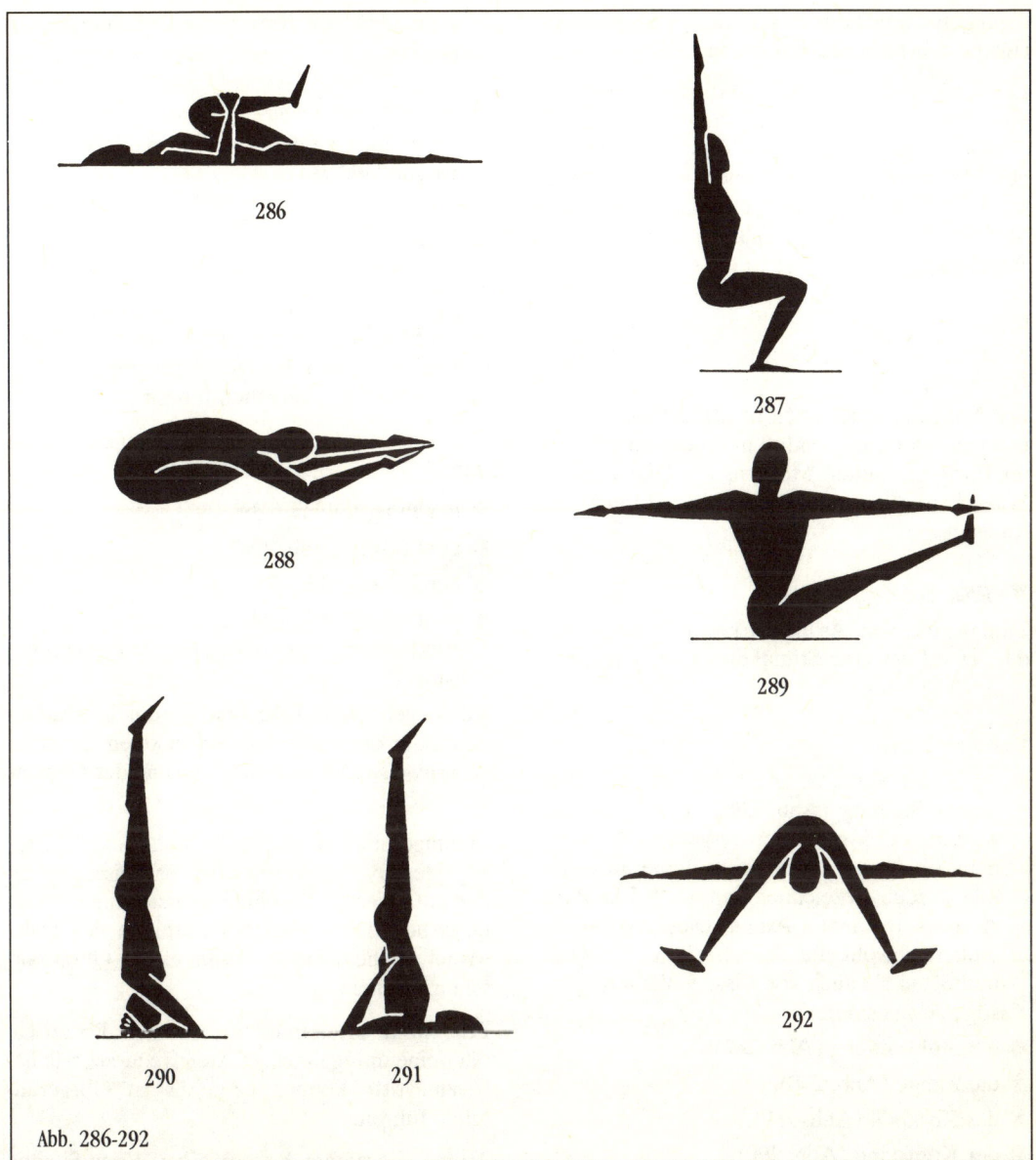

286

287

288

289

290 291

292

Abb. 286-292

Verschiedene Arten der Obstipation

Es wird zwischen rektaler Obstipation bei erschwerter Kotentleerung und spastischer Obstipation bei Störung der Förderperistaltik unterschieden.

Weiterhin treten die Formen der Obstipation des absteigenden Grimmdarms und des Blind-

darms sowie die weitaus gefährlichere Form der Obstipation des aufsteigenden Grimmdarms auf. Die Symptome werden durch toxische Ausscheidungen verursacht, wobei es zu häufigem Wechsel des Allgemeinbefindens kommt.

Weiterhin kann zwischen Obstipation aufgrund einer durch Quetschung hervorgerufenen Schädigung und einer rein funktionell bedingten Obstipation unterschieden werden.

Die funktionell bedingte Obstipation kann als eine atonische Obstipation infolge von Muskelschwäche oder als spastische Obstipation vorliegen, die nervös oder entzündlich bedingt sein kann. Hierfür charakteristisch sind Schmerzen, häufiges Wechseln von Diarrhö und Übelkeit. Am stärksten ausgeprägt ist die Obstipation bei funktionellen Kolonerkrankungen (siehe Eintrag).

Ernährung

Die Nahrung sollte reich an Ballaststoffen sein und viel Obst und Gemüse in roher und gekochter Form enthalten. Morgens ein Glas frisches Wasser auf nüchternen Magen ist mitunter sehr wirksam.

▼ Rolle des Yoga

Eine Reihe von Asana wirken entschlackend, d.h., es erfolgt eine Stimulierung der Ausscheidung von Urin und Stuhl.

Bewährte Asana:

* An erster Stelle ist zweifellos die gasentfernende Stellung (Abb. 286) zu nennen. Sie wird in zwei Variationen ausgeführt. Je nachdem, ob nur ein oder beide Beine angewinkelt werden, bezeichnet man sie als Eka Pada Asana bzw. Apana Asana. Diese Asana stimuliert sowohl die Ausscheidung von Urin und Stuhl als auch von Gasen. Weitere günstige Asana sind:
* die Stuhlstellung (Abb. 287);
* die Zange (Abb. 288);
* das Krokodil (Abb. 289);
* der Kopfstand (Abb. 290);
* die Kerze (Abb. 291);
* die Schildkröte (Abb. 292) wird insbesondere zur Beseitigung der in den ersten Schwangerschaftsmonaten auftretenden Verstopfung angewandt;
* die zahlreichen im Stehen ausgeübten Stellungen können an dieser Stelle nicht vollständig aufgeführt werden, und ihre Wirkung ist

gegenüber den vorstehenden Stellungen geringer.

Zusätzliche Atemübungen

* Empfohlen werden Nadi Sodana, Mula Bandha und Uddiyana.

Ohrgeräusch

Einige Asana, deren Ausführung schwierig und mit großen Anstrengungen verbunden ist, können bei Anfängern infolge unsachgemäßer Ausführung zu Ohrgeräuschen führen.

Dies kann u.a. bei folgenden Stellungen der Fall sein:

* der Pflugstellung (Abb. 293),
* dem Bogen (Abb. 294),
* der Kerze (Abb. 295),
* dem Kopfstand (Abb. 296), durch den diese Erscheinung am häufigsten hervorgerufen wird.

Vorwiegend wird diese Erscheinung bei Anfängern oder dazu veranlagten Personen durch eine zeitweise Durchblutungsstörung des Gehirns verursacht.

In einigen Fällen tritt sie ebenfalls bei Hypertonie oder Hypotonie sowie bei organischen Leiden auf, die eine Durchblutungsstörung des Gehirns bewirken. Auch bei Arthrose der Halswirbel (siehe Eintrag) kann es zu Ohrgeräuschen kommen.

Eine hohe Atemfrequenz, wie bei Bhastrika, oder eine unregelmäßige Atemfrequenz, wie bei Visamavritti, können ebenfalls zu Ohrgeräuschen führen.

Treten Ohrgeräusche bei einer Yoga-Sitzung auf, geht diese Erscheinung bei Einnahme der Entspannungsstellung in der Regel wieder zurück. Ist das nicht der Fall, sollte ein Arzt konsultiert werden.

Wenn von seiten des Arztes keine Bedenken bestehen, kann die Stellung, die das Ohrgeräusch verursachte, unter Anleitung eines Yoga-Lehrers weiterhin ausgeführt werden.

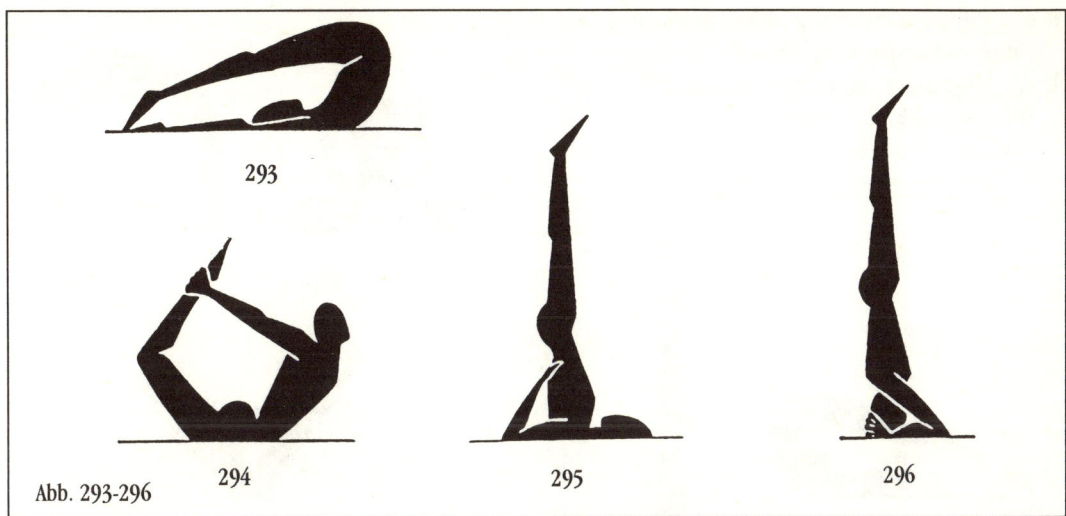

Abb. 293-296
293
294
295
296

Zur Behandlung von Ohrgeräuschen und kongestiv bedingtem Kopfschmerz wird Jalandhara Bandha eingesetzt.

Pharyngitis

Entzündung des Pharynx, des gemeinsamen Abschnittes der Atemwege und der Speiseröhre. Er kann in drei Abschnitte eingeteilt werden: dem oberen Teil, dem Nasenrachenraum, dem mittleren Teil, der Mundhöhle, und dem unteren Teil, dem Kehlkopfrachenraum, der in den Ösophagus übergeht. Von der Pharyngitis können der gesamte Pharynx oder nur das Gaumensegel, die Gaumenbögen oder die Mandeln betroffen sein. Bei der sehr häufigen Lokalisation der Pharyngitis an den Mandeln handelt es sich um eine Angina (siehe Eintrag).

Zu unterscheiden sind die akute Pharyngitis und die chronische Pharyngitis.

Häufig sind davon Personen betroffen, die in feuchtem und kaltem Klima leben, Wind und Wetter, Rauch und Staub sowie Zugluft ausgesetzt sind. Weitere Risikogruppen sind Raucher, Menschen beim Umgang mit Reizgasen, chronische Alkoholiker, Patienten, die an Plethora, Angst oder Spasmophilie leiden.

▼ Rolle des Yoga

Atemübungen

Es sei daran erinnert, daß die Atemübungen, bei denen die Luft direkt, schnell und kräftig in den Rachen gelangt, bei dieser Erkrankung nicht ausgeführt werden dürfen. Dies trifft insbesondere auf die Atmung bei herausgestreckter Zunge (Sitali) zu.

Stellungen

Mit Ausnahme der Leichenstellung (Savasana) (Abb. 297) sowie einiger einfacher Grundstellungen sollte Yoga nur durchgeführt werden, wenn von seiten des Arztes keine Einwände bestehen. In der Regel darf Yoga bei akuten Formen der Pharyngitis nicht praktiziert werden.

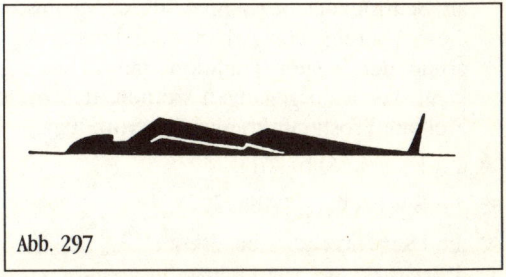

Abb. 297

Bei den chronischen Formen der Pharyngitis zeigen folgende Asana eine gute Wirkung:

* der Pflug (Abb. 298) zur Verminderung des Blutandrangs im Rachenraum;

* der Kopfstand (Abb. 299) zur Erhöhung der Widerstandskraft gegenüber Entzündungen der oberen Luftwege.

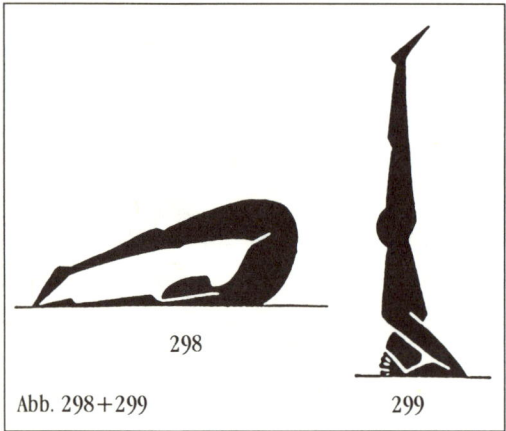

Abb. 298+299

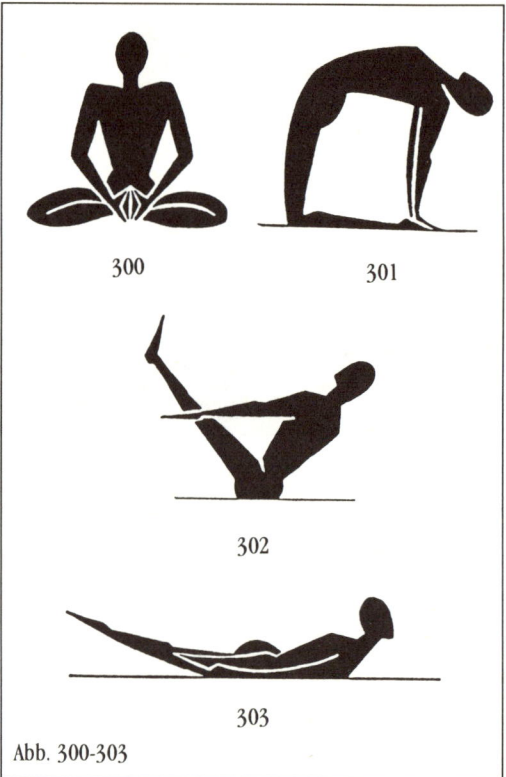

Abb. 300-303

Prostataerkrankungen

Yoga darf weder bei akuter noch bei chronischer Entzündung der Prostata (Prostitis) oder bei bösartigen Tumoren ausgeübt werden.

Bei Vergrößerung der Prostata (Adenom der Prostata) ohne Komplikationen besitzt Yoga keinen Einfluß auf den Zustand des Organs, sondern nur eine prophylaktische Wirkung. Weiterhin kann mit Yoga das Fortschreiten der Erkrankung durch Asana zur besseren Durchblutung des Kleinbeckens verzögert werden:

* der Schmetterling (Abb. 300), in Indien auch als Schustersitz bezeichnet, da die Schuster diese Haltung zur Arbeit einnehmen. Aufgrund der langen Tradition und Erfahrung kann davon ausgegangen werden, daß diese Stellung Prostataerkrankungen vorbeugt.

* das Kamel (Abb. 301);

* die Bootstellung (Abb. 302);

* die Heuschrecke (Abb. 303).

Eine medizinische Behandlung bzw. ein geplanter chirurgischer Eingriff sollte dadurch auf keinen Fall verschoben werden.

Psyche

Yoga wirkt in vielfältiger Weise wohltuend auf die Psyche. An erster Stelle sind hierbei die oft erstaunlichen Erfolge der Atemübungen des Pranayama zu nennen.

Für die Psyche wohltuende Atemübungen

* Nadi Sodana, mit starker und langanhaltender, beruhigender Wirkung;

* verschiedene Kombinationen aus der speziellen stufenweisen Einatmung in Viloma und der Ausatmung in Anuloma, die durch die Atemtechnik des Ujjayi ergänzt werden; bei verschiedenen gering ausgeprägten seelischen Störungen, wie Nervosität, pathologische Erregtheit, Schüchternheit, lähmende Angstneurosen, nervöses Zittern und Lampenfieber (siehe die jeweiligen Einträge);

* Sitakari und Sitali zeigen eine gute Wirkung.

Spezielle Mudra

❋ Jnana Mudra kann zwar sehr einfach ausgeführt werden, besitzt jedoch eine starke Wirkung, die mit der Wirkung der Reflextherapie und der Akupunktur (siehe Kapitel III) vergleichbar ist.

Asana mit guter Wirkung auf die Psyche

Durch die Stärkung der Widerstandsfähigkeit gegenüber Streß wirken folgende Asana beruhigend und schenken Ausgeglichenheit:

❋ Die Leichenstellung (Savasana) (Abb. 304). Die wissenschaftliche Form, Savasana als Therapie (siehe Kapitel II), ist besonders auf psychosomatische Erkrankungen gerichtet.

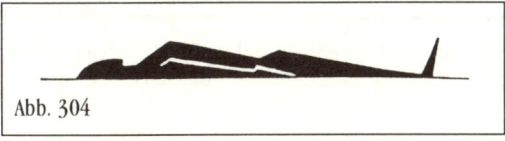
Abb. 304

❋ Die Schildkröte (Abb. 305) baut Streß ab und wirkt sowohl bei Depression als auch bei Wutausbrüchen beruhigend. Beim Gesunden wirkt sie euphorisierend.

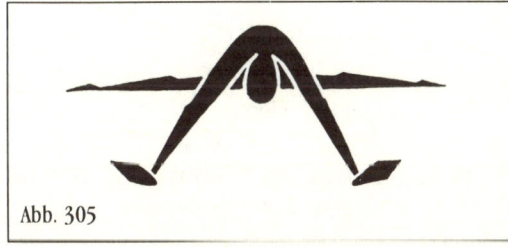
Abb. 305

❋ Das Krokodil (Abb. 306) legt Angst und Erregung.

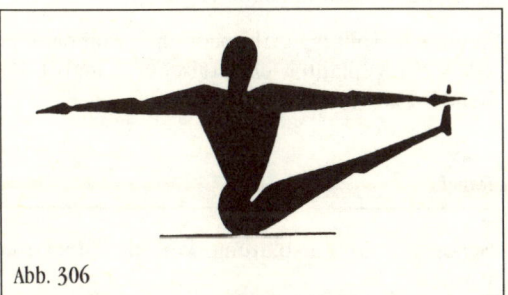
Abb. 306

❋ Der Bergsitz (Abb. 307) schenkt stärkeres Selbstvertrauen, erhöht die Konzentrationsfähigkeit und wirkt gegen zu starke Schüchternheit.

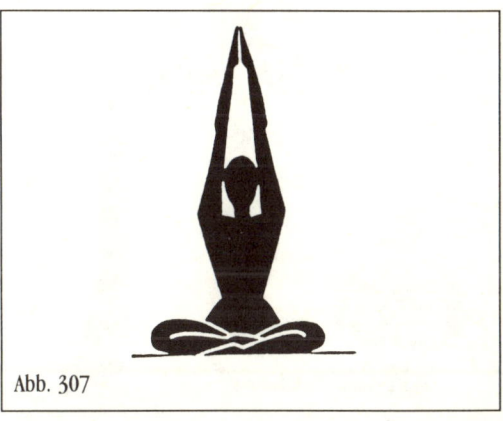
Abb. 307

❋ Der Meistersitz (Abb. 308) steht als klassisches Beispiel für die Verbindung der beruhigenden Wirkung mit der Läuterung der Psyche.

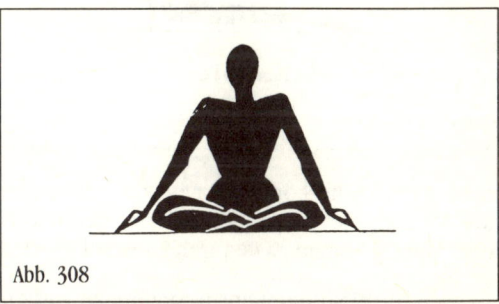
Abb. 308

Eine gute Wirkung zeigen auch:
❋ der Lotus-Sitz (Abb. 309);
❋ die Marici-Stellung (Abb. 310);
❋ der Kopfstand (Abb. 311);
❋ die Hundeschnauze zum Himmel (Abb. 312).

Ptose

Bezeichnung für die pathologische Senkung von Bauchorganen durch Erschlaffung der für ihren Halt sorgenden Sehnen und Bänder.

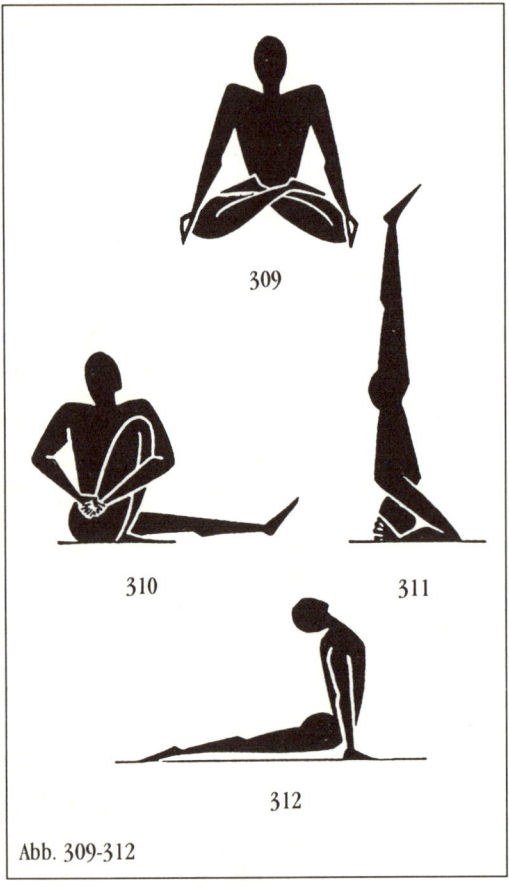

309

310

311

312

Abb. 309-312

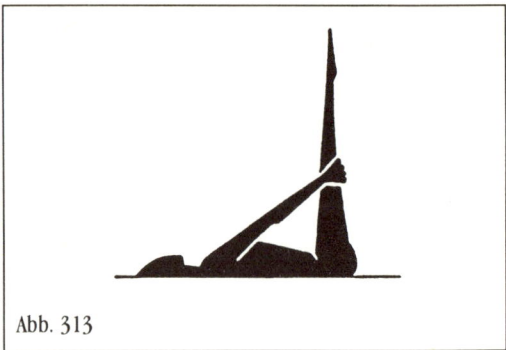

Abb. 313

Fast alle Organe können davon betroffen sein: der Magen, die Nieren, der Darm, der Uterus usw. Häufig kommt es dadurch zu Beschwerden.

Nähere Informationen, insbesondere zu vorbeugenden Asana, sind in den Einträgen Ptose der Nieren und Uterusvorfall zu finden. Als Beispiel seien hier nur

* das Streckbeugen der Beine (Abb. 313) sowie die ergänzenden Übungen Mula Bandha und Uddiyana Bandha genannt.

Bei bestehender Ptose kann Yoga nicht in jedem Fall Linderung bringen, jedoch ein weiteres Fortschreiten der Erkrankung verzögern. Dennoch sollte dadurch auf keinen Fall ein geplanter chirurgischer Eingriff (Fixation) verschoben oder orthopädische Maßnahmen (Bandagen) vernachlässigt werden.

Ptose der Nieren

Synonym: Nephroptose

Anomale Senkung und Bewegung der Niere, meist nur rechtsseitig. Ursache ist ein Erschlaffen der Haltemechanismen des Organs.

Begünstigende Faktoren

Zu rascher Gewichtsverlust, kurz aufeinanderfolgende Schwangerschaften, zu starke körperliche Anstrengung usw.

Symptome

Es werden zwei Schweregrade unterschieden:

* Erstes Stadium oder Senkniere: geringfügige Verlagerung der Niere.

* Zweites Stadium oder Wanderniere: völliges Fehlen der Haltemechanismen. Die Niere bewegt sich frei im Eingeweideraum.

▼ Rolle des Yoga

Zu empfehlen sind die unter Uterusvorfall beschriebenen Asana (siehe Eintrag).

Dennoch sollten orthopädische Maßnahmen oder ein geplanter chirurgischer Eingriff auf keinen Fall verschoben werden.

Regel

Synonyme: Monatsblutung, Periode, Menstruation.

In regelmäßigen Abständen erfolgende Blutung aus den Genitalien der Frau von der Pubertät bis zur Menopause.

Die Zeit zwischen den Regelblutungen, der Zyklus, beträgt in der Regel 28 Tage. Es gibt aber auch kurze Zyklen von 21 bis 24 Tagen und lange Zyklen von 30 bis 32 Tagen oder länger. Die Regel selbst ist ebenfalls von unterschiedlicher Dauer (im Durchschnitt beträgt sie 3 bis 5 Tage, mitunter aber nur 1 bis 2 Tage oder aber 6 bis 8 Tage) und Intensität (im Durchschnitt sind es 150 bis 200 g, gelegentlich werden auch mehr als 400 bis 500 g ausgeschieden). Das Blut ist normalerweise flüssig ohne Verklumpungen, dunkelrot und fast geruchsfrei.

Die Regel ist gewöhnlich mit einem Druckgefühl im Bereich des Beckens und manchmal mit Schmerzen verbunden. Diese treten vor allem am ersten oder an den ersten beiden Regeltagen auf.

Die Regel setzt während der Schwangerschaft und in einigen Fällen auch in der Stillzeit aus. Sie kann aufgrund von Hormonstörungen, Überanstrengung, starker Gemütsbewegung, Hitze oder starken Witterungsveränderungen ausbleiben oder anderen Veränderungen unterliegen. Die Menopause beendet die Regel.

Regelstörungen

Zu den häufigsten Regelstörungen gehören:

✻ die Amenorrhö (Ausbleiben der Regel); die Dysmenorrhö (schmerzhafte Regelblutung); die Hypermenorrhö (zu starke Regelblutung); die Oligomenorrhö (zu seltene Regelblutung) und die Polymenorrhö (zu häufige Regelblutung).

▼ *Rolle des Yoga*

Es wird empfohlen, während der Regel keine Stellungen in der Bauchlage auszuführen:

✻ die Kobra (Abb. 314);
✻ der Bogen (Abb. 315);
✻ die Heuschrecke (Abb. 316) sowie
✻ die Vasistha-Stellung (Abb. 317).

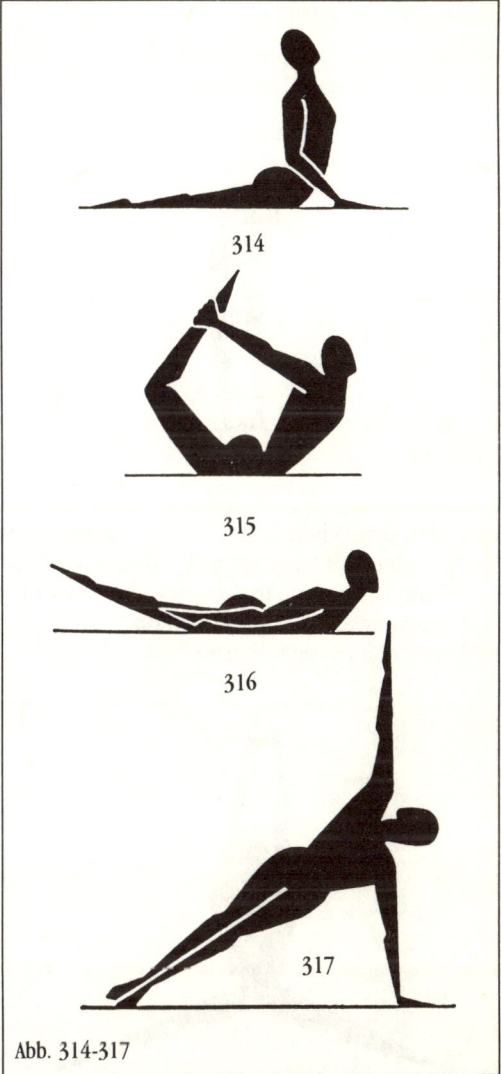

Abb. 314–317

Andere Asana zeigen hingegen gerade bei Regelstörungen ausgezeichnete Erfolge. Einerseits wird die Durchblutung angeregt und andererseits wird durch einige Asana die Funktion der Eierstöcke direkt stimuliert.

Dennoch kann Yoga nur Regelstörungen banaler Art beheben. Bei anatomischen Anomalien, Erkrankungen oder bestimmten, z.B. durch die Eierstöcke oder Hypophyse verursachten Hormonstörungen ist die Wirkung von Yoga nicht gesichert.

Asana mit guter Wirkung

* Die Hände-zu-den-Füßen-Stellung (Abb. 318) lindert harmlose Regelschmerzen.

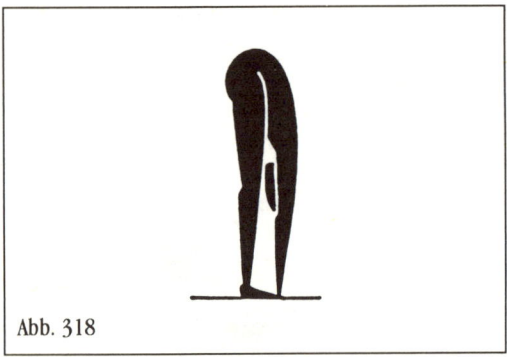

Abb. 318

* Durch den Winkelsitz (Abb. 319) erfolgt eine Anregung des Einsetzens der Regel bei Amenorrhö aus unspezifischer Ursache sowie eine Linderung des Regelschmerzes bei einigen Formen der Dysmenorrhö.

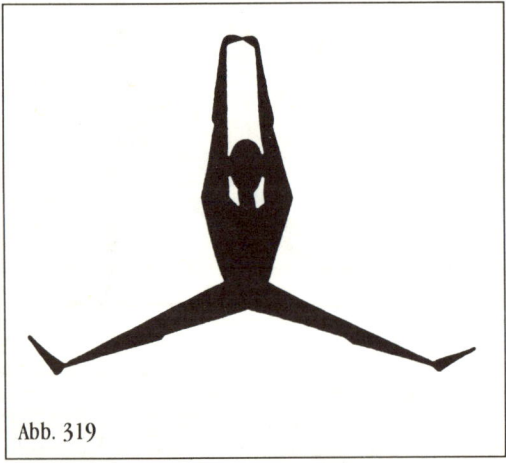

Abb. 319

* Die Bootstellung (Abb. 320) mindert den Blutandrang im Bereich der Eierstöcke.

* Die Halb-Brücke (Abb. 321) regt die Durchblutung der im Kleinbecken liegenden Organe an und sorgt somit für eine Stimulierung der Funktion der Eierstöcke.

* Die Seitbeuge (Abb. 322) mindert insbesondere den Blutandrang in den Eierstöcken.

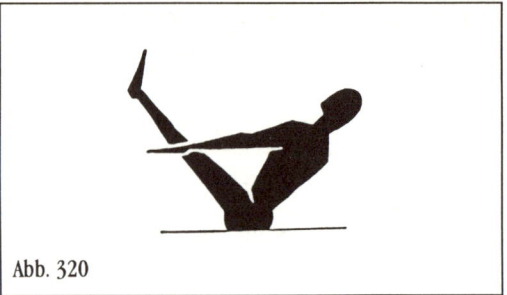

Abb. 320

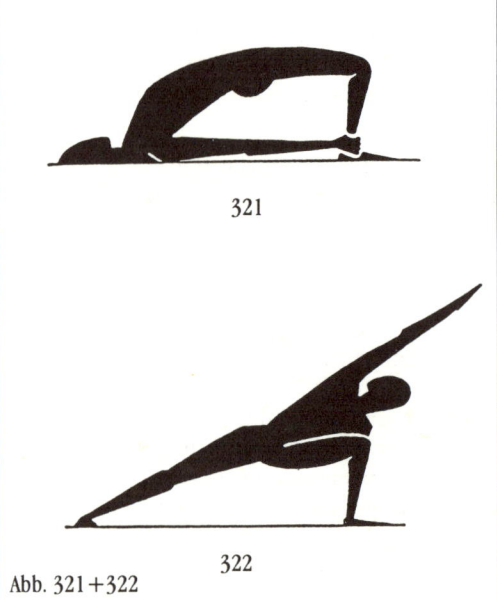

321

322

Abb. 321+322

* Die Hundeschnauze zum Boden (Abb. 323) und die Hundeschnauze zum Himmel (Abb. 324) wirken wohltuend auf die Organe des Kleinbeckens und insbesondere auf die Eierstöcke

* Die Marici-Stellung (Abb. 325) reguliert die Funktion der Eierstöcke

* Der Schmetterling (Abb. 326) gehört zu den Stellungen im Sitzen, die auf dem Gebiet der Gynäkologie eine gute Wirkung aufweisen.

Respiratorische Kapazität

Die verschiedenen im Rahmen des Pranayama überlieferten Atemtechniken des Yoga tragen zur Steigerung der respiratorischen Kapazität bei.

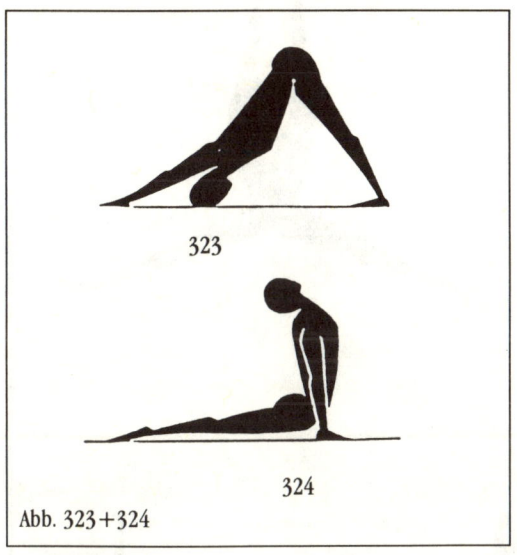

323

324

Abb. 323+324

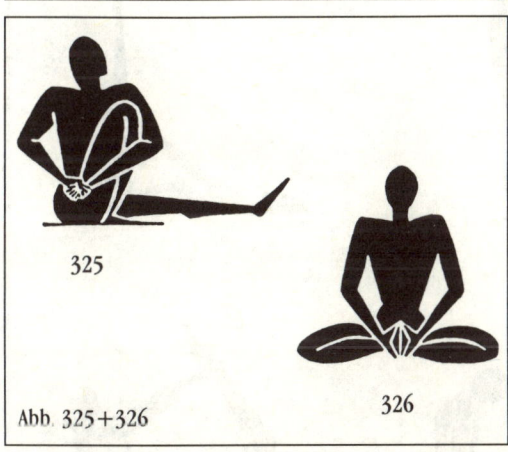

325

326

Abb. 325+326

Zu erwähnen ist insbesondere die Vollatmung (siehe Eintrag), durch die eine harmonische Steigerung der verschiedenen Atemfunktionen erzielt wird. Weiterhin ist Bhastrika zu nennen, durch die das Zwerchfell und die Bauchmuskeln gestärkt werden.

Empfohlene Asana

❋ die Mudra des Magens (Abb. 327)
❋ die Pflugstellung (Abb. 328)

❋ die Stuhlstellung (Abb. 329) bewirkt eine deutliche Steigerung der Atmung
❋ die Bootstellung (Abb. 330) fördert die Erweiterung der Bronchien

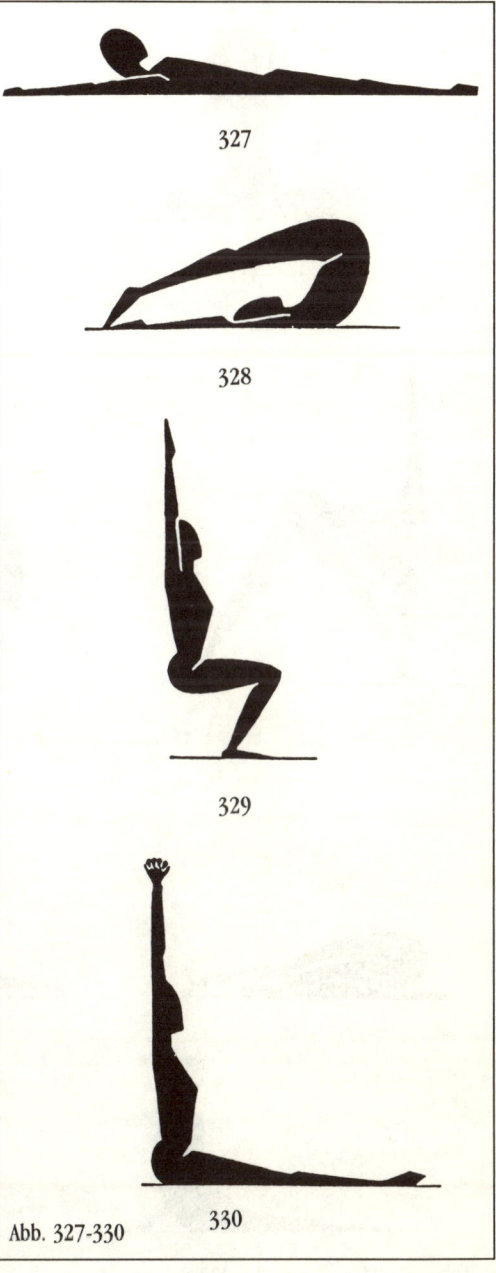

327

328

329

330

Abb. 327-330

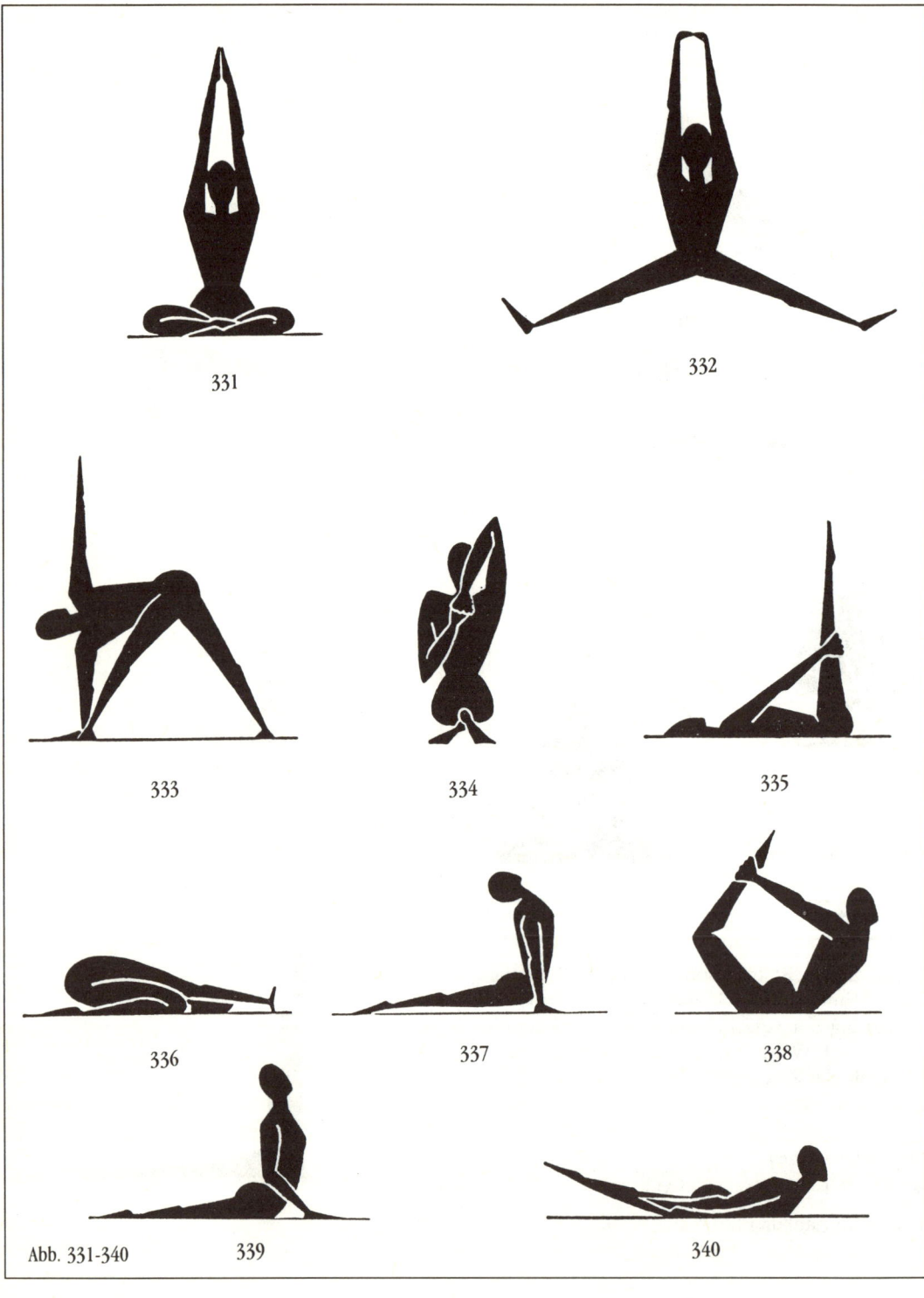

Abb. 331-340

* der Bergsitz (Abb. 331) besitzt eine ähnliche Wirkung wie die Bootstellung
* der Winkelsitz (Abb. 332)
* das Dreieck (Abb. 333)
* der Kuhkopf (Abb. 334)
* das Streckbeugen der Beine (Abb. 335)
* der Diamant (Abb. 336)
* die Hundeschnauze zum Himmel (Abb. 337)

Die folgenden, in der Bauchlage ausgeführten Stellungen zeigen bei Gesunden eine gute Wirkung:

* der Bogen (Abb. 338)
* die Kobra (Abb. 339)
* die Heuschrecke (Abb. 340)

Diese Stellungen dürfen bei Patienten mit einem Emphysem, Asthma oder anderen Lungenleiden sowie exspiratorischer Ventilationsbehinderung nicht angewandt werden.

Rückenschmerzen

An dieser Stelle gehen wir nicht auf organisch bedingte Rückenschmerzen aufgrund von Verletzungen, Deformationen der Wirbelsäule, einer Diskopathie oder einer Allgemeinerkrankung ein.

Der Rücken ist der Abschnitt der Wirbelsäule zwischen den Halswirbeln und den Lendenwirbeln.

Dieser Bereich wird oftmals zu stark beansprucht oder verursacht Schmerzen. Ursache dafür ist häufig eine falsche Haltung bei der Arbeit (bei Stenotypistinnen und Sekretärinnen usw.). Auch verschiedene Arten der Depression können mit Rückenschmerzen einhergehen.

Asana zu Stärkung des Rückens

Asana in der Rückenlage mit angewinkelten Beinen

* das Streckbeugen der Beine;
* der Winkelsitz;

* die Hundeschnauze zum Boden (Abb. 341) kräftigt die Rückenmuskulatur und lindert Rückenschmerzen;

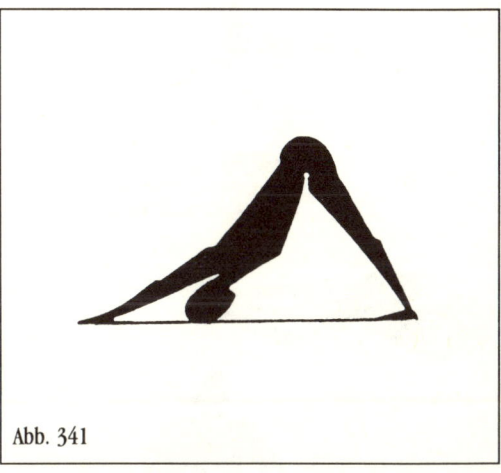

Abb. 341

* die Hundeschnauze zum Himmel (Abb. 342) weist eine ähnliche Wirkung auf; sie besitzt eine beruhigende Wirkung bei Rückenschmerzen unterschiedlicher Ursache und trägt zur Korrektur von Kyphosen bei;
* der Diamantsitz (Abb. 343) ist sehr wirksam bei funktionellen Rückenschmerzen und hemmt die Ausbildung eines Buckels;
* die Zange (Abb. 344) bewirkt eine Kontraktion der Rückenmuskulatur;
* die Marici-Stellung (Abb. 345) macht den Rücken geschmeidig
* das Kamel (Abb. 346) lindert Rückenschmerzen bei Überbeanspruchung einer zu schwach entwickelten Rückenmuskulatur.

Ruhe

Verschiedene Atemübungen des Prayanama sowie einige Asana vermitteln Ruhe, da sich bei der Ausübung die Nervosität (siehe Eintrag) legt. Siehe ebenfalls Abschnitt Psyche.

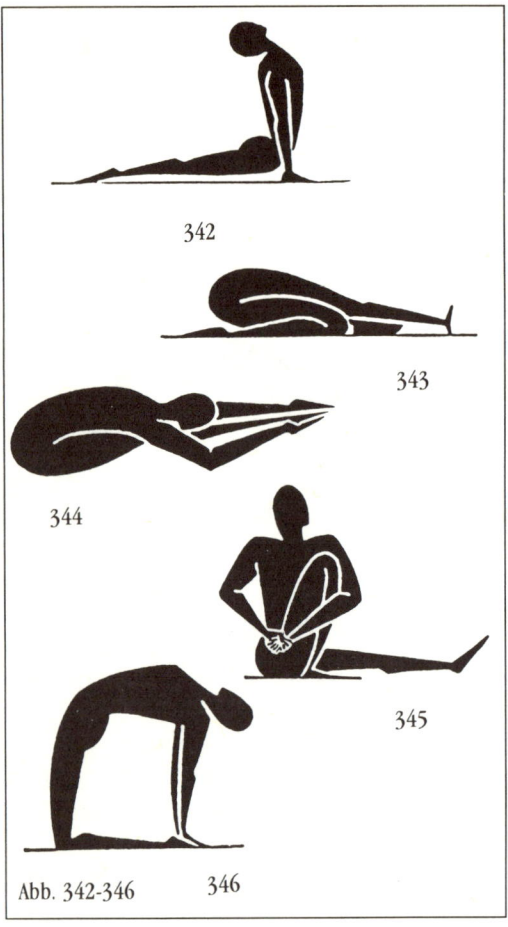

342

343

344

345

346

Abb. 342-346

Schilddrüse

Endokrine Drüse oder Drüse mit innerer Sekretion.

Dieses wichtige Organ liegt in der unteren Hälfte des Halses.

Bei einer Überfunktion handelt es sich um Hyperthyreose, deren Hauptmanifestation die Basedow'sche Krankheit bildet.

Eine Unterfunktion verursacht in der Regel ein Myxödem. Eine unregelmäßige Funktion wird als Schilddrüsenerkrankung und eine deutliche Vergrößerung der Schilddrüse als Struma bezeichnet. Eine Entzündung der Schilddrüse bezeichnet man als Thyreoiditis. Auch gut- oder bösartige Tumoren des Schilddrüsengewebes (Krebs) sind möglich.

Zahlreiche mehr oder weniger komplizierte Untersuchungen gestatten eine genaue Untersuchung der Anatomie und der Funktion der Schilddrüse.

▼ _Rolle des Yoga_

Eine Reihe von Asana sind für ihre stimulierende Wirkung bei einigen endokrinen Drüsen bekannt.

Asana mit positiver Wirkung auf die Schilddrüse

✳ Die Kobra (Abb. 347) ist beim Gesunden und bei Patienten mit Schilddrüseninsuffizienz zu empfehlen. Bei Schilddrüsenüberfunktion (Hyperthyreose oder Basedowscher Krankheit) darf Yoga nur bei gleichzeitiger Behandlung mit Thyreostatika ausgeführt werden, da damit eine negative Wirkung durch Yoga ausgeschlossen ist.

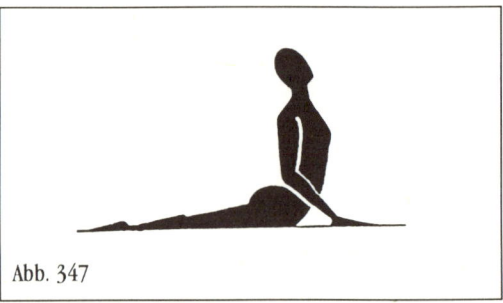

Abb. 347

✳ der Bogen sowie

✳ die Marici-Stellung (Abb. 348) zeigt eine ähnliche Wirkung wie die Kobra;

✳ die Umkehrstellungen besitzen eine positive Wirkung auf die Drüsen, indem sie wirksam den Blutandrang beheben:

- die Halb-Kerze (Abb. 349);
- die Kerze (Abb. 350);
- der Kopfstand (Abb. 351);
- die Geierstellung (Ranahaddu Asana) (Abb. 352) stimuliert sowohl die Schilddrüse als auch die Nebenschilddrüse.

Bioresonanz-Therapie

Die Bioresonanz-Therapie ist eine moderne, naturheilkundliche Heilmethode, die zunehmend mehr Anhänger findet. Mit diesem Lehrbuch für die Arzt- und Naturheilpraxis wird eine grundlegende Einführung in die Bioresonanz-Therapie und damit in die Quantenmedizin ermöglicht.

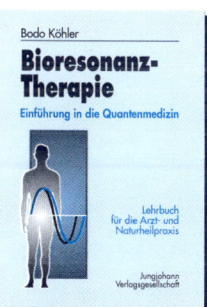

Die Bioresonanz-Therapie ist in der Lage, selbst bei fortgeschrittenen Krankheiten noch Heilungsprozesse in Gang zu setzen. Da immer der Gesamtorganismus behandelt wird, gibt es kaum eine Erkrankung, bei der diese Therapie nicht mit Nutzen für den Patienten eingesetzt werden kann.

3., neubearbeitete Aufl., 320 S. mit 75 Abb. ISBN 3-8243-1242-5 Hardcover DM 98,—

Yoga als Therapie

Die Beziehungen zwischen Yoga und Gesundheit, also die „therapeutischen Potentiale" des Yoga, sind seit Jahrhunderten bekannt, dennoch gibt es praktisch keine professionellen Ansprüchen genügenden Darstellungen über dieses Thema. Diese Lücke wird durch das Autorenteam aus einem erfahrenen Yoga-Lehrer und einem Naturheilarzt geschlossen.

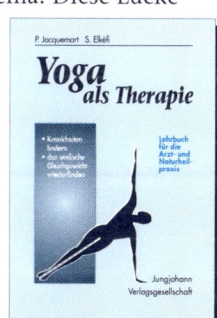

Die wichtigsten Yoga-Stellungen (Asana) wurden auf ihre physiologische Wirkung und auf ihre therapeutische Anwendung untersucht. Dies gilt ebenfalls für die in gesundheitlicher Sicht bedeutsamen Atemübungen.

248 S., über 420 Abb. ISBN 3-8243-1099-6 Hardcover, DM 58,—

Absender:

Name, Vorname

Straße und Hausnummer

PLZ und Ort

Hiermit bestelle ich die angegebenen Titel der umseitigen Liste.

Datum und Unterschrift

bitte als Postkarte frankieren

Bestellkarte

An die Buchhandlung:

falls keine Anschrift angegeben, bitte senden an **Jungjohann Verlag**, Postfach 1252, W-7107 Neckarsulm *[ab 07/93: 74172 Neckarsulm]*

Original Bach Blütentherapie

Die Original-Bach-Blütentherapie ist eine in den angelsächsischen Ländern bewährte, homöopathieähnliche Therapieform. Mit diesem Lehrbuch für die Arzt- und Naturheilpraxis wird eine umfassende Einführung in die Original Bach Blüten-therapie gegeben.

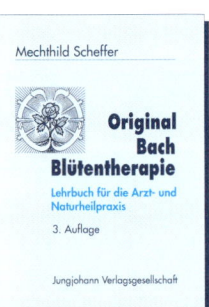

Es vermittelt dem Behandler alle wesentlichen Fakten dieser Therapie in übersichtlicher Form, so daß es ein ideales „Einsteigerbuch" für die Heilberufe darstellt.

3., aktualisierte Auflage, 330 S., mit 60 Abb. ISBN 3-8243-1303-0
Hardcover, ca. DM 72.—

Boenninghausen Therapeutisches Taschenbuch

Das wegweisende „Therapeutische Taschenbuch" von Dr. C. M. F. von Bönninghausen, eines der grundlegenden Bücher der Homöopathie aus dem Jahre 1846, war lange Zeit vergriffen.

Die vorliegende Ausgabe ist eine vollkommene Neubearbeitung auf der Grundlage der Ausgabe von Fries 1897. Sie wurde um ausführliche Einführungen und Kommentare ergänzt, die den Gebrauchswert für die Arzt- und Naturheil-praxis erhöhen.

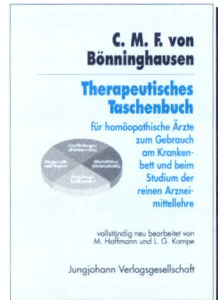

320 S., großes Tabellarium,
ISBN 3-8243-1186-0
Hardcover, DM 98.—

Abrufkarte — Hiermit bestelle ich aus der Jungjohann-Reihe Naturheilkunde:

__ Ex. Abele *(Ganzheitstherapie)*..DM 48,—

__ Ex. Bönninghausen *(Therapeutisches Taschenbuch der Homöopathie)* ....DM 98,—

__ Ex. Greco *(Homöopathie in der Frauenheilkunde)* ....DM 68,—

__ Ex. Jacquemart *(Yoga als Therapie)*..DM 58,—

__ Ex. Köhler *(Bioresonanztherapie)*...DM 98,—

__ Ex. Krebs *(Eigenbluttherapie)* ....DM 68,—

__ Ex. Ohrendorf *(Krebs und Abwehrschwäche)* ....DM 29,80

__ Ex. Scheffer *(Lehrbuch Original Bach-Blütentherapie)* ....DM 72,—

__ Ex. Schmid *(Zelltherapie)* ....DM 29,80

__ Ex. Weeks *(38 Original Bach-Blütenkonzentrate)* ....DM 34,80

__ Ex. Zilch *(Immunologie in der Naturheilkunde)* ....DM 78,—

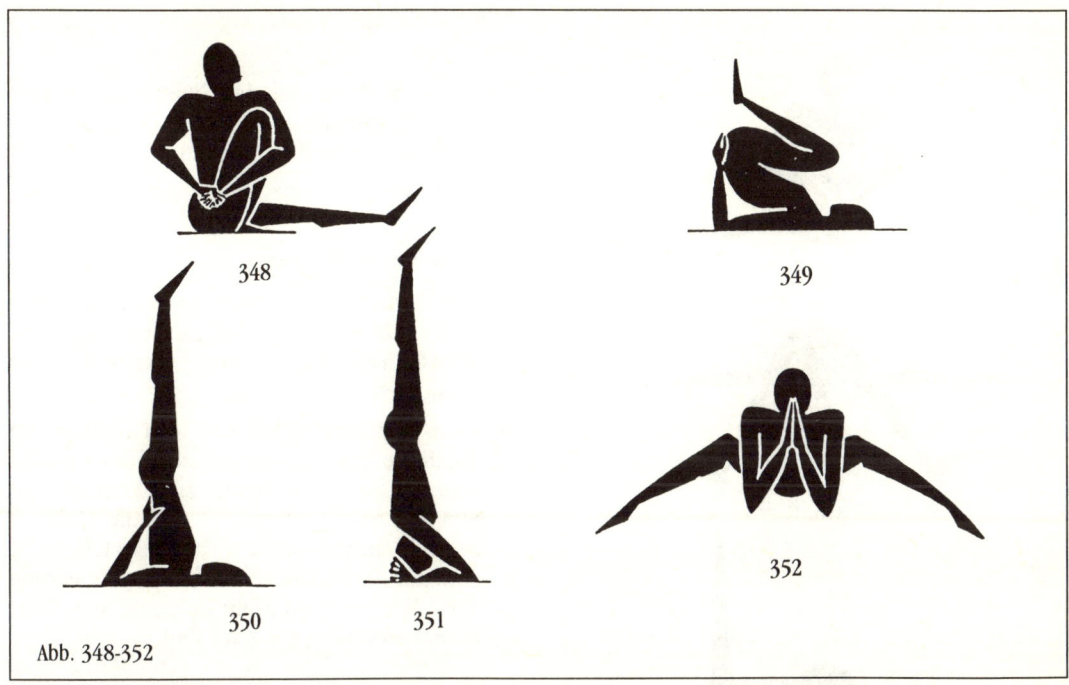

Abb. 348-352

Rolle des Pranayama

Die Atemübungen vom Typ Kapalabhathi stimulieren die Schilddrüsenfunktion und zeigen bei Gesunden sowie bei Patienten mit Schilddrüsenunterfunktion eine gute Wirkung. Bei Schilddrüsenüberfunktion sollten die Übungen nicht ausgeführt werden. Die bei Kapalabhathi angezeigten Vorsichtsmaßnahmen (siehe Eintrag) müssen hier strikt beachtet werden. Bei Nichtbeachtung kann es zu negativen Auswirkungen aufgrund von Schilddrüsenfunktionsstörungen kommen. Dazu gehören: Schüttelfrost, Nervosität, Störungen des Wärmehaushalts usw.

Schlanke Taille

Die Mehrzahl der Asana mit Drehung des Oberkörpers zeigen auf diesem Gebiet eine gute Wirkung.

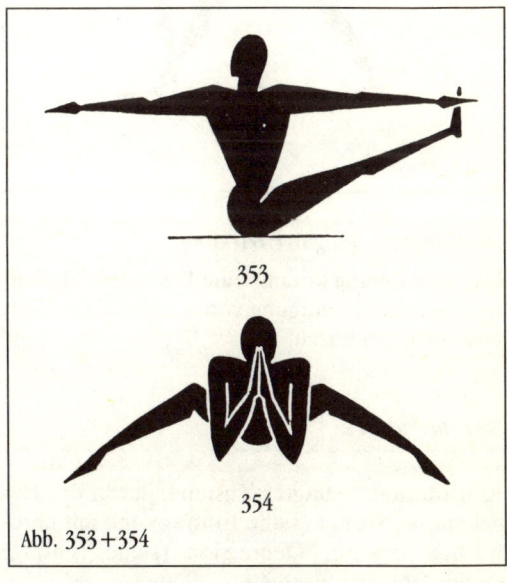

Abb. 353 + 354

Besonders zu empfehlende Asana

❋ das Krokodil (Abb. 353);

❋ die Geierstellung (Abb. 354);

❋ die Marici-Stellung (Abb. 355);

❋ die Schildkröte (Abb. 356);

❋ das Dreieck (Abb. 357);

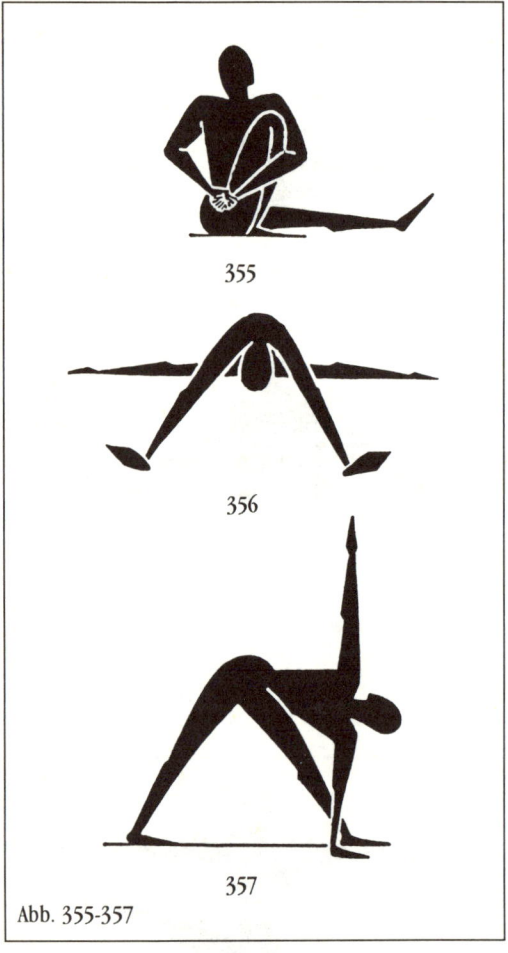

355

356

357

Abb. 355-357

Atemübungen mit guter Wirkung

Der Vollatmung kommt eine besondere Bedeutung bei der Beseitigung von überflüssigem Fett und bei Zellulitis zu.

Schüchternheit

Konstitutionsbedingter Zustand, der in der Regel mit Nervosität (siehe Eintrag) und mit chronischer nervöser Depression (siehe Eintrag) einhergeht.

Die Atemübungen des Pranayama zeigen insbesondere bei der Anwendung einer Kombination aus der speziellen stufenweisen Einatmung von

Viloma und der Ausatmung von Ujjayi gute Erfolge.

Durch die Kombination der Einatmung in Ujjayi mit der Ausatmung in Anuloma (siehe Kapitel III) können ebenfalls gute Ergebnisse erzielt werden.

Asana mit guter Wirkung

✳ Die Hundeschnauze zum Himmel (Abb. 358) stärkt das Selbstvertrauen, erhöht die Konzentrationsfähigkeit und vertreibt die Schüchternheit.

✳ Beim Kopfstand (Abb. 359) wird die Wirkung durch die bessere Durchblutung das Gehirns erzielt. Es ist jedoch darauf zu achten, daß die Stellung richtig ausgeführt und die Halswirbelsäule nicht belastet wird. Diese Übung ist eine der Asana, die am besten zur Steigerung der Konzentrationsfähigkeit und der Körperbeherrschung geeignet sind.

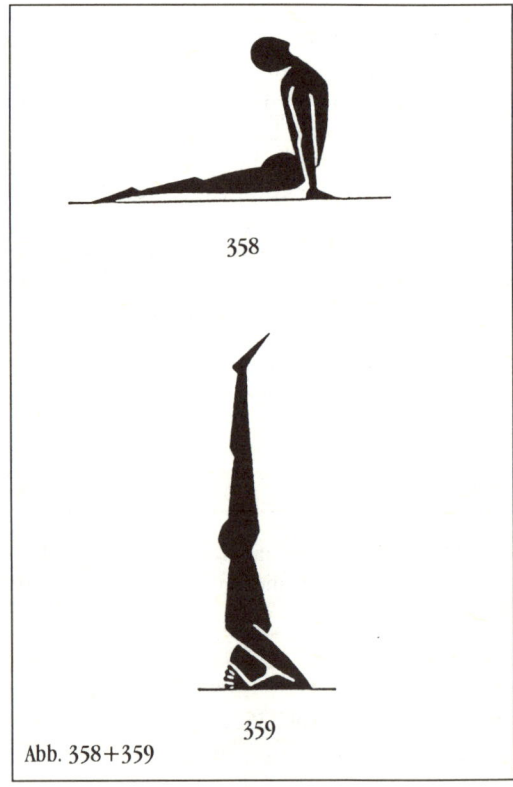

358

359

Abb. 358+359

✱ Die Marici-Stellung (Abb. 360) ist speziell gegen Schüchternheit gerichtet.

✱ Das Krokodil (Abb. 361) zeigt eine ähnliche Wirkung.

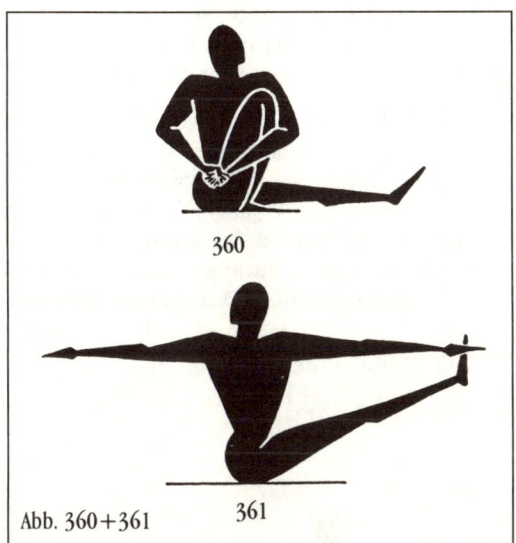

Abb. 360 + 361

Schwächeanfall

Bezeichnung für vorübergehendes Unwohlsein. Häufig ist diese Erscheinung mit dem Gefühl verbunden, das Bewußtsein zu verlieren. Dazu kommt es in der Regel allerdings selten und wird dann als Ohnmacht bezeichnet. Häufige Vorsymptome sind Angst, Schweißausbrüche, Blässe, Verschwimmen vor den Augen, Ohrensausen oder Ohrgeräusch.

Ursachen

In der Mehrzahl der Fälle liegen häufige Ursachen zugrunde, wie starke Gemütsbewegung, Ermüdung, körperliche Überanstrengung, zu rasches Aufstehen nach langer Bettruhe usw. Dennoch kann ein Schwächeanfall auch durch erheblich ernstere Ursachen bedingt sein: Herzschwäche, Adam-Stokes-Anfälle, Formen von Blutdruckstörungen, Aortaklappeninsuffizienz, Hirnarterienentzündung usw.

Es sei darauf hingewiesen, daß auch durch Yoga Schwächeanfälle ausgelöst werden können. Diese treten vor allem im letzten Teil der Yoga-Sitzung auf. Oft wird die Yoga-Stellung aufgrund einer ungenügenden Vorbereitung nicht vertragen, d.h., daß die Erwärmung oder Einstimmung durch Savasana nicht ausreichend war. Weiterhin kann ein Zustand physiologischer und pathologischer Erschöpfung vorliegen. Diese Erscheinung tritt ebenfalls bei Personen auf, die Hypotoniker sind oder deren Tonus des parasympathischen Nervensystems in bezug auf das Sympathische zu stark ausgeprägt ist, da die Ausübung von Yaga erfahrungsgemäß die Tendenz zu einer Beruhigung des Sympathikus und zu einer Anregung des Parasympathikus aufweist. Der Schwächeanfall am Ende der Yoga-Stellung kann mit einer zufälligen Dekompensation aufgrund einer unbeabsichtigten vagotonischen Wirkung verglichen werden.

Zweifellos ist es während eines Schwächeanfalls erforderlich, die Yoga-Sitzung zu unterbrechen. Anschließend sollte das Yoga-Programm entsprechend der Fähigkeiten des Schülers neu abgestimmt und nachteilige Stellungen und Atemübungen vermieden werden. Es ist empfehlenswert, die Augen während der Übungen nicht zu schließen. Weiter Hinweise und Empfehlungen finden Sie unter dem Eintrag Vertigo.

Schwangerschaft

Schwangerschaft schließt Yoga nicht aus. Im Gegenteil empfiehlt es sich sogar, als werdende Mutter in der Schwangerschaft mit Yoga zu beginnen. Es wurde festgestellt, daß die Schwangere eine ausgezeichnete gesteigerte Aufnahmefähigkeit der Sinne besitzt. Eine starke Motivation ist der Wunsch nach einer gut verlaufenden Schwangerschaft und einem gesunden Kind. Daher zeigen Schwangere im Yoga-Unterricht viel Ausdauer und Fleiß.

Wir sprechen hier bewußt von Unterricht, denn in der Schwangerschaft sollte Yoga nicht allein erlernt werden. Es ist erforderlich, daß die Abstimmung des gesamten Übungsablaufs durch einen Lehrer unter Berücksichtigung der physischen Kondition und des seelische Befindens der Schwangeren in den einzelnen Etappen der Schwangerschaft erfolgt.

Zu meidende Stellungen

✳ Alle Übungen in der Bauchlage:

   • die Kobra (Abb. 362);

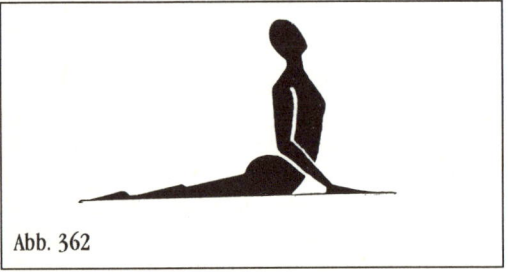

Abb. 362

• der Bogen (Abb. 363);
• die Heuschrecke (Abb. 364);

✳ Bei den Umkehrstellung sollte vorsichtig nur die folgende Übung ausgeführt werden:

   • Die Halb-Kerze (Abb. 365) darf nur in den ersten Schwangerschaftsmonaten mit Einverständnis des Arztes praktiziert werden.

✳ Alle Stellungen, die ein gewisses Maß an Akrobatik bzw. eine große Anstrengung erfordern, sollten vermieden werden. Weiterhin sollten solche Übungen nicht ausgeführt werden, die aufgrund der Schwerpunktverlagerung bei der Schwangerschaft zu einem Sturz führen könnten. Dazu gehört insbesondere:

   • die Vasistha-Stellung (Abb. 366).

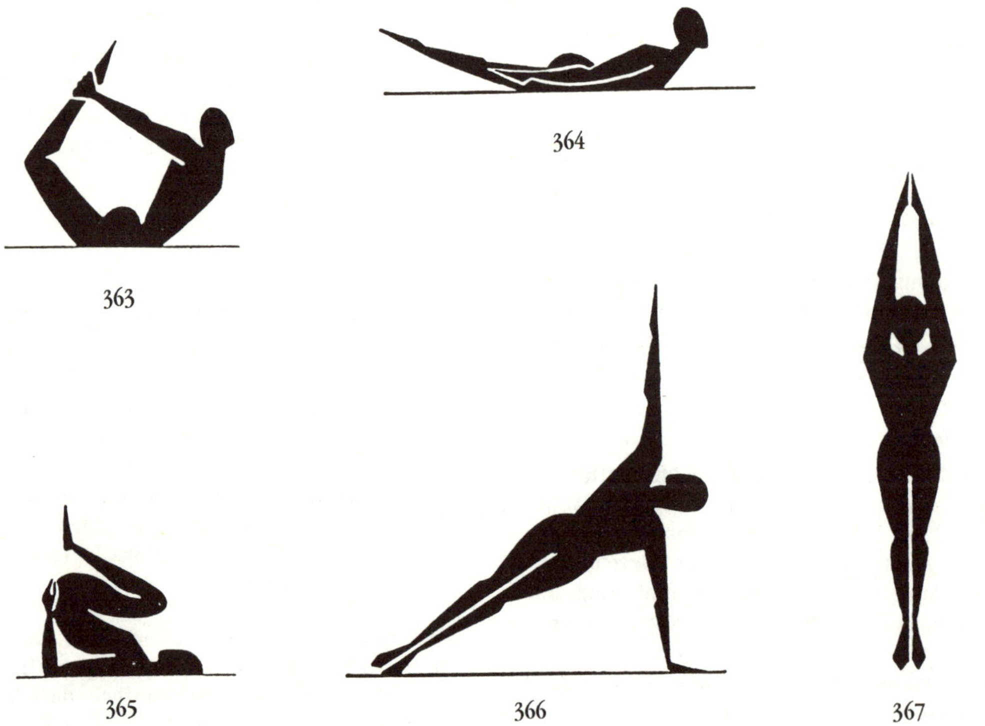

363

364

365

366

367

Abb. 363-367

Empfohlene Stellungen

Besondere Aufmerksamkeit erfordert die Wirbelsäule der Schwangeren. Durch das Kind entsteht eine Neigung zur Verbiegung. Die physiologische Lordose der Lendenregion verstärkt sich und kann eine krankhafte Hohlkreuzform erreichen, die mit Rücken- und Hüftschmerzen einhergeht.

Zu empfehlen sind Asana, die eine Streckung der Halspartie, eine Kräftigung der Bauch-, Thorax- und Lendenmuskulatur bewirken:

✳ Als Beispiel kann die Zehenspitzenhaltung (Abb. 367) genannt werden. Dabei sollte jedoch nicht das Stellen auf die Fußspitzen vergessen werden.

Um das Schweregefühl in den Beinen zu beseitigen, ist es günstig, sich auf die Fußspitzen zu stellen und im Liegen die Beine anzuheben.

Der Lehrer sorgt ebenfalls dafür, daß die Öffnung des Beckens erleichtert wird und die unteren Gliedmaßen und deren Gelenke beweglich und geschmeidig bleiben.

✳ Die Schildkröte (Abb. 368) erleichtert die Öffnung des Beckens und kräftigt insbesondere die Knie- und Fußgelenke. Sie verleiht der Beckenmuskulatur Spannkraft und macht sie leistungsfähiger. Sie wirkt gegen Verstop-

fung, beugt Hämorrhoiden vor und steigert die Kontraktionsfägigkeit der Vagina.

Trotz der großen Vorteile kann diese Übung aufgrund ihres hohen Schwierigkeitsgrades meist nur bis zu einem gewissen Stadium der Schwangerschaft ausgeführt werden.

✳ Die gasentfernende Stellung (Abb. 369) öffnet das Becken, kräftigt die Muskulatur und die Gelenke der unteren Gliedmaßen. Darüber hinaus wird die Durchblutung des Beckens angeregt. Dazu werden am besten abwechselnd die Beine angewinkelt (Eka Padasana).

✳ Der Schmetterling (Abb. 370) kann während der gesamten Schwangerschaft eingenommen werden. Diese Asana nimmt eine Schlüsselstellung unter den Asana ein, die sich günstig in Hinsicht auf eine gute Geburt auswirken.

✳ Die Leichenstellung (Savasana) (Abb. 371) ist in der Schwangerschaft ebenfalls eine wichtige Stellung. Damit werden Sorgen und quälende Gednaken vertrieben und eine bewußte und intensive Wahrnehmung der natürlichen Umstellung des Körpers auf das Ungeborene ermöglicht.
In jedem Fall sollte die Schwangere bei dieser Stellung die Beine leicht anwinkeln.

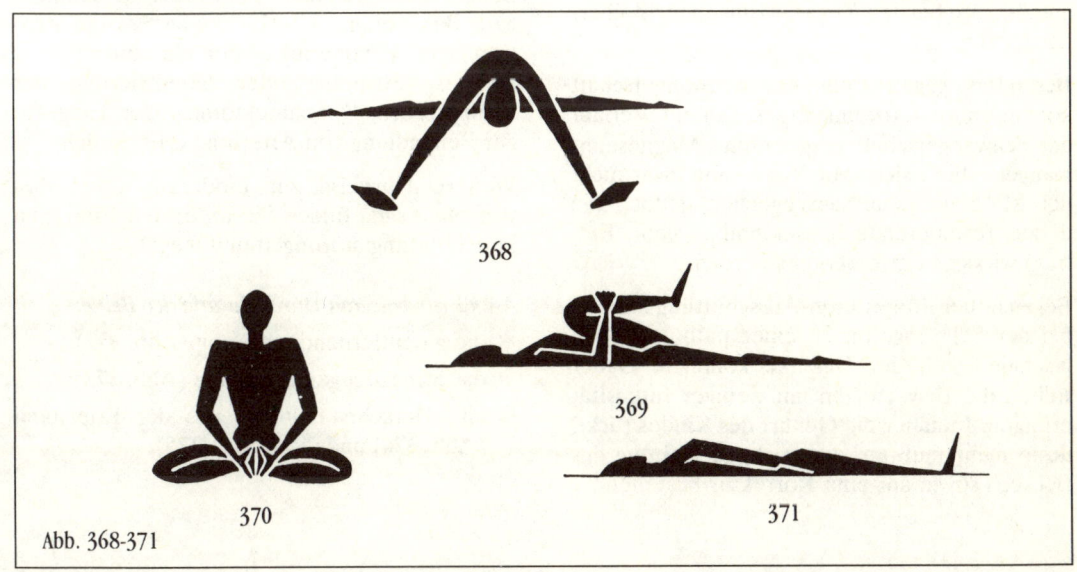

Abb. 368-371

Falls die Rückenlage als unangenehm empfunden wird oder beispielsweise zu Regurgitation, Unwohlsein und Übelkeit führt, sollte ausnahmsweise die Seitenlage eingnommen werden.

Die Atemübungen des Pranayama, wie Nadi Sodana un Bhastrika, sollten nicht vernachlässigt werden. Neben ihrer Hauptwirkung bereiten sie auf die besonderen Atemtechniken der sanften Geburt vor. Das Anhalten des Atems (Kumbakha) sollte nur unter größter Vorsicht ausgeführt werden.

Zusätzliche Übungen, wie z.B. Mula Bandha, geben dem Becken Festigkeit und Halt. Weiterhin kann Jalandara Bandha empfohlen werden. Bei guter Beherrschung durch die Schwangere empfehlen Geburtshelfer diese Übung für die Austreibungsphase.

Der Verschluß Asvini Mudra ist für die Schwangere von besonderem Nutzen (siehe Kapitel III).

Yoga bei Schwangerschaftsbeschwerden

An dieser Stelle soll auf Symptome eingegangen werden, die in der Schwangerschaft relativ häufig beobachtet werden.

Aufgrund der Blutarmut in den ersten drei Schwangerschaftsmonaten sollte sich die Schwangere bei den Yoga-Sitzungen nicht überanstrengen.

Besonders gegen Ende der Schwangerschaft kommt es zu Kalziummangel. Der im Verlauf der Schwangerschaft eingetretene Magnesiummangel erhöht sich. Mit Yoga kann zwar nicht der Mineralhaushalt ausgeglichen, jedoch die daraus resultierende Spasmophilie (siehe Eintrag) wirksam eingeschränkt werden.

Bei zu hoher Progesteron-Ausschüttung kann es bei der Schwangeren zu einer pathologischen Nachgiebigkeit der Gelenke kommen. Daher sollten die Bewegungen mit weniger Intensität erfolgen. Je näher die Geburt des Kindes rückt, desto mehr muß auf eine richtige Haltung des Beckens sowie auf eine Korrektur bestehender

oder durch den vorstehenden Bauch verstärkter Wirbelsäulendeformationen geachtet werden. Die Kräftigung der paravertebralen Muskulatur ist hierbei ein wichtiges Hilfsmittel.

Schwere Beine

Siehe Schweregefühl in den Beinen.

Schweregefühl in den Beinen

Diese besonders nachts auftretende unangenehme Erscheinung kann durch verschiedene Ursachen hervorgerufen werden. Bevor wir uns den Kreislaufstörungen zuwenden, möchten wir folgenden Überblick über die Ursachen geben: Erkrankungen der Arterien wie Arthritis mit Verödung in den unteren Gliedmaßen, Erkrankungen der Venen (Varizen) und Hormonstörungen. Auch die Einnahme der Pille sowie eine stehende Tätigkeit (z.B. bei Friseuren) können zur Entstehung des Schweregefühls in den Beinen beitragen.

▼ *Rolle des Yoga*

Eine Linderung ist nur bei gutartigen Kreislaufstörungen möglich.

In den anderen Fällen ist entweder medikamentöse Behandlung mit Hormonen, Vasodilatanzien oder Venentonika oder ein chirurgischer Eingriff (Stripping oder Sklerosierung der Krampfadern, Sympathektomie oder Eingriffe zur Behandlung von Arteriitis) erforderlich.

Weitere Hinweise zur Linderung durch bestimmte Asana finden Sie unter den Einträgen Durchblutungsstörungen und Regel.

Asana zur besseren Durchblutung der Beine:
* die gasentfernende Stellung (Abb. 372);
* das Streckbeugen der Beine (Abb. 373);
* alle Umkehrstellungen, wie der Kopfstand (Abb. 374) und die Kerze (375).

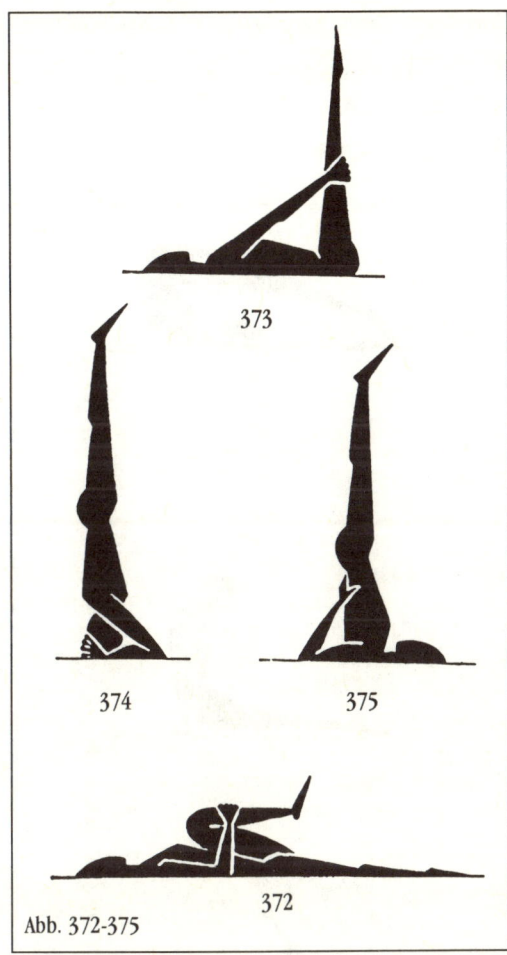

373

374   375

372

Abb. 372-375

Schwindelgefühl

Umgangssprachliche Bezeichnung für die subjektive Empfindung, daß der Boden schwankt und daß man das Gleichgewicht verliert. Dies ist von der medizinischen Definition der Vertigo zu unterscheiden, bei der der Betroffene das Gefühl hat, daß sich die Umgebung um seinen Körper zu drehen beginnt.

Symptome

In der Mehrzahl der Fälle handelt es sich häufig nicht um eigentliche Schwindelanfälle. Dabei sind die folgenden Erscheinungen zu beobachten:

* Neigung zu Synkope (siehe: Schwächeanfall), Flimmern vor den Augen und Nausea. Schwindel kann spontan auftreten oder durch eine bestimmte Ursache ausgelöst werden. Zu unterscheiden sind vor allem

* durch Bewegung verursachter Schwindel, der durch eine zu rasche Kopfbewegung ausgelöst werden kann;

* durch eine bestimmte Kopfhaltung ausgelöster Schwindel.

Das Schwindelgefühl kann mehr oder weniger stark ausgeprägt sein, rasch vorübergehen oder länger, mitunter bis zu mehreren Tagen, andauern.

Bei organisch bedingten Formen und je nach Lokalisation der zugrunde liegenden Läsion kann Schwindel mit rhythmischem Augenzucken einhergehen. Dieser Zustand trägt die Bezeichnung Nystagmus. Die Gleichgewichtsstörung kann so stark sein, daß es zu einem Sturz, Ohrgeräusch und mitunter Taubheit kommt.

▼ *Rolle des Yoga*

Linderung durch Yoga ist lediglich bei nicht organisch bedingten und leichten Formen von Schwindel möglich. Folgende Übungen können empfohlen werden:

* Jalandhara Bandha (siehe Kapitel III) zeigt eine gute Wirkung bei funktionell und psychosomatisch bedingten Formen von Schwindel.

* Vor kurzem wurde die Bedeutung der Übungen erkannt, die zur Verbesserung der Sehkraft (siehe Eintrag) eingesetzt werden. Dazu zählen die Übungen, die auf der Bates-Methose beruhen. Zur Linderung von Schwindel wird empfohlen, diese Übungen in Verbindung mit Yoga-Stellungen, wie dem Schmetterling oder dem Meistersitz, auszuführen. Auch Jnana Mudra sollte systematisch in den Übungsablauf einbezogen werden.

Einige Atemübungen mit einem schnellen Rhythmus, wie z.B. Kapalabhathi, können bei falscher oder zu langer Ausführung zu respiratorischer Alkalose (siehe Eintrag) führen, die u.a. mit Schwindel einhergeht. Vorsicht ist ebenfalls bei unregelmäßigem Rhythmus, wie z.B. bei Visamavritti, geraten.

Die Symptome klingen jedoch bald nach der Rückkehr zur normalen Atmung wieder vollständig ab.

Einige Asana können bei ihrer Ausführung zu Schwindel und mitunter zu Ohrgeräusch führen. In beiden Fällen kann auf die Empfehlungen unter Ohrgeräusch verwiesen werden.

Sehen, Sehvermögen

Siehe Sehkraft

Sehkraft

Vorbeugende Maßnahmen

Die Überprüfung der Sehkraft sollte bereits in früher Kindheit erfolgen. Wichtig ist eine gute Pflege der Augen sowie eine ausreichende Beleuchtung. Kurz- oder Weitsichtigkeit sollte bereits frühzeitig korrigiert werden. Auch Diabetes mellitius, Sinusitis, arterielle Hypertonie, Arteriosklerose oder durch neurologische Störungen bedingte Auswirkungen auf das Auge usw. sollten möglichst rasch diagnostiziert werden.

Auf Tabak und Alkohol sollte prinzipiell verzichtet werden. Dies gilt insbesondere für den gleichzeitigen und übermäßigen Genuß von Tabak und Alkohol.

▼ Rolle des Yoga

Die Mehrzahl der Atemtechniken des Pranyama sowie die Asana, die zur Verbesserung der Durchblutung und Sauerstoffversorgung des Gehirns beitragen, zeigen im allgemeinen auch eine positive Wirkung auf die Sehkraft.

Es ist bekannt, daß eine Atemübung des Typs Sitali (siehe Eintrag) eine beruhigende Wirkung auf die Augen aufweist. Die Anwendung erfolgt nach starkem Wind, Staub- oder Kälteeinwirkung, nach Überanstrengung durch langes Lesen oder Handarbeit (Nähen usw.) oder nach übermäßigem Fernsehen bzw. Kino.

Anerkannte Asana zur Verbesserung der Sehkraft

✳ die Pflugstellung (Abb. 376);

✳ die Kobra (Abb. 377);

✳ der Bogen (Abb. 378).

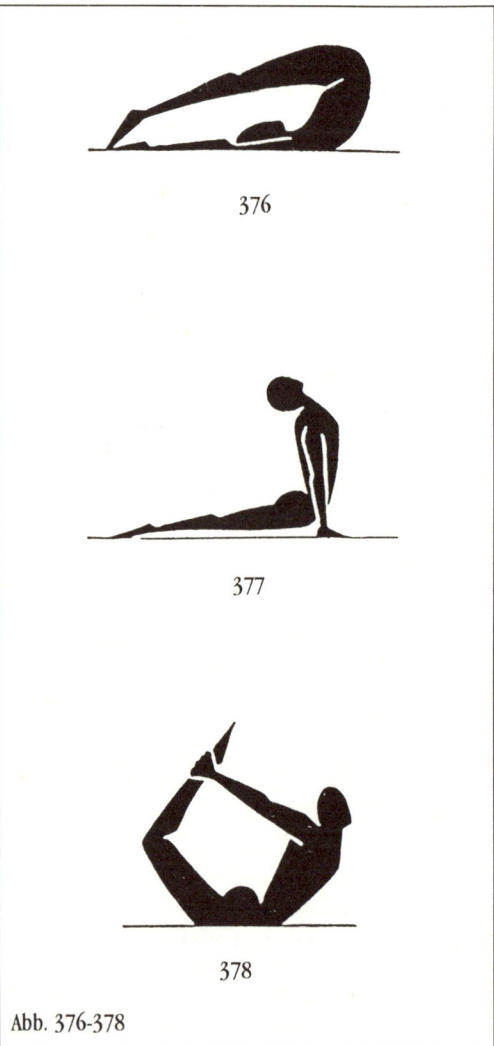

Abb. 376-378

Hinweise

Diese Stellungen sind schwer ausführbar und besitzen zahlreiche Gegenanzeigen (siehe betreffende Abschnitte). In Hinsicht auf die Pathologie des Auges sollten insbesondere die bei-

den letzten Übungen nicht bei Glaukom praktiziert werden.

Die Sehkraft läßt sich direkt oder indirekt durch
Yoga-Übungen verbessern:

A – Blickübungen zur Stärkung der Sehkraft nach der Bates-Methode

Beispiel

❋ Zeichnen Sie einen Kreis auf eine Tafel oder
an die Wand, oder stellen Sie sich einen Kreis
in etwa drei Metern Entfernung vor.

❋ Betrachten Sie diesen Kreis als Zifferblatt einer Uhr und zeichnen Sie die Punkte für die
Minuten ein, oder stellen Sie sich diese vor.

❋ Konzentrieren Sie sich, und folgen Sie nun
jedem einzelnen Punkt im Uhrzeigersinn.

❋ Setzen Sie die Übung entgegen dem Uhrzeigersinn fort.

❋ Der Blick sollte nun daran gewöhnt werden,
sich entsprechend Ihres Willens auf bestimmte Punkte des Zifferblattes zu konzentrieren.

❋ Versuchen Sie während dieser Übung, den
Kopf möglichst ruhig zu halten und nur wenig
zu blinzeln.

❋ Erhöhen Sie allmählich die Geschwindigkeit
und Genauigkeit der Blickabtastung.

❋ Konzentrieren Sie sich während der Ausführung allein auf die Übung und die dabei ein-
genommene Asana.

B – Übungen in enger Anlehnung an die indische Methode

Eine möglichst tiefe Entspannung erleichtert es
Ihnen, den Blick auf einen bestimmten Punkt zu
konzentrieren. Schließen Sie dazu die Augen
(Pratyara). Richten Sie den Blick dann auf einen bestimmten Gegenstand (Dharana). Die
positive Wirkung dieser Übung läßt sich durch
einen „Linguam" verstärken. Dabei handelt es
sich um eine Art eiförmigen Stein mit bestimmten Farben und Ornamenten. Steht eine Kerze
neben dem Stein, entsteht auf dem Stein ein
Lichtreflex. Versenken Sie sich in diesen Lichtreflex.

Spasmophilie

Bezeichnung für eine Reihe von komplexen Erkrankungen, die zueinander nicht genau abzu-
grenzen sind: ständige und latent vorhandene
erhöhte Erregbarkeit der Nerven und Muskeln.
Es besteht die Neigung zu einem verminderten
Blutkalziumspiegel sowie Magnesiummangel.
Diese Störungen rufen Kontrakturen und Kon-
vulsionen hervor, die bis zu einem tetanischen
Anfall führen können.

Ursachen

Die Erkrankung kann durch vielfältige Ursachen hervorgerufen werden. Am wichtigsten
sind Funktionsstörungen bzw. Organläsionen
der inneren Drüsen, z.B. der Nebenschilddrüsen, Kalzium-, Magnesium-, Phosphorstoff-
wechselstörungen, Fehlernährung bzw. Absorp-
tionsschwäche. Neben diesen konkreten Störungen sind eine Reihe weiterer begünstigender
Faktoren zu nennen: dauerhafte physische und
psychische Überanstrengung, chronische Insomnie. Tetanische Anfälle können durch jede
Form von Streß, insbesondere bei ängstlich veranlagten Personen, hervorgerufen werden, z.B.
bei einem Todesfall, bei finanziellen, familiären
oder sozialen Schwierigkeiten.

Symptome

Das häufigste Anzeichen ist anhaltende Müdigkeit (bei 9 von 10 Fällen). Beim Erwachen tritt
ein Gefühl der Erschöpfung und Müdigkeit auf,
das sich erst am Abend legt. Ein weiteres Anzeichen für Tetanie ist eine permanente oder
zumindest häufige Neigung zu Muskelkontraktionen. In der Mehrzahl der Fälle sind die Hals-,
Rücken- und Armmuskulatur, mitunter aber
auch der gesamte Körper betroffen. Schmerzen
entstehen infolge des Zusammenziehens und
der Verhärtung der Muskulatur. Häufige Anzeichen sind: Kribbeln, plötzliche Krämpfe, ohn-
machtsähnliches Unwohlsein (siehe Schwächeanfall), Schwindel, Spasmen des Atmungs- oder
Verdauungssystems, Dyspepsie, Obstipation
oder Diarrhö oder beides abwechselnd, nervöse
Unausgeglichenheit mit Neigung zu Depressionen, Angstzuständen und mitunter Phobien.

Klinische Symptome

Die in Laboruntersuchungen ermittelten Kalzium- und Magnesiumwerte sind für eine zuverlässige Auswertung zu unbeständig. Eine Steigerung der neuromuskulären Erregbarkeit äußert sich im „Chvostek-Zeichen". Als weiteres auffallendes Symptom kommt es bei Anlegen einer Staubinde zu „Trousseau-Zeichen". Das komplizierte Verfahren der Elekromyographie zur Bestimmung der Aktionsströme der Muskulatur ermöglicht wichtige Aussagen über die Aktivität der betroffenen Nerven bei der Auslösung des Phänomens.

Als wichtiges klinisches Symptom zur Bestätigung des Verdachts kann die Auslösung der Tetanie durch eine zu starke und schnelle Atemtätigkeit (Hyperpnoe) angesehen werden. „Dies ist das wichtigste Phänomen bei Tetanie" (Prof. Klotz).

▼ Rolle des Yoga

Es wird ersichtlich, welche Bedeutung Yoga und seinen genau festgelegten Atemtechniken bei Tetanie zukommt. Hieraus erwachsen die Anwendungsgebiete der Atemübungen, die die Atemfrequenz verlangsamen und regulieren. Rasche, kräftige oder unregelmäßige Atemtechniken dürfen nicht angewandt werden.

Atemübungen mit guter Wirkung: Nadi Sodana (mit Ausnahme des Anhalten des Atems [Kumbakha]), die Vollatmung, in entspannter und abgeschwächter Form, Samavritti (ohne Anhalten des Atems), Ujjayi.

Zu meidende Atemübungen: Anuloma, Bhastrika, Kapalabhathi, Sitakari, Sitali.

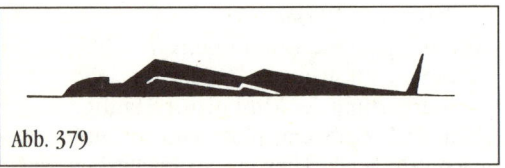

Abb. 379

Stellungen mit guter Wirkung: alle Stellungen, die Ausgeglichenheit und Entspannung schenken. An erster Stelle ist hierbei die Leichenstellung (Savasana) (Abb. 379) zu nennen, deren wissen-

schaftliche Form, Savasana als Therapie (siehe Kapitel II), eine bessere Ausgangsbasis für die Behandlung der Krankheit gestattet.

Der Meistersitz (Abb. 380) ist ebenfalls sehr zu empfehlen. Siehe auch Krämpfe, Angst, Ruhe, Depression, Ermüdung, Nervosität, Psyche, Insomnie.

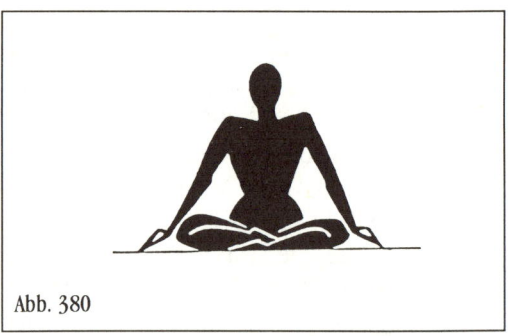

Abb. 380

Bei einem tetanischen Anfall mit zu tiefer und rascher Atmung kommt es zu einer respiratorischen Alkalose (siehe Eintrag). Es gilt als erwiesen, daß der bei Tetanie auftretende Verlust von Nervenenergie durch Yoga stark reduziert werden kann.

Hinweis

Bei Ermüdung, Unbehagen und Unwohlsein mit Neigung zu Tetanie sollte Yoga nicht ausgeführt werden. Das trifft auch auf die Yogatechniken zu, die sonst als wohltuend empfunden werden.

Trotz der beachtlichen Erfolge, die allein durch Yoga erzielt werden, sollten die Behandlungsmaßnahmen der klassischen Medizin auf jeden Fall durchgeführt werden. Dies gilt insbesondere für die Regulierung des empfindlichen Magnesium- und Kalziumstoffwechsels oder der Drüsenfunktionen.

Spondylarthritis ankylopoetica

Diese äußerst schwere rheumatische Erkrankung tritt vorzugsweise bei noch relativ jungen Patienten vor dem 40. Lebensjahr auf.

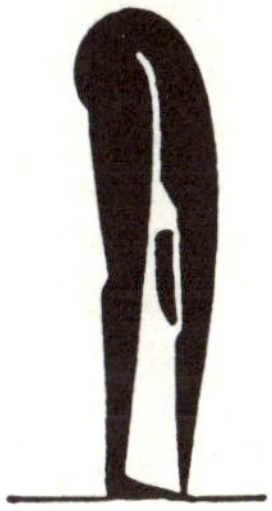

381

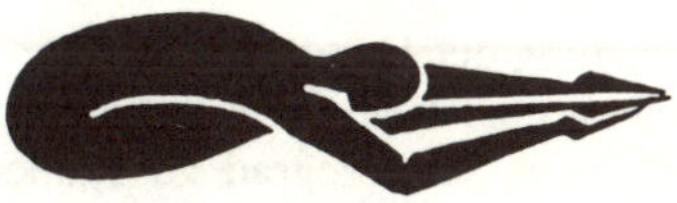

382

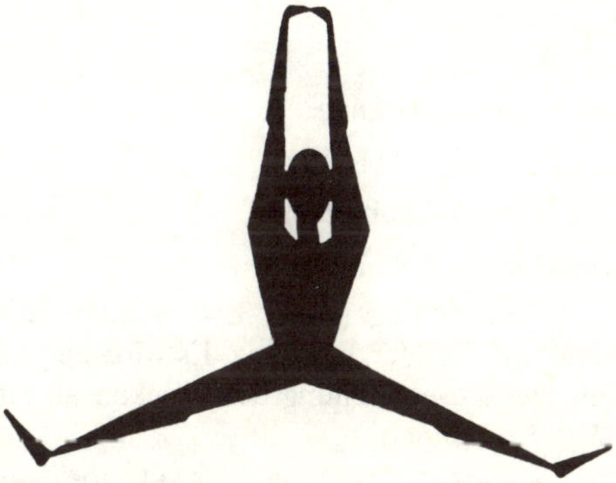

383

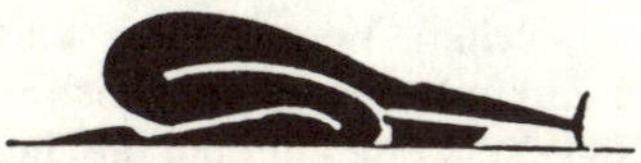

384

Abb. 381-384

Die Ursachen der Erkrankung sind noch nicht geklärt, es kann jedoch davon ausgegangen werden, daß eine erbliche Komponente besteht. Die in Schüben voranschreitende Erkrankung führt im späteren Verlauf zu einer starken Deformation und schließlich zu totaler Versteifung und Kyphose (Buckel) der Wirbelsäule.

▼ *Rolle des Yoga*

Zu meidende Asana:

Alle Stellungen, die eine Beugung des Oberkörpers nach vorn bewirken:

✳ die Hände-zu-den-Füßen-Stellung (Abb. 381);

✳ die Zange (Abb. 382);

✳ der Winkelsitz (Abb. 383);

✳ der Diamantsitz (Abb. 384) in der letzten Phase, dem sogenannten gefalteten Blatt.

Stellungen mit guter Wirkung:

Dazu zählen alle Stellungen, die durch Streckung der Wirbelsäule einer Kyphose entgegenwirken, eine Versteifung des Thorax verhindern und die Brustatmung erleichtern:

✳ Stellungen in der Bauchlage:
  • der Bogen (Abb. 385);
  • die Kobra (Abb. 386);
  • die Heuschrecke (Abb. 387);

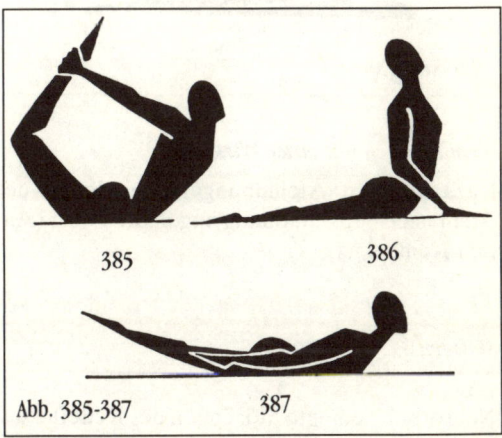

385   386

387

Abb. 385-387

✳ Die folgenden Asana im Stehen sollten durch Beugen des Oberkörpers nach hinten und Strecken und Heben der Arme ergänzt werden:

  • die Zehenspitzenhaltung (Abb. 388);

  • der Baum (Abb. 389).

✳ Die Leichenstellung (Savasana) (Abb. 390) schenkt Entspannung und verhindert dadurch eine psychisch bedingte Verstärkung der Versteifung. Außerdem beugt die Stellung Depressionen vor, die oft mit Erkrankungen einhergehen, die zu Invalidität führen.

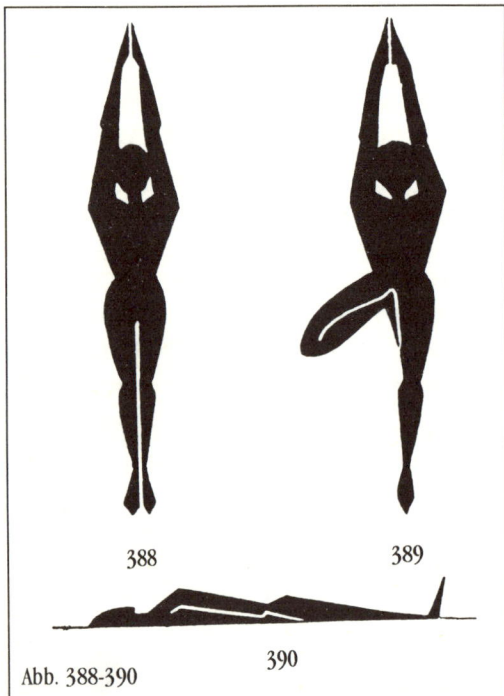

388   389

390

Abb. 388-390

Atemübungen mit guter Wirkung

Dazu gehören Atemübungen, bei denen der Atem nach der Einatmung angehalten wird (Antara Kumbakha).

Stottern

Neurotisch bedingte Störungen des Redeflusses.

Behandlung

Das Stottern sollte wie alle anderen Sprachstörungen durch einen Logopäden behandelt werden. Gegebenenfalls ist auch eine Verhaltens- und Psychotherapie erforderlich.

▼ Rolle des Yoga

Da durch Yoga die Nervosität abgebaut wird, kann damit zu einer besseren Beherrschung des Atemablaufs und zu einer Entspannung beim Sprechen beigetragen werden (siehe Eintrag Nervosität).

Tachykardie

Beschleunigung der Herzfrequenz. Der Erkrankung können eine Reihe von Ursachen mit unterschiedlichem Schweregrad zugrunde liegen. Einige können nur durch einen Herzspezialisten behandelt werden.

Bei gutartigen Tachykardieformen mit vorrangig nervösem Ursprung haben sich einige Asana bewährt.

Asana mit guter Wirkung

✳ das Krokodil (Abb. 391);

✳ das Dreieck (Abb. 392);

✳ der Bogen (Abb. 393);

✳ die Stuhlstellung (Abb. 394) wirkt regulierend auf die Herzfrequenz. Es wird empfohlen, bei dieser Stellung den Rücken an eine Wand zu lehnen.

✳ Die gasentfernende Stellung (Abb. 395) empfiehlt sich insbesondere bei neurotonisch bedingten Tachykardien mit Palpitationen und Extrasystolen.

Hinweis: Bei der Ausführung der Stockstellung (Abb. 396) (siehe Eintrag) ist eine gewisse Neigung zu Tachykardie zu beobachten. Personen mit einer solchen Veranlagung sollten diese Übung in Zukunft meiden, obgleich die Tachykardie möglicherweise auf eine falsche, das Diaphragma blockierende Technik zurückzuführen ist. Der Yoga-Lehrer sollte auf diesen Umstand hinweisen.

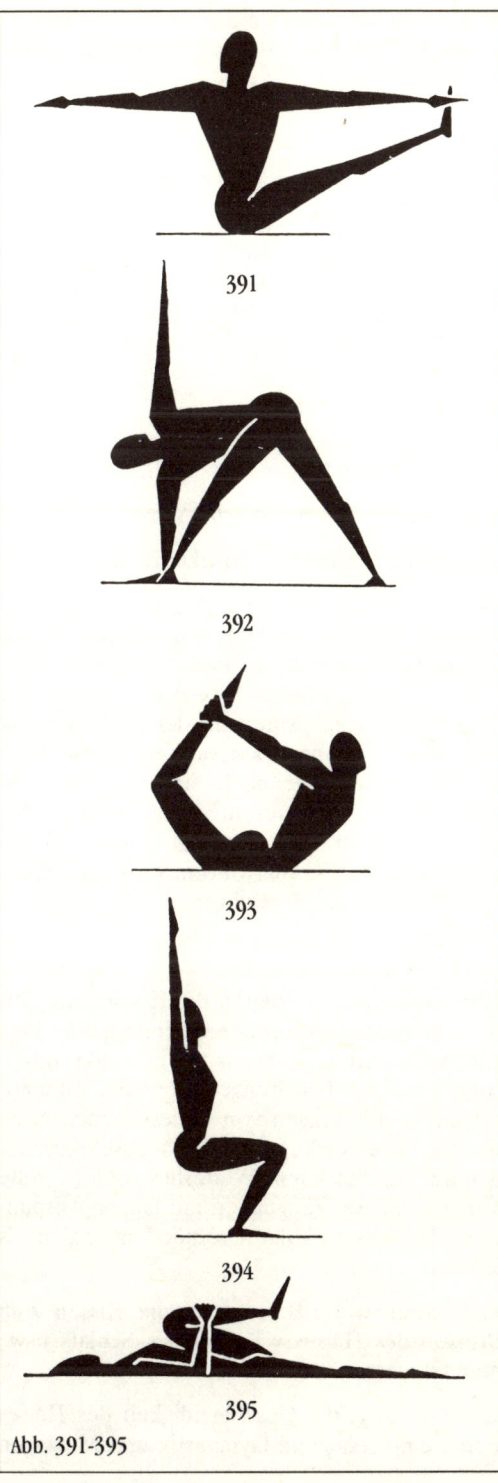

391

392

393

394

395

Abb. 391-395

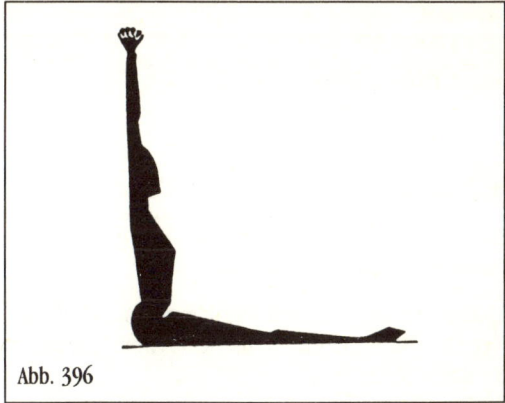

Abb. 396

Atemübungen mit guter Wirkung

❋ Ujjayi zur Regulierung der Atem- und Herztätigkeit;

❋ Nadi Sodana, das Anhalten des Atems erfolgt
nur nach dem Einatmen;

❋ Vollatmung;

❋ Samavritti, wobei der Atem nur nach dem
Einatmen angehalten wird.

Umstrittene oder zu meidende Atemübungen

❋ Anuloma darf auf keinen Fall ausgeführt werden;

❋ gleiches gilt für Sitali und Sitakari;

❋ Viloma und insbesondere Visamavritti dürfen
nicht praktiziert werden;

❋ Bhastrika sollte nur mit Vorsicht ausgeführt
werden;

❋ mit Kapalabhathi erfolgt eine sanfte Massage
des Herzmuskels; diese Atemtechnik wird
aber nicht immer gut vertragen. Es bestehen
zu viele Gegenanzeigen für diese Atemübung, so daß sie nicht ohne Vorbehalt empfohlen werden kann.

Zusätzliche Techniken mit guter Wirkung

❋ Uddiyana Bandha zeichnet sich durch eine
wohltuend beruhigende Wirkung auf das
Herz aus. Durch die Übung erfolgt eine sanfte Massage des Herzens.

Taubheit

Siehe Hörschäden.

Tic

Bezeichnung für zwangartige Bewegungen in Form von Muskelzuckungen.

Hauptformen: Tics der Gesichts- und Halsmuskulatur, der Gliedmaßen, der Atmung und im Stimmbereich.

Behandlung

Mit einer einfühlsamen Behandlung und einer guten Hygiene des Nervensystems kann die Störung mitunter gelindert werden, wenn die Maßnahmen möglichst rasch nach dem Auftreten eines Tics durchgeführt werden.

Ruhe, Erholung, Abdunklung der Räume, gesunde Freizeitbeschäftigungen können gute Wirkungen zeigen. Demgegenüber können Übermüdung, Anstrengung und drückendes Klima mitunter zu einer starken Verschlimmerung führen.

▼ Rolle des Yoga

Yoga kann im Hinblick auf die Therapie der Nervosität (siehe Eintrag) sowie bei den Maßnahmen zur Erleichterung der Atmung unterstützend wirken.

Nach Ansicht von Experten kann eine Besserung des Tics durch Änderung des Umfelds erzielt werden. Dies gilt allerdings nur, wenn der Tic nicht durch eine derartige Änderung des Umfelds ausgelöst wurde.

Die Wirkung von Yoga ergibt sich aus:
* ✳ 1) den Atemübungen und -techniken des Pranayama.
* ✳ 2) durch verschiedene Asana (siehe Nervosität). Die besten Erfolge können bei nicht organisch bedingten Tics erzielt werden. Dies gilt vor allem bei einer gewöhnlichen Abreaktion banaler nervöser Spannungen.

✳ 3) Yoga kann durch die erzielte Entspannung die Wirkung der Verhaltenstherapie unterstützen.

Tortikollis

Der Kopf ist nach der kranken Seite geneigt, das Gesicht zeigt leicht zur gesunden Seite nach oben. Oft mit starken, aber nicht ständigen Schmerzen verbunden. Einige Formen von Tortikollis sind chronisch.

Zu unterscheiden sind:

1) Torticollis congenitus, der in der Regel mit anderen Fehlbildungen einhergeht.

2) Tortikollis durch Geburtstrauma.

3) Organisch bedingter Tortikollis.

4) Zahlreiche Tortikollis-Formen sind nach Erkältung, Überanstrengung, ungeschickten Bewegungen, langer Muskelanspannung (Autofahrer, Studenten, Sekretärinnen) zu beobachten. Diese sind in der Mehrzahl der Fälle gutartig und bilden sich nach kurzer Zeit wieder vollständig zurück. Dennoch sind sie oft sehr schmerzhaft und führen in vielen Fällen zu Arbeitsunfähigkeit. Mitunter liegt keine konkrete Ursache zugrunde; diese Form wird als „essentieller" Tortikollis bezeichnet.

Behandlung

Rheumakranke, bei denen die Erkrankung auf das Rheumaleiden zurückzuführen ist, oder Personen, die bereits an Tortikollis erkrankt waren, sollten sich vor Erkältungen schützen. Zu empfehlen ist das Tragen von Unterwäsche, durch die die Schutzwirkung der Reibungselektrizität genutzt werden kann. Weiterhin sollten große körperliche Anstrengungen mit langer Anspannung der Halsmuskulatur vermieden werden. Es können

Hilfsmittel, wie z.B. anatomische Kissen zum Stützen des Halses während des Schlafs usw., genutzt werden.

Es ist günstig, die Geschmeidigkeit des Halses durch eine geeignete Gymnastik und Massagen zu erhöhen sowie eine Rehabilitation der Halswirbel und der Stützmuskulatur unter Leitung eines Physiotherapeuten durchzuführen.

▼ *Rolle des Yoga*

Yoga darf keinesfalls in der akuten Phase ausgeführt werden.

Nachdem die Verspannung und der Schmerz abgeklungen sind, kann Yoga wieder aufgenommen werden. Bei diesen Personen liegt eine Schwäche der Halspartie der Wirbelsäule vor, daher können die Empfehlungen unter Arthrose der Halswirbel genutzt werden.

Bewegungen, die keine Schmerzen verursachen und die in der Regel anders gerichtet sind als die Bewegungen, die Schmerzen verursachen, ist der Vorzug zu geben; (Regel der Nichtschmerzhaftigkeit und Gegenbewegung von Maigne).

Traurigkeit

Traurige und bedrückte Stimmungen gehören zum Alltag jedes Menschen. Kommt es jedoch häufig zu starker Niedergeschlagenheit oder Traurigkeit ohne erkennbare Ursache, oder steht sie in keinem Verhältnis zur Ursache, trägt die Erscheinung den Charakter einer Depression und sollte dementsprechend behandelt werden (siehe Depression).

Bei psychiatrischen Formen und stark ausgeprägten Formen von Traurigkeit gilt die Wirkung von Yoga als nicht gesichert.

Mit den Atemübungen Sitali und Sitakari kann die Traurigkeit vermindert werden. Sie können sogar in eine euphorische Stimmung versetzen.

Demgegenüber muß die Ausübung von Nadi Sodana über eine bestimmte Zeitdauer ärztlich überwacht werden.

Tremor

Unwillkürliche rhythmisch ablaufende gleichförmige Bewegung der Hände oder anderer Körperteile oder mitunter des gesamten Körpers.

Zittern kann in Ruhe (Ruhe-Tremor) oder bei Bewegungen (Intentions-Tremor) mehr oder weniger rhythmisch sowie schnell oder langsam auftreten. Diese Unterschiede sind für die neurologische Diagnose von entscheidender Bedeutung.

Man unterscheidet:

Tremor mit einer bestimmten Ursache

Fiebrige Infektionskrankheiten, neurologische Leiden, Basedowsche Krankheit, chronische Vergiftung mit Alkohol, Kaffee oder Tabak, fortgeschrittene Senilität, usw.

▼ *Rolle des Yoga*

Bei diesen Formen von Tremor kann keine oder nur eine geringe Wirkung durch Yoga erzielt werden. Aufgrund des Allgemeinbefindens des Patienten wird eine Ausübung von Yoga oftmals unmöglich.

Tremor seelischer Natur

Diesen Formen liegt keine Erkrankung zugrunde. Dennoch sind sie im Alltag aufgrund der damit verbundenen Mißgeschicke und Schwierigkeiten beim Schreiben usw. hinderlich.

Bei dieser Form des Tremor entfaltet Yoga seine volle Wirkung. Siehe auch Nervosität.

Tremor nach körperlicher Belastung

Es besteht die Möglichkeit, daß diese für die Gesundheit unbedenkliche Form des Tremors während oder nach einer Yoga-Sitzung auftritt. Nach kurzer Erholung in Savasana klingt sie rasch ab.

Übererregtheit

Siehe Nervosität und Psyche.

Uterusvorfall

Senkung und Vortreten des Uterus und der Vagina infolge der Erschlaffung der Muskel- und Sehnenplatte des Beckenbodens und des Perineums sowie anderer Bänder.

Entsprechend der anatomischen Manifestation sind zu unterscheiden:

✻ Neigung und Knickung nach vorn als häufigste Form des Uterusvorfalls, die meist in Verbindung mit einer Zystozele auftritt;

✻ Neigung und Knickung nach hinten, die häufig unter Beteiligung des Rektums (Rektozele) auftritt;

✻ Senkung des Uterus in drei Schweregraden: je nach dem ob sich der gesenkte Gebärmutterhals im Inneren der Scheide befindet, vor die Vulva oder nach außen tritt.

Behandlung

Es wird empfohlen, schwere körperliche Anstrengungen und schnelle Bewegungen zu vermeiden sowie besonders in der Schwangerschaft zur Stärkung der Bauch- und Beckenmuskulatur Gymnastik im Rahmen einer Bewegungstherapie durchzuführen. Durch die Geburt hervorgerufene Dammrisse sollten unverzüglich und sorgfältig genäht werden.

▼ Rolle des Yoga

Einige Asana beugen der Senkung von Bauchorganen im allgemeinen vor. Diese finden daher ebenfalls bei Uterusvorfall oder bei einer Ptose der Nieren Anwendung.

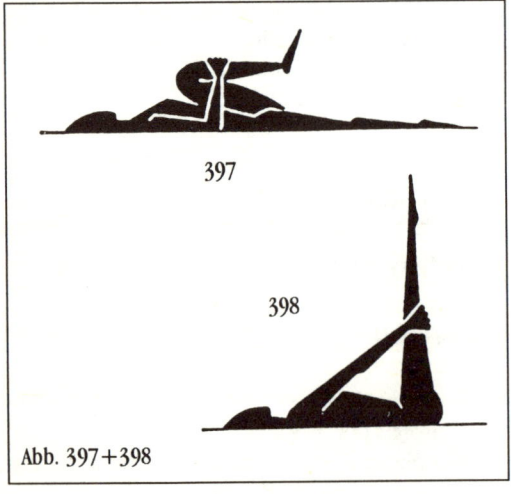

397

398

Abb. 397+398

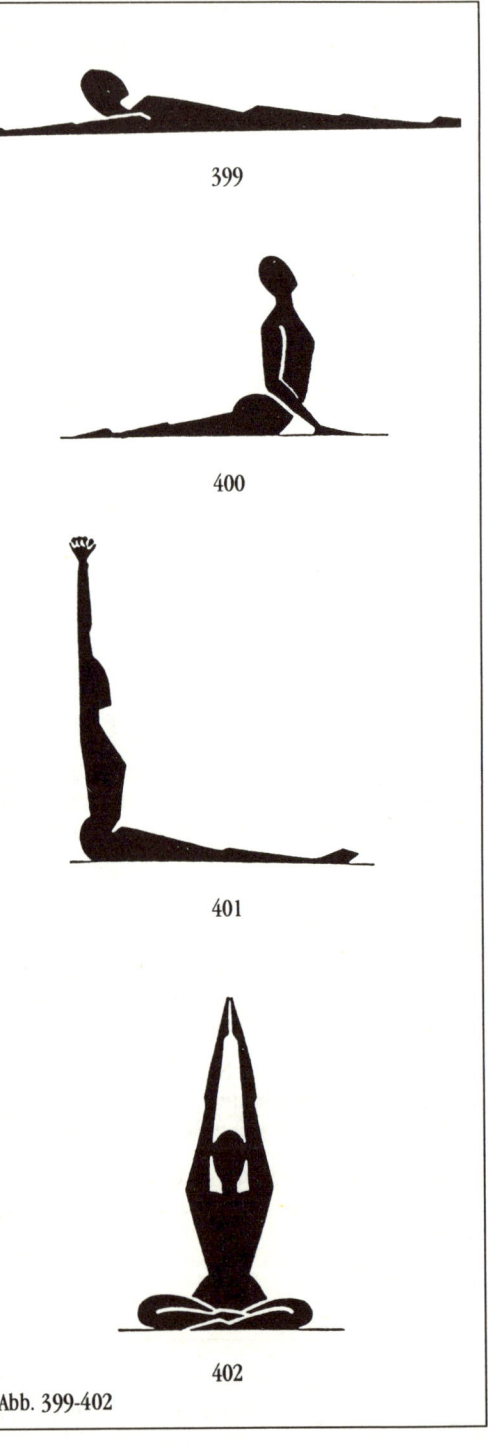

399

400

401

402

Abb. 399-402

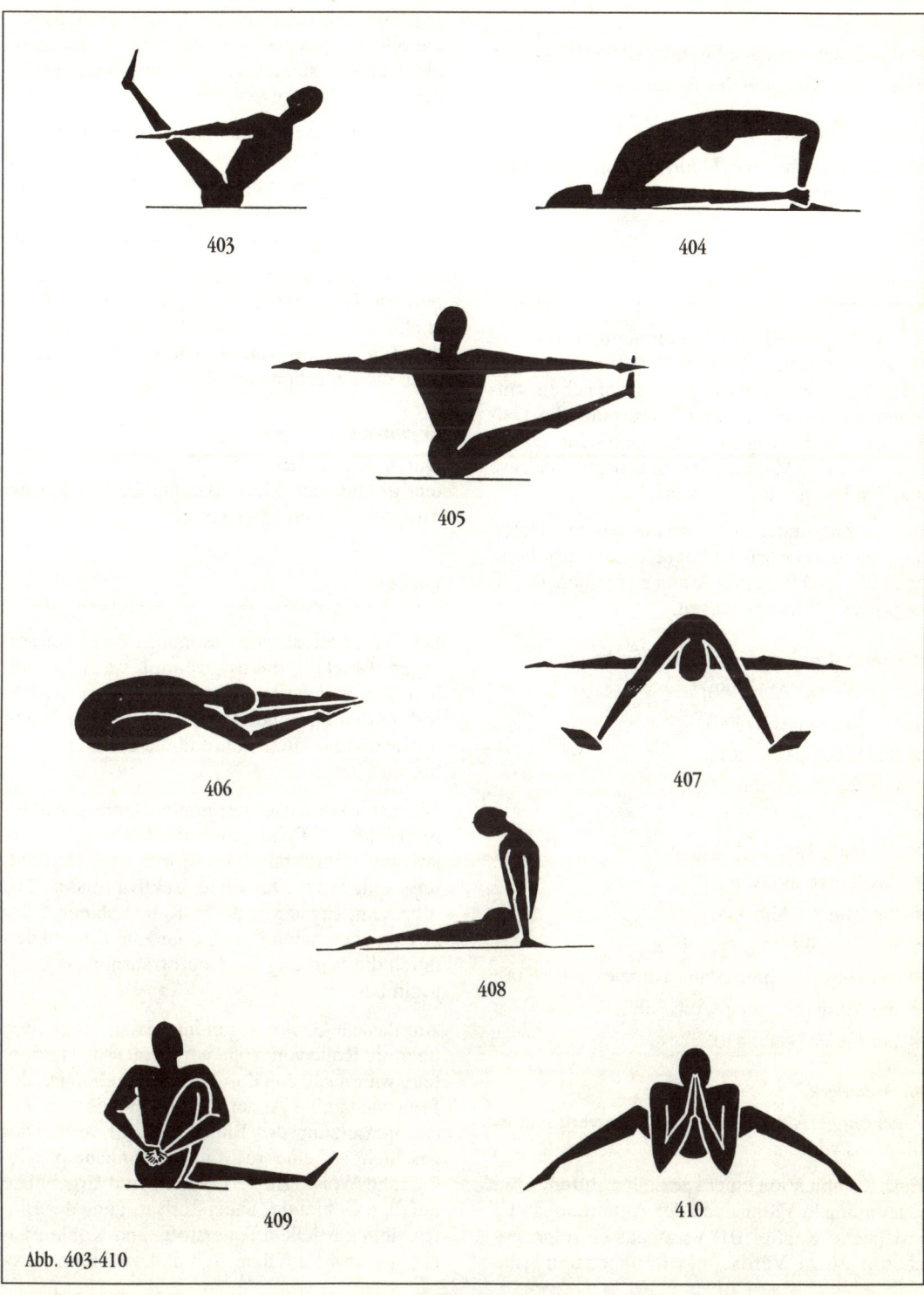

403

404

405

406

407

408

409

410

Abb. 403-410

Erprobte Asana

* die gasentfernende Stellung (Abb. 397);
* das Streckbeugen der Beine (Abb. 398).

Zusätzliche Übungen

* Mula Bandha und Uddiyana (siehe Kapitel III) zeigen in vielen Fällen eine gute Wirkung.

Verdauung

Einige Asana sind für ihre verdauungsfördernde Wirkung bekannt. Dies ist zugegebenermaßen sehr allgemein, denn es kann darum gehen, entweder die Leber zu stimulieren oder die Gallenblase zur Entleerung anzuregen oder die Sekretionen des Magens, der Bauchspeicheldrüse und des Darms zu aktivieren.

Bei der Zugrundelegung von empirischen Daten über nichtorganisch bedingte und relativ benigne Fälle sind folgende Asana zu nennen, die eine positive Wirkung zeigen:

Bewährte Asana zur Verdauungsförderung

* die Mudra (Abb.399);
* die Kobra (Abb. 400);
* der Stock (Abb. 401);
* der Bergsitz (Abb. 402);
* das Boot (Abb. 403);
* die Halb-Brücke (Abb. 404);
* das Krokodil (Abb. 405);
* die Zange (Abb. 406);
* die Schildkröte (Abb. 407);
* die Hundeschnauze zum Himmel (Abb. 408);
* die Marici-Stellung (Abb. 409);
* der Geier (Abb. 410).

Atemübungen

Auch einige Atemübungen können verdauungsfördernd wirken.

Eine Kombination einer speziellen stufenweisen Einatmung in Viloma und der Ausatmung in Ujjayi (siehe Kapitel III) wirkt auf einzelne psychosomatische Verdauungsstörungen und insbe-

sondere auf funktionelle Darmerkrankungen. Gerade bei gleichzeitiger Nutzung von Savasana als Therapie (siehe Kapitel II) lassen sich beeindruckende Erfolge erzielen.

Die Atemübung Kapalabhathi stimuliert die Sekretion von Magensaft. Allerdings sollten die bei dieser Atemübung erforderlichen Vorsichtsmaßnahmen beachtet werden, da es sonst zu zusätzlichen Verdauungsstörungen kommen kann.

Sitali zeigt eine erfrischende Wirkung im Mundbereich. Da durch diese Atemübung der Speichelfluß unterbunden wird, kann der Mund mit der Zeit trocken werden. Die Übung stimuliert auch die Sekretion von Magensaft.

Ergänzende Übungen

Durch die Massage der Organe des Verdauungstraktes bei Mula Bandha und Uddiyana wird die Verdauung angeregt.

Wachheit

Die Wachheit ist eine bestimmte Form der geistigen Tätigkeit, die es gestattet, wach zu bleiben. Der gleiche Wortsinn ist im Wort „Wächter" enthalten, einer Person, die in der Nacht wacht und arbeitet, während die anderen schlafen.

Wachheit wird von bestimmten Gehirnstrukturen gesteuert. Dazu gehört die Formatio reticularis des Hirnstamms. Sie wird in zwei Bestandteile eingeteilt: Der erste, „aktivierende" Teil führt zum Erwachen durch Katecholamine; der zweite, „hemmende" Teil trägt zum Einschlafen durch die Wirkung des Neurotransmitters Serotonin bei.

Auf diesem Gebiet liegen interessante Arbeiten über die Rolle von Yoga vor. Professor Moigneteau wies nach, daß durch die Atemübungen des Pranayama eine Änderung der chemischen Zusammensetzung des Blutes erreicht wird. Dies geschieht auf eine recht ungewöhnliche physiologische Weise. Zu beobachten sind Ergebnisse auf dem Gebiet der Sauerstoffsättigung des Blutes, dem partiellem Sauerstoff- und Kohlensäuredruck sowie auf dem Gebiet der Kohlensäurekonzentration. Diese Veränderungen bewirken eine stimulierende bulbäre Wirkung und eine Anregung der für die Wachheit zuständigen Gehirnstrukturen, wie der aktivierenden Formatio reticularis. Daraus ergibt sich ebenfalls, daß diese Atemübungen im Falle von Insomnie bzw. bei Einschlafschwierigkeiten nicht abends ausgeübt werden sollten, sondern am Morgen, wenn das Erwachen schwerfällt, bzw. tagsüber bei einem Anflug von Müdigkeit.

Die Wachheit ist nur ein Aspekt der geistigen Tätigkeit. Weitere Informationen über geeignete Stellungen und Atemübungen sind in den Abschnitten Psyche, Konzentrationsfähigkeit, Insomnie zu finden.

Wirbelblockierung

Bezeichnung für leichte radiologisch nicht nachweisbare Störungen am beweglichen Segment der Junghanschen Zwischenwirbelscheiben im Bereich der Wirbelsäule. Diese Schäden wirken auf den hinter den Wirbelkörpern gelegenen Dornfortsatz sowie auf die Bandscheibe. Die pathologischen Folgen sind weitaus größer als es eine derart geringe anatomische Störung vermuten läßt.

Lokalisation

Wirbelblockierungen sind vielfältig und können einen oder mehrere Wirbel betreffen. Dadurch verursachte Gelenkleiden können ein- oder beidseitig auftreten. Die Richtung der Störung ist schwer feststellbar, wodurch eine Korrektur erschwert wird. Von den Störungen sind die Hauptgelenke einzeln oder insgesamt betroffen: der oberste Halswirbel, der Hals-Brustwirbel, der Brust-Lendenwirbel und der Lenden-Kreuzbeinwirbel. Die Störung kann auch in der Mitte der Wölbung nach hinten, dem Kyphosebogen, auftreten.

Symptome

Aufgrund von anatomischen Schäden kommt es durch die Störung zur Blockierung der betroffenen Wirbel mit meist brennendem Schmerz, der sich bei axialem oder seitlichem Druck des Wirbeldornfortsatzes, des Ligaments an den Zwischenwirbelscheiben oder der Zwischenwirbelgelenke verstärkt. Schmerzen können ebenfalls bei einer geringeren Schädigung auftreten.

Ursache

Man unterscheidet *physische Ursachen*: vernachlässigte leichte Traumata, ein unglücklicher Sturz, eine durch Überanstrengung ausgelöste Muskelverspannung z.B. durch falsches Halten und Tragen schwerer Gegenstände, Ausgleiten beim Tanzen oder bei einem sportlichen Wettkampf usw.

und *psychische Ursachen*: infolge von Muskelkontrakturen durch nichtverarbeiteten Streß. Diese können so stark sein, daß sie Auswirkungen auf die Wirbelgelenke haben können. Patienten mit Spasmophilie sind für diese Störungen besonders anfällig.

▼ Rolle des Yoga

In der Mehrzahl der Fälle kann Yoga nur unterstützend wirken, da bei diesen Störungen eine rheumatologische Behandlung durch den Arzt in Verbindung mit einer Manipulation durch den Spezialisten sowie ein Infiltrat des betroffenen Wirbelgelenks erforderlich ist. Durch Massagen mit gleitenden, kneifenden und knetenden Griffen, Längs- und Querstreckung wirkt die Kinesiotherapie ebenfalls schmerzstillend. Bei der Physiotherapie wird die Wärmewirkung der Diathermie und Kurzwellenbehandlung genutzt.

Der richtige Einsatz von Yoga kann eine wirksame und gefahrlose Selbst-Manipulation bewirken. Ebenso wie bei der klassischen Manipulation ist bei Erfolg ein Knacklaut hörbar.

Damit wird eine zweifache Wirkung erreicht:
* Linderung der schmerzhaften Muskelverspannungen sowie der damit verbundenen Nervosität. Mit Savasana (siehe Kapitel II) kann hierbei eine Besserung erzielt werden. Die Wirkung läßt sich u.a. durch die beruhigende und euphorisierende Atemübung Nadi Sodana verstärken.

✳ Eine Verbesserung der lokalen Wirbelblok-
kierung soweit eine Mobilisation durch verschiedene Stellungen angezeigt ist. Es empfiehlt sich ein langsames Vortasten, da die
Richtung der Störung nicht genau bekannt
ist. So kann bei einem Patienten eine Beugung nach vorn und bei einem anderen eine
Beugung nach hinten eine positive Wirkung
haben. Die Yoga-Übung muß entsprechend
der Reaktion angepaßt werden; eine Stan-
dard-Behandlung ist nicht möglich.

Im allgemeinen kann festgestellt werden, daß eine Entspannung der Muskulatur angestrebt
werden sollte, falls es nicht möglich ist, auf die
Störung selbst einzuwirken. Die Steigerung des
Muskeltonus sollte durch Lockerungsübungen
des gesamten Körpers erfolgen. Eine Stärkung
der Muskulatur kann durch folgende Übungen
erzielt werden:

✳ die Kopf-zu-den-Füßen-Stellung (Abb. 411)
oder Zange (Abb. 412);

✳ Stellungen im Liegen mit Bewegung der Beine:

● die gasentfernende Stellung (Abb. 413);

● das Streckbeugen der Beine (Abb. 414).

Diese Stellungen werden durch Lockerungsübungen der Lenden- und Beinmuskulatur,
Hüftbeugen und eine Korrektur des oft nach
vorn geneigten Beckens ergänzt.

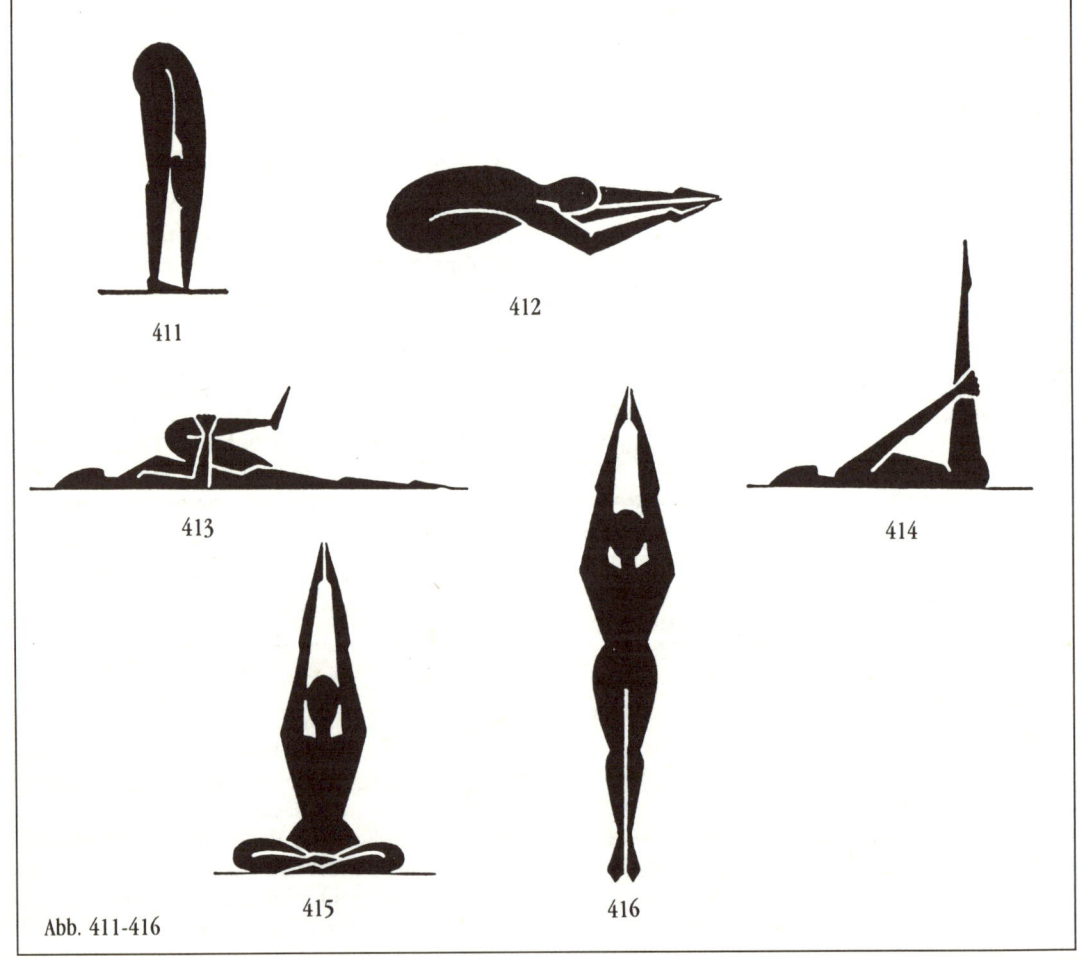

411   412   413   414   415   416

Abb. 411-416

Im Alltag müssen oftmals Drehbewegungen des Oberkörpers ausgeführt werden. Die sich daraus ergebenden gefährlichen Folgen erwachsen vor allem aus der Belastung des Kreuzbein-Lenden-Gelenks. Eine Möglichkeit, die daraus entstehenden Schmerzen zu dämpfen, besteht darin, die Knie nicht ganz durchzudrücken und vor allem nicht unbeweglich auf einer Stelle zu stehen.

Befindet sich die Störung an der Halswirbelsäule, empfiehlt sich eine sanfte Streckung des Halses bis „es scheint, daß der Kopf den Himmel trägt". Diese Streckung kann bei zahlreichen Asana im Stehen oder Sitzen erfolgen. Der größte Erfolg kann mit folgenden Stellungen erzielt werden:

✳ dem Bergsitz (Abb. 415);

✳ der Zehenspitzenhaltung (Abb. 416). Hierbei ist es wichtig, sich gut zu strecken. Dazu die verschränkten Handflächen nach oben drehen und sich wiederholt auf die Fußspitzen stellen.

Zellulitis

Erkrankung, die durch die Infiltration des bindegewebigen Interstitium verursacht wird. Die Zellen des im gesamten Körper vorkommenden Bindegewebes sind durch das kollagenhaltige Interstitium voneinander getrennt.

Aus diesem Gewebe bestehen die Sehnen und die Sehnenhaut sowie das subkutane Gewebe, in das Fette eingelagert werden.
Es enthält Blut-, Lymph- und Nervengefäße.

Die Erkrankung äußert sich in flächenhafter Verdickung und Induration, partieller Knötchenbildung und in einer Änderung der Konsistenz der Subkutis, die zunächst nur bei Palpation feststellbar ist, später jedoch sichtbar wird.

Diät

Mit Ausnahme einer mit Obesität einhergehenden Zellulitis ist eine andere Diät als bei Obesität erforderlich, da Zellulitis nicht auf eine Reduzierung der Kalorienmenge anspricht. Auch sind andere Speisen zu meiden.

Zunächst sollte versucht werden, Obesität und eine Intoxikation des Körpers sowie künstliche Stimulantien zu vermeiden, die eine Beeinflussung des Nervensystems und eine Beeinträchtigung der Leber- und Nierenfunktion hervorrufen können.

Zu vermeiden sind: unregelmäßige Nahrungsaufnahme, ungenügendes Kauen, starke Abweichungen in der Zusammensetzung und Vielfalt der Speisen, vitaminarme und fettreiche Kost.

Liegt eine Allergie gegenüber bestimmten Speisen, wie z.B. Fisch oder Krustentieren vor, sollten diese gemieden werden. Weiterhin sollte die Reaktion des Körpers in bezug auf Milch, Milchprodukte und Eier sorgfältig beobachtet werden. In der Regel sollte der Genuß von alkoholischen Getränken, Tabak, gebratenem Fett sowie Gewürzen unterbleiben, die zu einer Reizung des Verdauungstraktes führen können. Schließlich sollte der Gebrauch von Salz so weit wie möglich eingeschränkt werden.

▼ *Rolle des Yoga*
Yoga wird eingesetzt:

✳ zur Linderung allgemeiner Durchblutungsstörungen;

✳ zur Regulierung der Funktion der Eierstöcke, da Funktionsstörungen ursächlich an der Entstehung von Zellulitis beteiligt sind;

✳ zur Beseitigung von Nervosität, deren pathologische Folgen Zellulitis verursachen;

✳ zur Linderung chronischer Ateminsuffizienz.

Mit diesen Übungen leistet Yoga einen wertvollen Beitrag zur Behandlung dieser komplexen und hartnäckigen Erkrankung, an der auch viele junge Frauen leiden.

Ausführliche Beschreibungen finden Sie unter: Durchblutungsstörungen, Regel und Atemübungen des Pranayama.

Das Hauptaugenmerk gilt dabei der Vollatmung.

Zephalalgie

Medizinische Bezeichnung für Kopfschmerz. Äußerst häufiges Symptom bei zahlreichen Krankheiten unterschiedlichen Grades.

Behandlung

Entspannen Sie sich, legen Sie sich hin, versuchen Sie, alle äußeren Geräuschquellen auszuschalten und den Raum teilweise oder völlig abzudunkeln. Durch diese Maßnahmen wird der Kopfschmerz meist abklingen. Kongestive Stimulantien wie Alkohol sind zu meiden. Demgegenüber können Tee oder Kaffee je nach körperlicher Verfassung sowohl wohltuend als auch unangenehm wirken.

Durch kalte Kompressen oder Senffußbäder kann die Blutzirkulation belebt und der Blutandrang im Gehirn vermindert werden.

Tritt während der Nacht eine Verstärkung der Schmerzen auf, ist es erforderlich, die Schlafstellung zu untersuchen.

Im allgemeinen wird empfohlen, sich auf den Rücken zu legen, wobei der Kopf flach und nur leicht erhöht auf einer festen Unterlage ruhen sollte.

Am wichtigsten dabei ist, daß sich der Patient entspannt und wohl fühlt.

Je nachdem, was persönlich am angenehmsten empfunden wird, können auch dicke Keil- und Kopfkissen oder kleine Schaumgummikissen benutzt werden, die der Nackenform angepaßt sind. Einige speziell der Anatomie angepaßte Kissen, wie z.B. Schmetterlingskissen und Nackenrollen, können ebenfalls eine gute Wirkung zeigen.

In erster Linie sollte der Hals gegen Kälte geschützt werden. Auch sollte die Wirkung der Reibungselektrizität nicht unterschätzt werden.

▼ *Rolle des Yoga*

Auf dem Höhepunkt des Kopfschmerzes kommt die Ausübung von Yoga sicherlich nicht in Frage. Wenn der Kopfschmerz weder organischen Ursprungs noch Folge einer besonderen Er-

krankung, wie z.B. einer Augenerkrankung, einer Nebenhöhlenentzündung oder von Bluthochdruck etc., ist, kann mit Yoga eine günstige Beeinflussung durch die Abschwächung der Reaktion auf kopfschmerzauslösende Faktoren erreicht werden.

Zusätzliche Informationen finden Sie in den Abschnitten: Durchblutungsstörungen, Nervosität und respiratorische Kapazität. Auf diesen Gebieten kann durch die Auswahl bestimmter Yoga-Übungen eine sehr gute Wirkung erzielt werden.

✽ Durch intensives Strecken bei der Kopf-zu-den-Füßen-Stellung (Abb. 417) und der dadurch erfolgenden Neurotonie werden bei dieser Stellung Störungen rein funktioneller Art gelindert. Dies betrifft insbesondere Verdauungsstörungen und Depressionen aufgrund von psychischen oder physischen Reaktionen.

✽ Der Kuhkopf (Abb. 418) wirkt wohltuend, wenn dem Kopfschmerz eine pathologische Tension der Halswirbelsäule zugrunde liegt (Arthrose der Halswirbel);

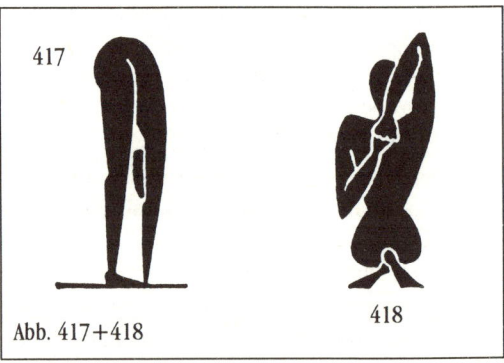

Abb. 417+418

✽ Wie bei allen Stellungen, bei denen die Hände nach oben gestreckt werden, sollten die Hände zunächst vor dem Körper gefaltet werden, so daß sich die Handflächen berühren. Verschränken Sie nun die Finger ineinander und drehen Sie die Handflächen nach oben. Dadurch wird eine Dehnung und Streckung der Wirbelsäule erreicht, die sehr wohltuend wirkt.

Rolle des Pranayama und zusätzlicher Yoga-Übungen

✱ Jalandhara Bandha (siehe Kapitel III) wirkt gegen Ohrgeräusch und kongestiv bedingten Kopfschmerz.

✱ Die Atemübung Sitali mindert den Blutandrang im Kopf und lindert dadurch gutartigen Kopfschmerz funktionellen Ursprungs.

Zwangsvorstellung

Zur Vorbeugung und Verminderung von Zwangsvorstellungen ist eine Kombination aus der speziellen stufenweisen Einatmung in Viloma und der Ausatmung in Ujjayi als ein geeignetes Mittel anzusehen. Eine vollständige Heilung kann jedoch nicht erfolgen, wenn dieses Symptom durch eine ausgeprägte Zwangsneurose hervorgerufen wird.

YOGA-STELLUNGEN (ASANA)

Nachfolgend werden wir auf zahlreiche Asana aus dem großen Schatz der Yoga-Übungen eingehen. Die Auswahl erfolgt nach praktischen Gesichtspunkten und enthält vor allem die gebräuchlichsten Asana. Stellungen mit sehr hohem Schwierigkeitsgrad fanden keine Berücksichtigung. Die der Untersuchung zugrunde gelegten Asana tragen dennoch voll und ganz den im Kapitel I (Yoga-Gesundheitslexikon) beschriebenen Erkrankungen Rechnung. Dies betrifft sowohl die Anwendungsgebiete als auch die Gegenanzeigen. Die Stellungen wurden von Saïda Elkéfi, Mitglied des Französischen Yoga-Lehrerverbandes ausgeführt und von dem Fotografen Renato Malatesta im Bild festgehalten.

Die Zeichnungen stammen von Frau Michaux und die stilisierten Zeichnungen von Betty Ballandras.

Die Stellungen können anhand ihrer Ausgangsposition eingeteilt werden in:

Sitzhaltungen

Es gibt verschiedene Möglichkeiten des Sitzens:

* mit nach vorn gestreckten Beinen
* mit gegrätschten Beinen
* mit je nach Belieben leicht oder stark angewinkelten Beinen
* mit einem gestreckten und einem angewinkelten Bein
* mit einem an die Leistenbeuge herangezogenen Fuß; das andere Bein ist angewinkelt oder gestreckt
* beide Füße liegen in der Leistenbeuge.

Im Knien sitzt man:

* auf den Fersen
* zwischen den Fußsohlen und Fersen.

Jede Sitzhaltung erfordert eine bestimmte, genau beschriebene Fußstellung. Die Asana, bei denen die Füße in der Leistengegend liegen, sollten aufgrund ihres Schwierigkeitsgrades nur dann ausgeführt werden, wenn damit keine Anstrengung verbunden ist.

Die Sitzhaltungen werden nach folgenden Gesichtspunkten eingeteilt:

– Beugen des Oberkörpers nach vorn;
– Drehung der Wirbelsäule;
– Bewegung der Hände und/oder Füße;
– Überschlag der Beine.

Bauchlage

Die Bauchlage ist in der Regel mit einer Beugung nach hinten verbunden, die durch Arm- oder Beinbewegungen ergänzt werden kann.

Rückenlage

Bewegungen der Arme und/oder Beine sowie Drehung oder Beugung des Oberkörpers.

Stehen

Diese Asana können durch Anziehen eines Beins, Bewegungen der Arme, Rumpfbeugen vor- oder seitwärts sowie Drehungen ergänzt werden.

Umkehrstellungen

Als Umkehrstellungen werden Asana bezeichnet, bei denen sich der Kopf unten und die Beine oben befinden. Das wird besonders beim Kopfstand (Sirshasana) deutlich, bei dem eine senkrechte Stellung erreicht wird.

Weitere Definitionen

Die „Verschlüsse" werden durch Asana erreicht, bei denen der Oberkörper nach vorn gebeugt wird.

Die „Öffnungen" werden durch Asana erreicht, bei denen die Wirbelsäule nach hinten gestreckt wird.

In diesem Kapitel werden wir auf die Techniken und die medizinische Bedeutung verschiedener gebräuchlicher Yoga-Übungen in alphabetischer Reihenfolge eingehen.

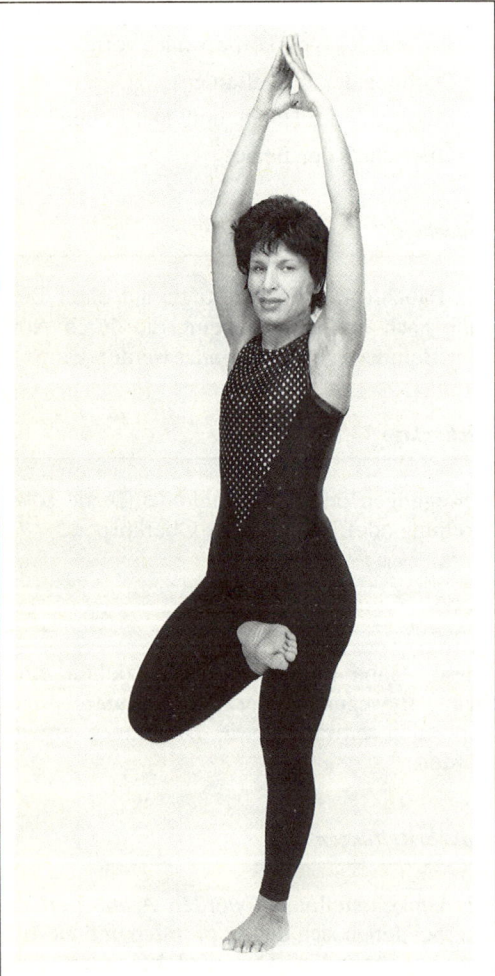

Abb. 419: Der Baum
(Hier in der Variation, bei der der Fußrücken aufliegt)

Baum

oder Vrkshasana. Vrksa heißt im Sanskrit Baum.

Die Ausgangsstellung für diese im Stehen ausgeführte Übung bildet die erste Phase der Zehenspitzenhaltung (Tadasana oder Samasthiti).

Technik

✻ Stellen Sie sich mit geschlossenen Beinen aufrecht hin. Die Fersen und die großen Zehen sollen dabei einander berühren. Die Fußsohlen sollen eben und fest auf dem Boden stehen, wobei vor allem der vordere Abschnitt des Fußes (Mittelfuß) für Halt sorgt. Die Arme hängen locker neben dem Körper. Wie bei allen Übungen, die das Halten des Gleichgewichtes erfordern, dürfen die Augen nicht geschlossen werden.

✻ Nun das rechte Knie beugen und mit beiden Händen den rechten Fuß oberhalb des Knöchels fassen und auf den linken Oberschenkel legen. Die Ferse zeigt dabei nach oben und die Zehen nach unten. Die Fußsohle liegt flach auf der Innenseite des linken Oberschenkels.

✻ Halten Sie sich möglichst gerade. Spannen Sie dazu die Beinmuskulatur an. Achten Sie besonders auf die folgenden drei Partien:

✻ Strecken Sie die Beine, indem Sie die Knie durchdrücken

✻ Kneifen Sie das Gesäß zusammen.

✻ Spannen Sie die Oberschenkelmuskulatur an.

✻ Drücken Sie die Brust heraus und ziehen Sie den Bauch ein. Dehnen Sie die Wirbelsäule, indem Sie vor allem die Halspartie strecken.

✻ Langsam die Arme seitwärts strecken und über den Kopf heben.

✻ Bleiben Sie in dieser Stellung, solange Sie das Gleichgewicht halten können. Versuchen Sie, möglichst dreimal aus- und einzuatmen. Sie sollten sich jedoch dabei wohl fühlen und nicht überanstrengen.

✻ Senken Sie das Bein wieder.

✻ Langsam die Arme zur Seite führen und senken.

✻ Lassen Sie sich genügend Zeit zur Entspannung und wiederholen Sie die Übung nun auf dem anderen Bein.

▼ *Die medizinische Bedeutung des Baums*

✻ steigert die Hirnaktivität, läutert den Geist, schenkt Ausgeglichenheit und verbessert das Gleichgewichtsgefühl;

✻ trägt zur harmonischen Ausbildung der Beinmuskulatur bei;

✻ macht Schulter-, Hüft-, Knie- und Knöchelgelenke geschmeidig und kräftigt diese;

✻ das Strecken der Arme zur Seite erweitert den unteren Teil des Thorax.

Bergsitz

oder Parvatha Asana. Parvatha heißt im Sanskrit Berg.

Diese Asana gehört zu den Sitzhaltungen. Anlehnen ist möglich. Dies empfiehlt sich bei Schwäche der Knie oder Lendenwirbel.

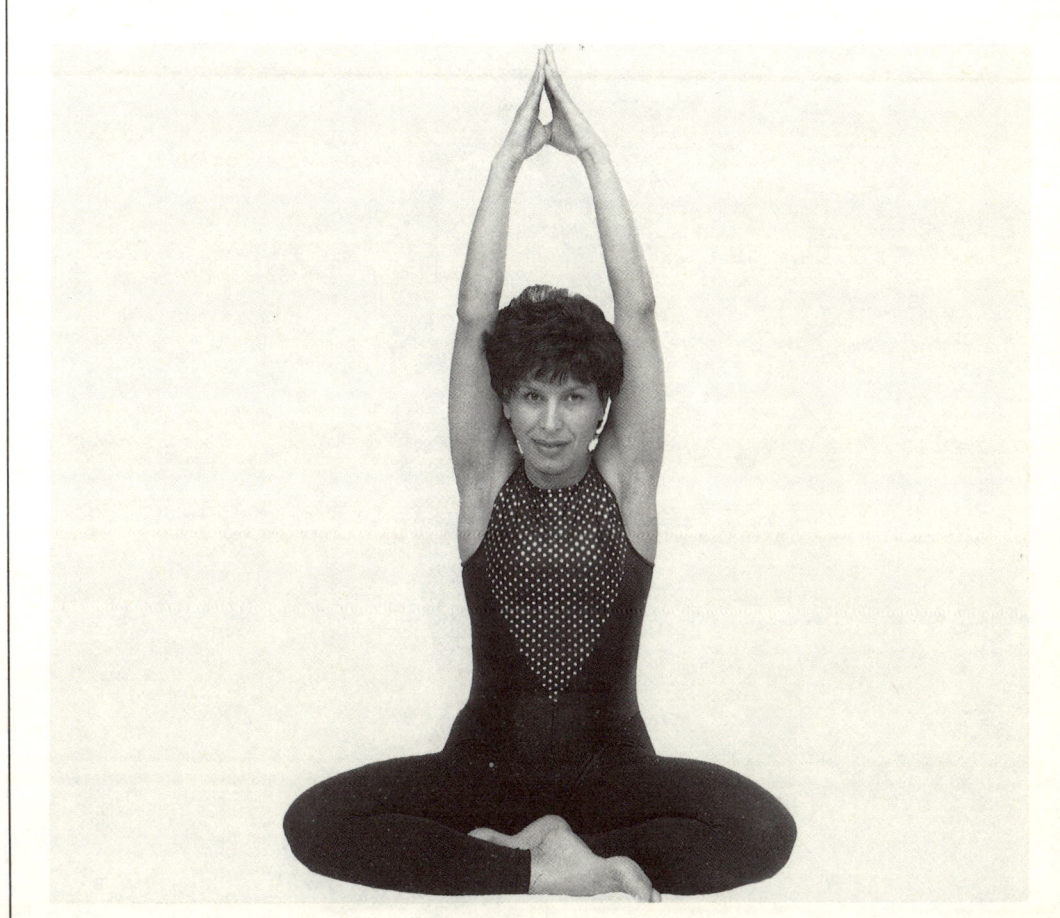

Abb. 420   Bergsitz, mit erhobenen Armen kurz vor Vollendung der Übung

Neben der unten beschriebenen Technik gibt es
zahlreiche Variationen des Bergsitzes mit verschiedenen Bewegungen der Hände und Arme.

Technik

✳ Setzen Sie sich mit ausgestreckten Beinen auf
den Boden.

✳ Beugen Sie das rechte Bein, ziehen Sie es heran und legen Sie den rechten Fuß an den linken Oberschenkel.

✳ Beugen Sie nun das linke Bein, ziehen Sie es
heran und legen Sie den linken Fuß an den
rechten Oberschenkel.

✳ Achten Sie dabei darauf, daß die Fußsohlen
nach oben zeigen und der Rücken gestreckt
ist.

✳ Falls Sie den Bergsitz nicht einnehmen können, sollten Sie zunächst einfachere Stellungen, wie z.B. den Meistersitz oder den
Schneidersitz, einnehmen.

✳ Falten Sie die Hände vor der Brust. Die
Handflächen liegen nun aneinander.

✳ Jetzt die Arme langsam über den Kopf strek-
ken. Die Handflächen dabei nicht von einander lösen.

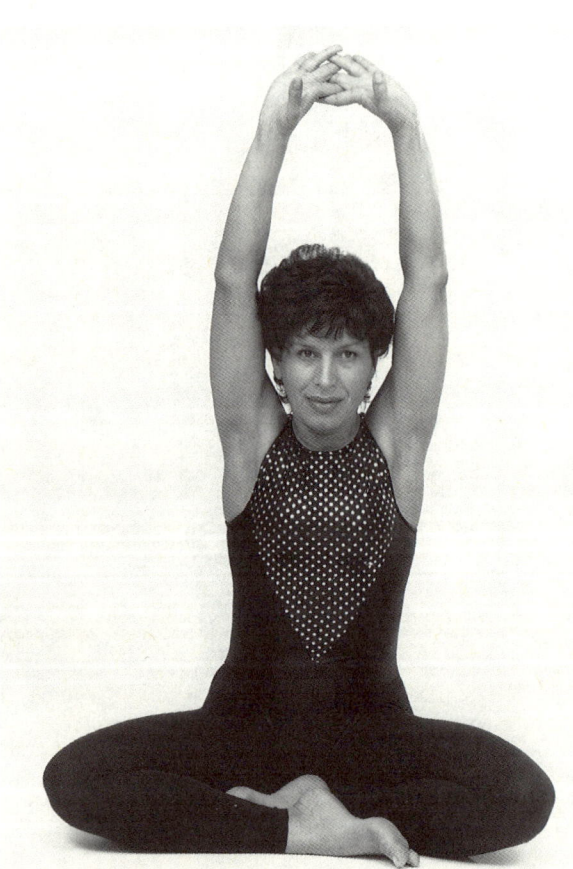

Abb. 421:   Bergsitz, vollendete Übung mit Streckung des Körpers durch Drehen der Hände

* Verschränken Sie jetzt die Hände und drehen Sie sie so, daß die Handflächen nach oben zeigen. Achten Sie darauf, daß der Rükken dabei gestreckt bleibt.

* Halten Sie diese Stellung solange, wie Sie möchten. Wenn möglich, sollten Sie in der Stellung für mindestens eine halbe Minute verharren. Wenn der Bergsitz von Ihnen als angenehm empfunden wird, können Sie selbstverständlich länger in dieser Stellung bleiben. Der Bergsitz eignet sich gut für die verschiedenen Atemübungen des Pranayama.

* Abschließend langsam die Arme senken, die Beine lockern und entspannen und dann in die Ausgangsstellung zurückgehen. Entspannen Sie sich gut.

* Sie können die Übung nun mit dem anderen Bein wiederholen.

▼ *Die medizinische Bedeutung des Bergsitzes*

* Beim Gesunden macht diese Asana die Schultern geschmeidig.

* Sie erweitert den Brustkorb und schenkt einen tieferen Atem.

* Die Stellung stimuliert allgemein die Funktion der Verdauungsorgane im Bauchraum: Nieren, Leber, Darm usw.

* Sie hilft gegen physische und psychische Erschöpfung.

* Sie führt zu einer Erhöhung der Konzentrations- und Aufnahmefähigkeit und läutert das Bewußtsein.

* Durch das Drehen der erhobenen und verschränkten Hände wird eine Streckung der Wirbelsäule erreicht. Dadurch werden Kopfschmerzen infolge von Blutandrang beseitigt sowie Schmerzen bei einer Arthrose der Halswirbel außerhalb der akuten Phasen gelindert.

Der Bergsitz darf nicht eingenommen werden

* bei Schwäche der Kniegelenke und Verletzungen des Meniskus.

Bogen

oder Dhanura Asana oder Dhanurasana. Dhanu heißt im Sanskrit Bogen.

Die Ausgangsstellung für diese Asana bildet die Bauchlage. Der Körper bildet dabei einen Bogen, der von den Händen gehalten wird.

Technik

* Legen Sie sich auf den Bauch. Das Kinn liegt auf dem Boden und die Arme seitlich neben dem Körper.

* Beim Ausatmen die Knie ganz anwinkeln.

* Nun mit den Armen das jeweilige Fußgelenk ergreifen. Heben Sie die Knie und Oberschenkel.

* Heben Sie den Kopf und neigen Sie ihn leicht zurück.

* Versuchen Sie nicht, die Knie aneinanderzupressen. Sie können sie nach Belieben seitlich abstehen lassen.

* Jetzt darf nur noch der untere Teil des Bauches den Boden berühren. Die Rippen dürfen nicht zum Abstützen benutzt werden.

* Halten Sie diese Stellung für zwei Atemzüge.

* Atmen Sie kräftig aus. Beim Einatmen die Füße nach oben ziehen, ohne die Knie zusammenzupressen. Damit werden die Oberschenkel und der Oberkörper angehoben. Das gelingt um so besser, je elastischer die Beine sind.

* In diesem Stadium wird der Körper wie ein Bogen gespannt. Die Arme bilden die Sehne. Wenn Sie möchten, können Sie jetzt die Oberschenkel, Knie und Knöchel zusammenführen. Wenn dies jedoch aus gesundheitlichen Gründen nicht möglich ist oder Sie es nicht als angenehm empfinden, können sie aber auch, wie auf dem Foto, gegrätscht bleiben.

* Drücken Sie die Brust für mindestens zehn Sekunden oder, wenn Sie es können, für eine Minute heraus.

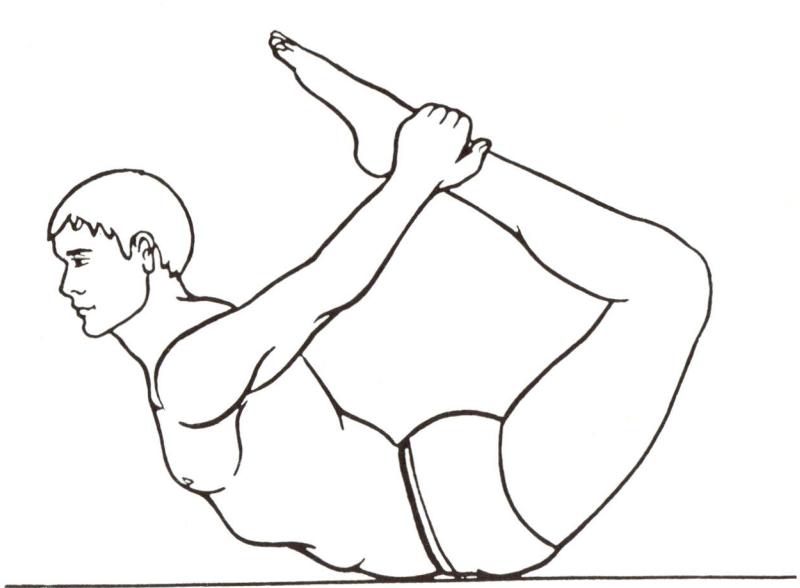

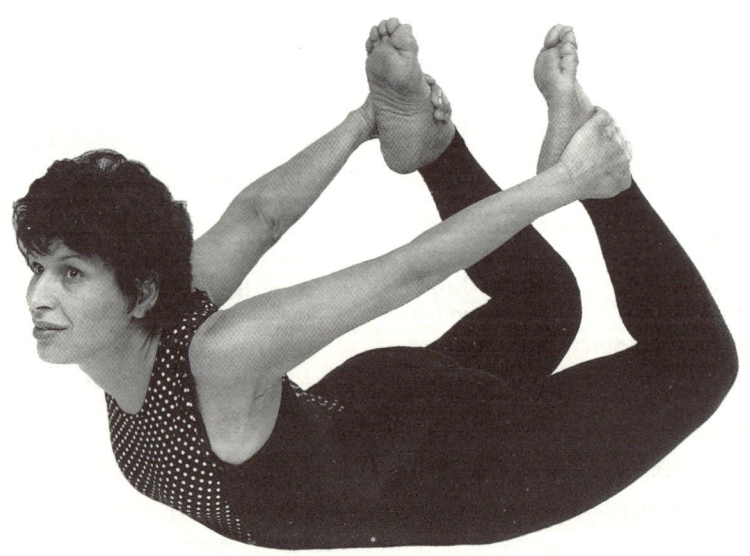

Abb. 422:　Bogen　　Bequeme Variation mit gegrätschten Beinen

* Sorgen Sie sich nicht um Ihren Atemrhythmus, der sich dadurch in der Regel beschleunigt.
* Gehen Sie nun in die Ausgangslage zurück. Sie liegen wieder wie am Anfang der Übung auf dem Bauch.
* Entspannen Sie sich, bis Sie völlig erholt sind und Ihr Atemrhythmus wieder normal ist.
* Wenn Sie schon etwas Übung haben, können Sie diese Übung dreimal hintereinander ausführen.

▼ *Die medizinische Bedeutung des Bogens*
* Beim Gesunden macht er die Wirbelsäule geschmeidig, kräftigt die Zwischenwirbelscheiben und beugt einer Deformation und Verlagerung vor. Er wirkt der Ausbildung einer Kyphose entgegen.
* Er kräftigt vor allem die Verdauungsorgane, aber auch die anderen Bauchorgane.
* Mit der Stellung wird die Durchblutung angeregt.
* Es erfolgt eine Stimulierung der Schilddrüse (siehe Eintrag) und anderer endokriner Drüsen.

Der Bogen darf nicht ausgeführt werden
* bei Schmerzen oder Schwäche der Schultern oder des Handgelenks;
* bei Störungen der Statik der Wirbelsäule infolge Spondylolisthesis, bei Ischias aufgrund von Nucleus-pulposus-Hernie, bei schmerzhafter Arthrose oder Arthritis oder noch nicht ausgeheilten traumatischen Verletzungen der Wirbelsäule;
* bei Hernia inguinalis oder cruralis;
* während der Menstruation;
* bei Patienten mit Lungenemphysem und bei Asthmakranken bei Atemnot;
* bei chronischen entzündlichen Augenerkrankungen und insbesondere bei Glaukom und Netzhauterkrankungen;
* selbst ein gezogener Zahn stellt eine Gegenanzeige für diese Stellung dar. Der Bogen darf keinesfalls nach einem chirurgischen Eingriff und, aufgrund des bei dieser Stellung auftretenden Blutandrangs, auch nicht bei oberflächlichen Verletzungen ausgeführt werden, da dadurch ein Keloid hervorgerufen werden kann.

Boot

oder Navasana. Nava heißt im Sanskrit Boot.

Diese Asana gehört zu den Sitzhaltungen.

Technik
* Setzen Sie sich. Die Hände sind im Nacken verschränkt.
* Beim Ausatmen neigen Sie den Rücken um etwa 45° nach hinten.
* Heben Sie gleichzeitig die Beine möglichst gestreckt um etwa 60° an. Die Füße stehen senkrecht in der Luft, wobei die Zehen oben sind.
* Sobald die Beine den gewünschten Winkel erreicht haben, beugen Sie den Oberkörper und das Becken etwas weiter nach vorn.
* Strecken Sie jetzt die Arme parallel zum Boden aus. Die Handinnenflächen zeigen zueinander.
* Wenn Sie möchten, können Sie nun die Fußgelenke mit den Händen ergreifen.
* Achten Sie darauf, daß Arme und Beine nicht angewinkelt werden.
* Hinweis: Das Körpergewicht darf *nur* auf dem Gesäß ruhen.
* Achten Sie darauf, daß die Schulter- und Halsmuskulatur nicht angespannt ist.
* Versuchen Sie, einen möglichst natürlichen Atemrhythmus beizubehalten.
* Halten Sie diese Stellung solange ein, wie Sie möchten und es Ihre Bauchmuskulatur zuläßt. Beim leisesten Anflug von Müdigkeit, oder auch wenn die Stellung von Ihnen nicht als bequem und angenehm empfunden wird, sollten Sie die Übung beenden.

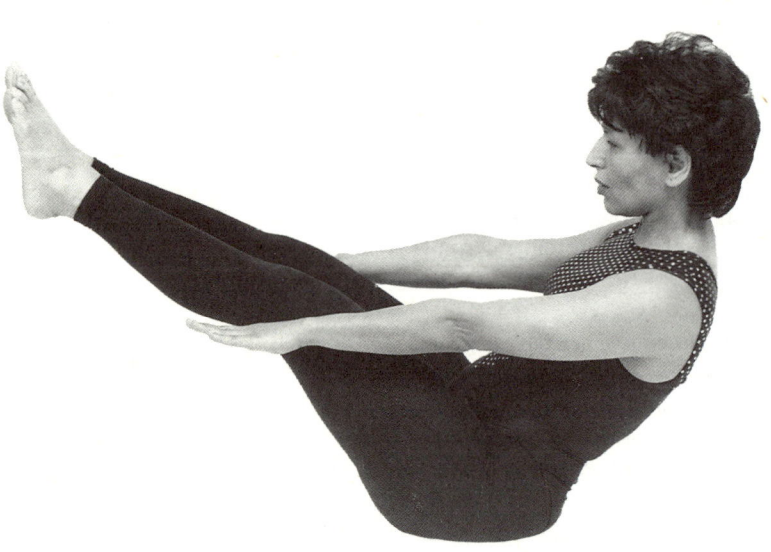

Bei der klassischen Variante werden die Arme parallel zum Boden nach vorne gestreckt.

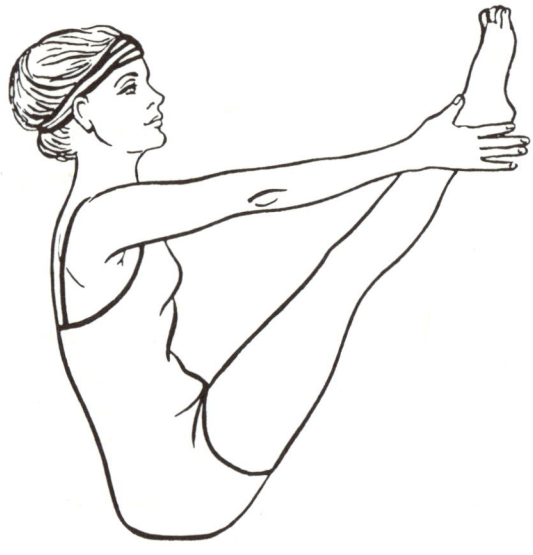

Die Arme werden zunächst etwa in Augenhöhe angehoben,
im letzten Teil der Übung werden dann die Knöchel umfaßt (fakultativ).

Abb. 423:   Das Boot

▼ *Die medizinische Bedeutung des Bootes*

kräftigt die Wirbelsäule vor allem im Lendenbereich;

✳ beseitigt den Blutandrang in den Organen des Kleinbeckens; die Wirkung dieser Stellung entfaltet sich entweder im Bereich der Eierstöcke oder im Bereich der Prostata;

✳ wirkt stark harntreibend und insgesamt entschlackend;

✳ reguliert die Verdauungsfunktionen, insbesondere des Magens;

✳ beugt Blähungen durch Linderung von Aerophagie und Aerocholie vor.

Diamant

oder Vajrasana. Vajra heißt im Sanskrit Diamant oder Blitzstrahl der Götter.

Die Ausgangsstellung für diese Asana bildet der Fersensitz.

Technik

Erste Phase

✳ Begeben Sie sich in den Fersensitz. Die Beine sind geschlossen. Nur die Schienbeine und der Fußrücken der gestreckten Füße liegen auf dem Boden. Die Zehen sind gestreckt und zeigen nach hinten. Die Hände liegen noch locker auf den Oberschenkeln.

✳ Senken Sie nun den Kopf, verschränken Sie die Hände und drehen Sie die Handflächen nach außen. Beim Einatmen jetzt die Arme etwa in Augenhöhe nach vorn strecken. Erheben Sie sich gleichzeitig in den Kniestand, um den Oberkörper aufzurichten.

✳ Heben Sie die Arme über den Kopf. Der Blick folgt dieser Bewegung und ist jetzt nach oben gerichtet. Die Hände bleiben verschränkt, die Handflächen zeigen nun nach oben.

✳ Atmen Sie jetzt tief aus und ein. Beim Ausatmen gehen Sie in den Fersensitz zurück, senken die Arme und legen die verschränkten Hände vorn auf die Oberschenkel. Die Handflächen zeigen nach vorn.

Zweite Phase: das sogenannte „gefaltete Blatt":

✳ Beugen Sie den Oberkörper ganz nach vorn, bis *die Stirn den Boden berührt.* Der Kopf befindet sich jetzt direkt vor den Knien, so daß das Kinn diese fast berührt.

✳ Führen Sie die Arme nach vorn. Sie umschließen nun den Kopf und ruhen auf dem Boden. Die Hände bleiben dabei verschränkt.

✳ Falls Sie den Oberkörper nicht oder nur schwer nach vorn beugen können, sollten Sie dennoch den Fersensitz beibehalten und den Oberkörper nur schräg nach vorn beugen.

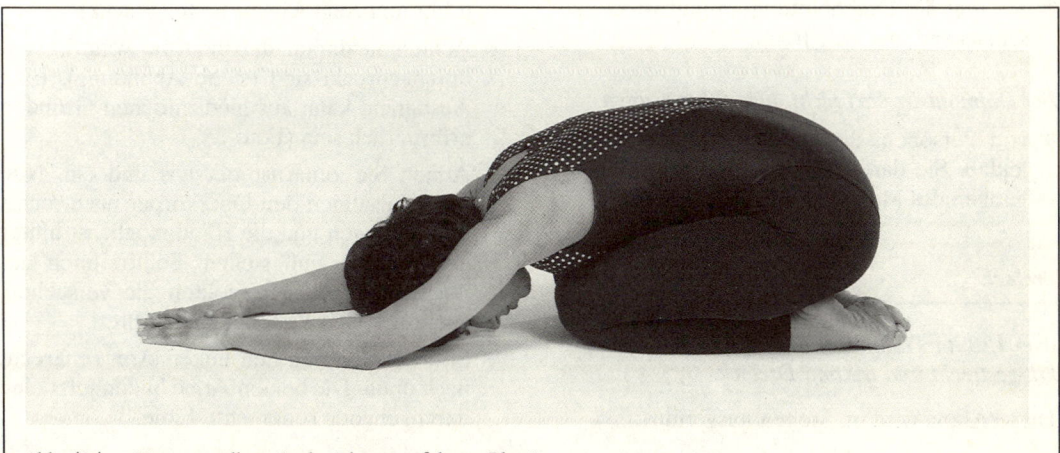

Abb. 424:   Diamantstellung in der Phase „gefaltetes Blatt"

❋ Halten Sie diese Stellung solange ein, wie Sie möchten. Beim leisesten Anflug von Müdigkeit, oder auch wenn die Stellung von Ihnen nicht als bequem und angenehm empfunden wird, sollten Sie die Übung beenden. Atmen Sie ganz natürlich.

❋ Gehen Sie abschließend in die Ausgangslage zurück und entspannen Sie sich.

▼ *Die medizinische Bedeutung des Diamantsitzes*

Diese Asana ist aus medizinischer Sicht eine der interessantesten Yoga-Stellungen.

❋ Sie stellt nicht nur eine wichtige vorbeugende Maßnahme dar, sondern ist auch ein wirksames Mittel für bestimmte Fälle von Wirbelsäulenleiden und Deformationen, wie z.B. einen Buckel. Dies gilt allerdings nicht oder zu stark ausgeprägte Fälle.

❋ Sie entspannt die Rücken- und Schultermuskulatur und lindert wirksam Schmerzen, die in diesem Bereich durch zu lange Anspannung, Überanstrengung oder Fehlhaltungen entstehen können (Rückenschmerzen bei vorwiegend sitzender Tätigkeit).

❋ Sie stärkt das Nervensystem und hilft, den Alltagsstreß besser zu bewältigen. Darüber hinaus verfügt diese Stellung über eine beruhigende Wirkung, die sich entfaltet, sobald die Stirn den Boden berührt.

❋ Sie regt die Durchblutung an und wirkt entschlackend und entgiftend.

Der Diamantsitz darf nicht ausgeführt werden

❋ von Personen, die an Kniegelenksschwäche leiden. Sie darf auch keinesfalls bei Schädigungen des Meniskus ausgeführt werden.

Dreieck

oder Utthita Trikonasana. Utthita heißt im Sanskrit gestreckt und trikona Dreieck.

Diese Asana wird im Stehen ausgeführt.

Technik

❋ Stellen Sie sich aufrecht hin. Die Beine sind noch geschlossen und die Füße stehen aneinander, so daß sich die großen Zehen und die Fersen berühren.

❋ Achten Sie darauf, daß die Knie gut durchgedrückt sind. Spannen Sie die Oberschenkelmuskulatur an und kneifen Sie die Gesäßmuskulatur zusammen. Ziehen Sie nun den Bauch ein und strecken Sie die Brust heraus. Der Rücken sollte gerade gehalten werden und die Wirbelsäulenmuskulatur vor allem im Lenden- und Halswirbelbereich angespannt sein. Strecken Sie den Hals, denn der Kopf darf keinesfalls eingezogen werden. Bitte beachten Sie diese Details, da sonst die Übung ihren physiologischen Wert verliert.

❋ Die Arme hängen bisher locker neben dem Körper. Atmen Sie zunächst tief aus und ein. Führen Sie beim Einatmen die Arme seitwärts mit den Handflächen nach oben zur Waagerechten.

❋ Gleichzeitig die Beine grätschen, bis die Füße etwa einen Meter auseinander stehen und sich die Hände genau oberhalb der Füße befinden.

Nun zum schwierigen Teil des Dreiecks

❋ Der rechte Fuß wird nach rechts gedreht und sollte etwa 90° zur Seite zeigen,

❋ Der linke Fuß wird ebenfalls nach rechts gedreht und zeigt 45° zur Seite (Foto 2).

❋ Achten Sie darauf, daß die Knie weiterhin gut durchgedrückt sind (siehe Abbildung). Eine Ausnahme kann aus medizinischen Gründen erforderlich sein (Foto 2).

❋ Atmen Sie zunächst tief aus und ein. Nun beim Ausatmen den Oberkörper nach rechts unten beugen und die Hand möglichst hinter den rechten Fuß stellen. Sollte Ihnen das noch nicht gelingen, sollten Sie versuchen, zumindest den Knöchel zu berühren.

❋ Strecken Sie nun den linken Arm senkrecht nach oben. Die beiden Arme bilden jetzt eine durchgehende senkrechte Linie.

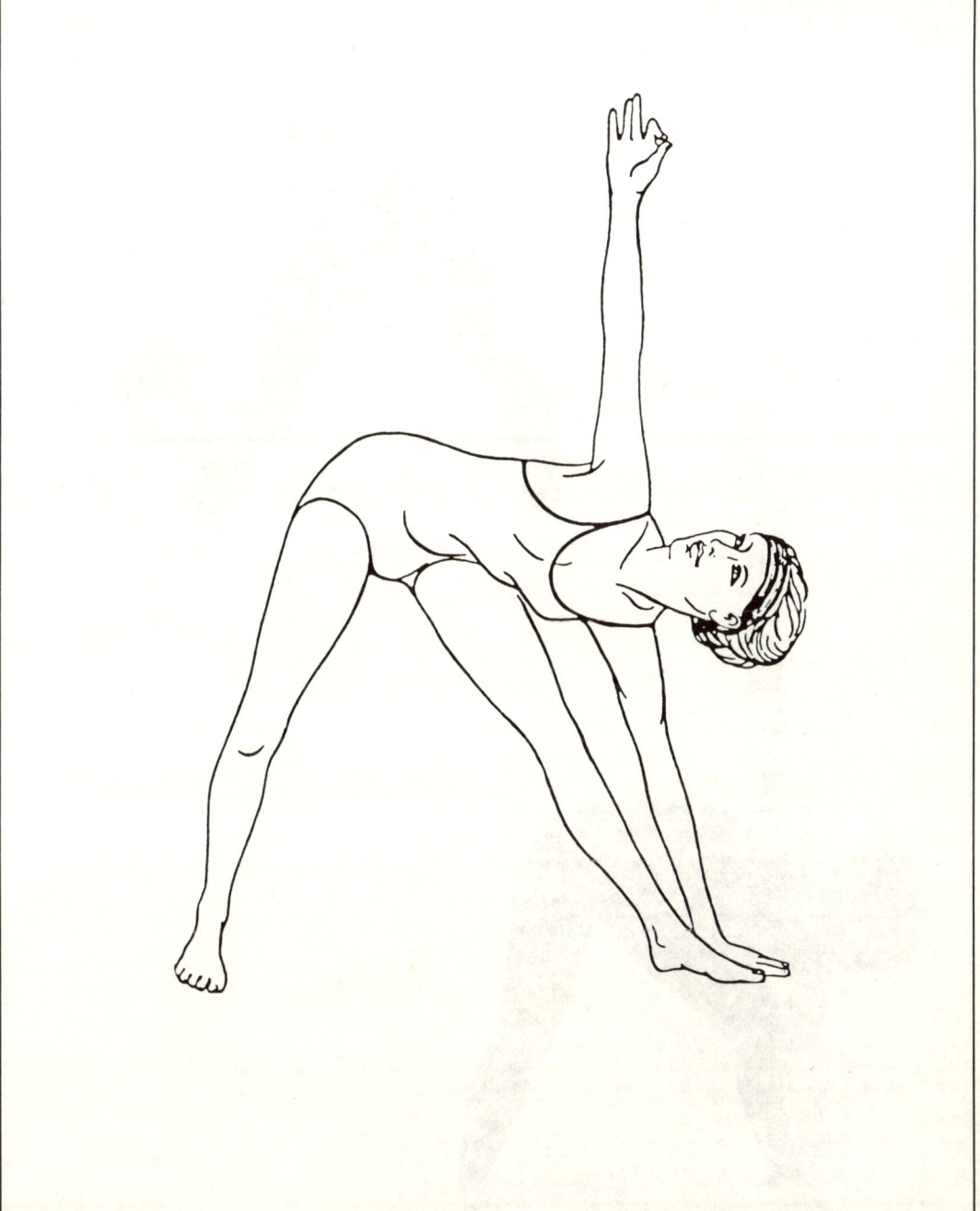

Abb. 425:   Dreieck.   Zur Wahrung der Symmetrie sollten alle Übungen, die nur eine Körperseite betreffen,
auch nach der anderen Seite ausgeführt werden.

Variation des Dreiecks

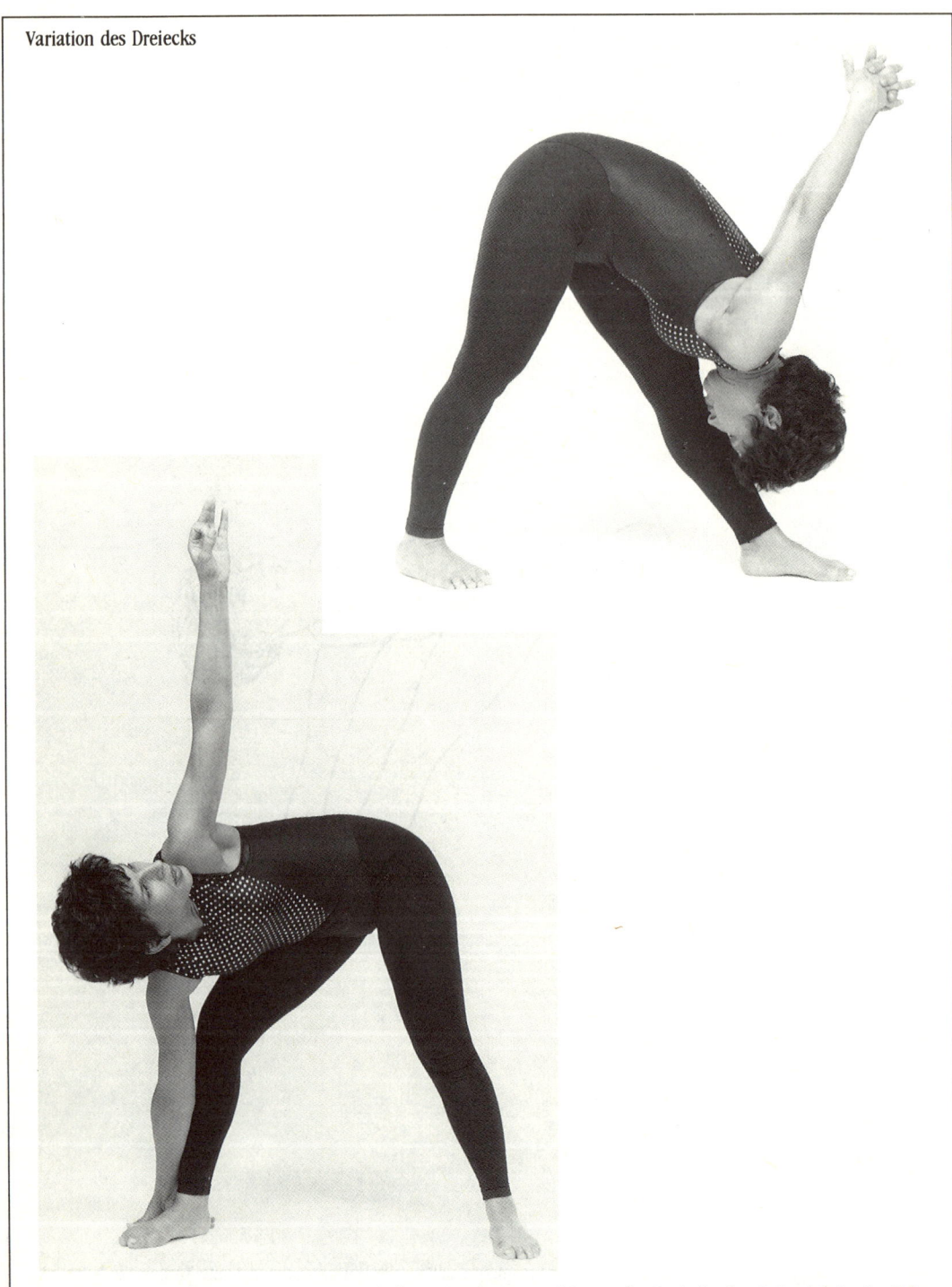

Abb. 426:   Vereinfachte Ausführung des Dreiecks durch Anwinkeln des Beins

* Wenden Sie das Gesicht nach oben und schauen Sie auf die linke Hand (Foto 2).
* Halten Sie die Stellung solange ein, wie Sie möchten. Es wird empfohlen, in ihr möglichst für eine Minute zu verharren. Atmen Sie dabei ganz natürlich gleichmäßig und tief aus und ein.Beim leisesten Anflug von Müdigkeit, oder auch wenn die Stellung von Ihnen nicht als bequem und angenehm empfunden wird, sollten Sie die Übung beenden.
* Dazu die rechte Hand vom Boden lösen. Richten Sie sich auf und gehen Sie in die Ausgangsstellung zurück. Die Arme hängen wie zu Beginn locker neben dem Körper. Die Beine sind geschlossen und gestreckt.
* Entspannen Sie sich einen Moment. Sie können nun die Übung mehrmals wiederholen, wobei Sie zur Wahrung der Symmetrie (siehe Abbildung) jeweils die Seite abwechseln und auch die gleiche Zeit einhalten sollten. Anfängern möchten wir empfehlen, das Dreieck pro Yoga-Sitzung nur einmal auszuführen.

▼ *Die medizinische Bedeutung des Dreiecks*
* entwickelt den Brustkorb und erhöht die Lungenkapazität;
* kräftigt die Bein- und Schultergelenke;
* beugt Deformationen des Thorax, wie Skoliose und Lordose, vor; unterstützt die Bewegungstherapie bei Fällen, die eine Rehabilitation erfordern; die Stellung kann jedoch Deformationen im fortgeschrittenen Stadium, die orthopädische Maßnahmen oder einen chirurgischen Eingriff erfordern, nicht lindern;
* trägt zur harmonischen Entwicklung der Beinmuskulatur bei;
* schult den Gleichgewichtssinn, kräftigt die Bauchmuskulatur und erhöht den Tonus der Bauchorgane, insbesondere der Nieren und des Darms;
* beruhigt das Nervensystem und wirkt insbesondere bei Cor nervosum und Tachykardie.

Das Dreieck darf nicht ausgeführt werden bei
* Wirbelsäulendeformationen vom Typ einer Lordose;
* Ischias, insbesondere aufgrund von Nucleuspulposus-Hernie;
* Gelenkschäden im Hüftbereich: Arthritis, schmerzhafte Arthrose (Koxarthrose) usw. sowie Kniegelenksschwäche.

Dynamik

Die dynamische Phase einer Asana ist die Phase, in der sie eingenommen wird. Mitunter wird diese durch zusätzliche Bewegungen ergänzt. Im Gegensatz dazu steht die statische Phase (siehe Kobra).

Dynamische Phase

Die dynamische Phase einer Asana ist die Phase, in der sie eingenommen wird, in der Bewegungen harmonisch ineinander übergehen. Ist die Asana eingenommen, beginnt die „statische Phase" für die Dauer, in der in ihr verharrt wird. Die dynamische Phase hat keine Ruhemomente, sondern wird ständig durch zusätzliche Bewegungen oder Variationen ergänzt.

Fötus

oder Pindasana. Pinda heißt im Sanskrit Fötus.

Die Ausgangsstellung für diese Asana bildet die Rückenlage. Sie ist die klassische Gegenübung für die Kobra.

Technik
* Begeben Sie sich in die Rückenlage. Die Beine sind geschlossen und gestreckt.
* Zunächst einatmen und beim Ausatmen die Beine anwinkeln und mit den Händen an die Brust heranziehen.
* Beugen Sie den Kopf etwas nach vorn und machen Sie einen leichten Katzenbuckel.
* Atmen Sie tief ein, nun beim Ausatmen die Stirn an die Knie bringen.

❋ Jetzt den Atem nach kräftigem Ausatmen kurz anhalten (Kumbakha). Die Lungen sind dabei leer.

❋ Atmen Sie nun eine halbe Minute lang aus und ein. Beim leisesten Anflug von Müdigkeit, oder auch wenn die Stellung von Ihnen nicht als bequem und angenehm empfunden wird, sollten Sie die Übung beenden. Dazu ausatmen und langsam in die Ausgangsstellung zurückgehen.

❋ Entspannen Sie sich abschließend am besten in der Leichenstellung (Savasana).

▼ *Die medizinische Bedeutung des Fötus*

❋ fördert die Durchblutung der Beine und wirkt somit wohltuend bei Schweregefühl in den Beinen, Krampfadern und Hämorrhoiden;

❋ stimuliert die Funktion der Verdauungsorgane;

❋ regt die Nierentätigkeit an und wirkt harntreibend.

Der Fötus darf nicht ausgeführt werden

❋ in allen Fällen von Deformationen der Wirbelsäule aufgrund von Kyphose. Das gilt um so mehr, je stärker die Kyphose ausgeprägt ist.

❋ bei Schmerzen im Bereich der Wirbelsäule: Arthritis, Arthrose, Spondylolisthesis, noch nicht abgeheilten Traumata usw.

Variation

In der Endphase der Stellung kann auf dem Rücken „geschaukelt" werden. Dazu abwechselnd vor und rückwärts schaukeln.

Dadurch wird die Wirbelsäule geschmeidiger und die Wirkung auf die Bauchorgane verstärkt.

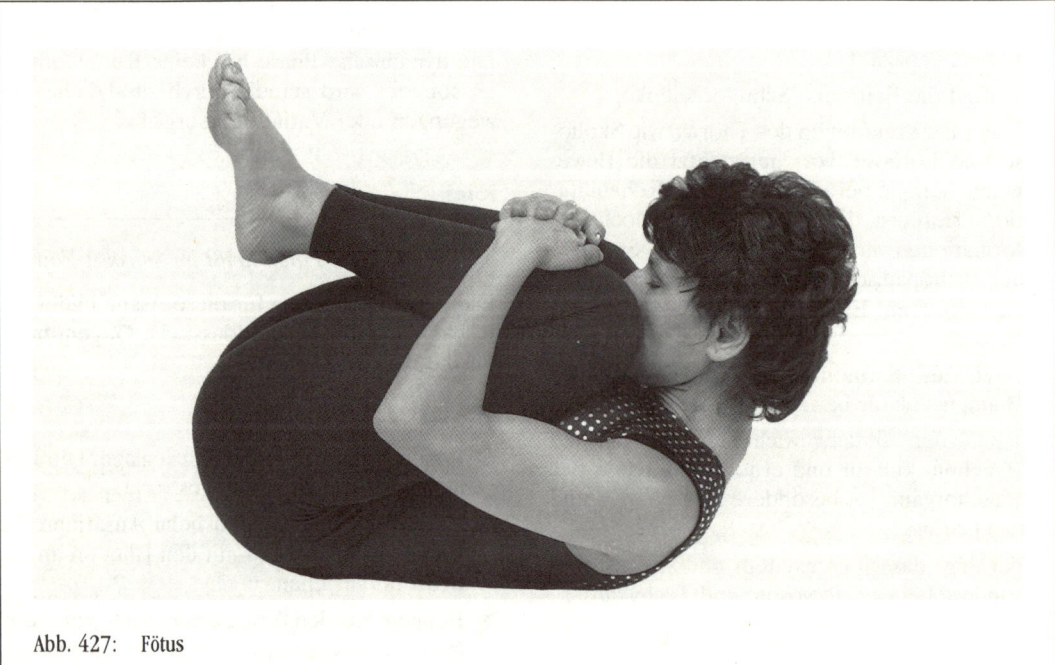

Abb. 427:   Fötus

Die gasentfernende Stellung

oder Eka Pada Apana Asana oder Pavanamuktasana.

Eka heißt im Sanskrit ein, pada Fuß, apana Gesamtheit der Funktionen der unteren Bauchorgane zur Harn- und Stuhlausscheidung, mukta befreit.

Diese Asana wird in der Rückenlage ausgeführt und ist für ihre verdauungsanregende und entschlackende Funktion bekannt.

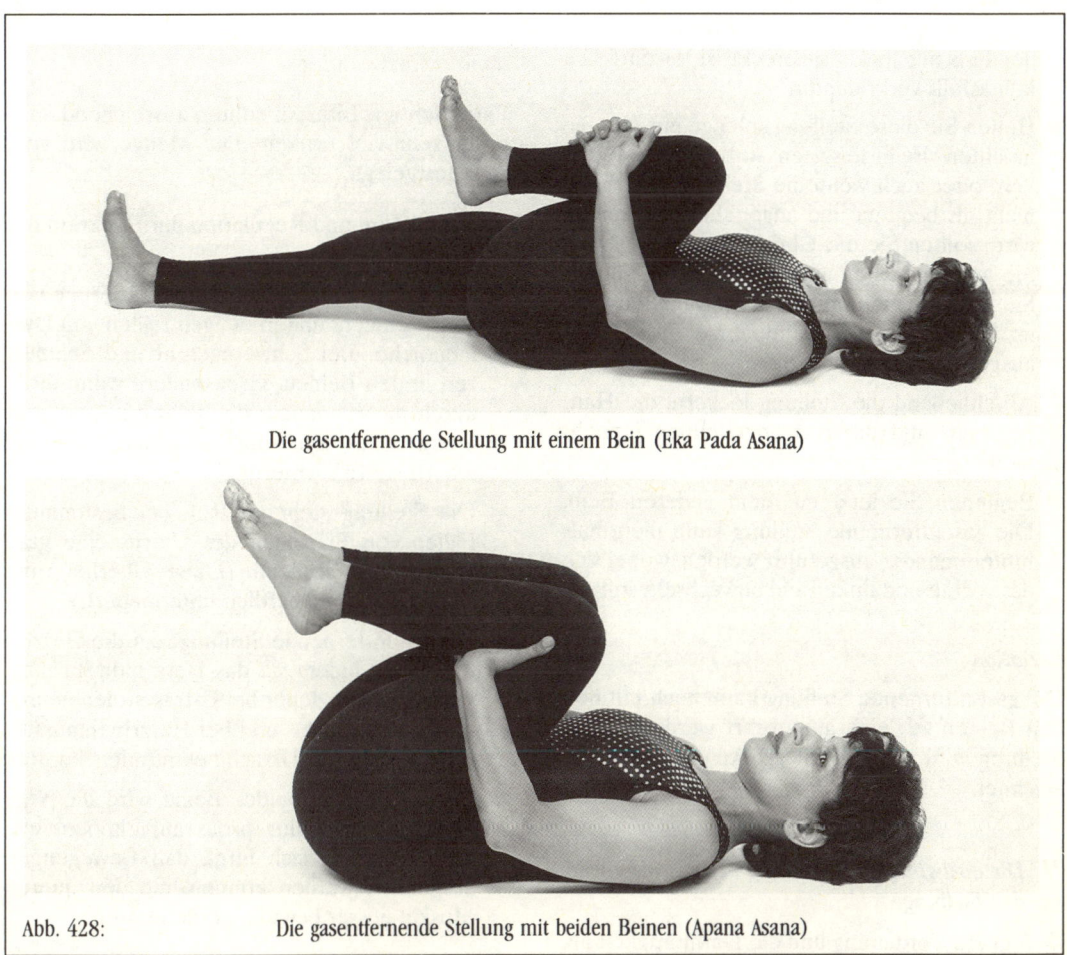

Die gasentfernende Stellung mit einem Bein (Eka Pada Asana)

Abb. 428:   Die gasentfernende Stellung mit beiden Beinen (Apana Asana)

Technik

✳ Begeben Sie sich in die Rückenlage. Die Beine sind angespannt und gestreckt.

✳ Tief einatmen und beim Ausatmen das rechte Bein anwinkeln.

✳ Umfassen Sie jetzt mit den verschränkten Händen das Knie. Gleichzeitig den Kopf nach vorn beugen, bis das Kinn auf dem Brustbein liegt. Damit ist Jalandhara Bandha vollzogen (siehe Kapitel III). Vermeiden Sie dabei, den Hals zu verkrampfen.

✳ Folgende anatomische Merkmale zeichnen eine korrekte Ausführung aus: die Schultern liegen flach auf der Unterlage, die Oberarme bilden dazu etwa einen Winkel von 30°, sie liegen dicht am Körper an, auch die Ellenbogen sollen nicht abstehen, die Unterarme bilden eine Senkrechte, die ineinander verschränkten Hände pressen das rechte Knie fest an den Körper, das Schienbein des gebeugten Beins bildet eine gerade waagerechte Linie, an sie schließt sich der locker nach vorn gestreckte Fuß an. Wichtig ist, daß der Fuß nur locker gestreckt ist, er darf sich keinesfalls verkrampfen.

✳ Halten Sie diese Stellung solange ein, wie Sie möchten. Beim leisesten Anflug von Müdigkeit, oder auch wenn die Stellung von Ihnen nicht als bequem und angenehm empfunden wird, sollten Sie die Übung beenden. Atmen Sie ganz natürlich aus und ein, oder führen Sie eine Atemübung des Pranayama aus, die im Liegen ohne Zuhilfenahme der Hände ausgeführt werden kann.

✳ Abschließend die Stellung lockern, die Hände lösen und die Ausgangsstellung einnehmen.

✳ Beginnen Sie jetzt mit dem anderen Bein. Die gasentfernende Stellung kann mehrmals hintereinander ausgeführt werden, wobei sich das rechte und linke Bein abwechseln sollten.

Variation

Die gasentfernende Stellung kann auch mit beiden Beinen zugleich ausgeführt werden. Diese Stellung wird im Sanskrit als Apana Asana bezeichnet.

▼ *Die medizinische Bedeutung der gasentfernenden Stellung*

✳ regt die Verdauung und die Darmtätigkeit an, beseitigt Verdauungsgase und erleichtert den Stuhlgang;

✳ stimuliert die Nierenfunktion und wirkt harntreibend. Nach der Überlieferung soll diese Asana der Bildung von Nierengrieß und Nierensteinen vorbeugen bzw. sogar zum spontanen Abgang von Harngrieß und -steinen beitragen. Da die Untersuchungen zu dieser Thematik noch nicht abgeschlossen sind, kön-

nen derzeit noch keine gesicherten Aussagen getroffen werden.

Im Falle von Harngrieß und -steinen sollte auch die Zusammensetzung der Steine (Harnsäure-, Oxalat-, Phosphatsteine usw.) bestimmt, der pH-Wert des Urins ermittelt und gegebenenfalls korrigiert werden. Zögern Sie eine medikamentöse Behandlung nicht hinaus; auch ein vorgesehener chirurgischer Eingriff kann durch Yoga nicht ersetzt werden.

Patienten mit Lithiasis sollten ausreichend, mitunter sehr viel trinken. Die Menge wird vom Arzt festgelegt.

✳ Stimulation und Regulation der Funktion der Eierstöcke;

✳ Anregung der Durchblutung, Linderung von Regelschmerz und in einigen Fällen von Dysmenorrhö. Bei Schweregefühl und Schmerzen in den Beinen, insbesondere wenn diese durch die Einnahme der Pille oder ein prämenstruelles Syndrom verursacht ist, verschafft sie Erleichterung.

✳ Die Stellung steht im Ruf, bei bestimmten Fällen von Fibromen des Uterus eine gute Wirkung zu besitzen. (Diese Überlieferung ist nicht wissenschaftlich untermauert.)

✳ Die gasentfernende Stellung regt die Herztätigkeit an, indem sie das Herz indirekt massiert. Sie kann daher bei Extrasystolen neurotonischer Ursache und bei Herzrhythmusstörungen nervöser Ursache empfohlen werden.

✳ Beim Anziehen beider Beine wird die Wirkung des Musculus psoas aufgehoben, was den Vorteil in sich birgt, daß Bewegungen ausgeführt werden können, die den queren Muskel besser bewußt werden lassen.

Gegenübung

Asana zum Ausgleich zu starker oder ungewollter Wirkungen einer vorher ausgeführten Asana.

Dieser Begriff beschränkt sich häufig, aber nicht nur, auf die Wirbelsäule. Hierbei geht es darum, eine entgegengesetzte Beugung zu der vorangegangenen durchzuführen.

In Bezug auf die Gliedmaßen bedeutet die Ausführung einer Gegenübung eine Beugung oder Streckung eines Arms/Beins oder beider Arme/Beine entgegengesetzt zu der vorangegangenen Bewegung.

Verallgemeinernd läßt sich feststellen, daß es darum geht, eine ausgewogene Beanspruchung der Muskulatur zu erreichen und dabei ein einseitiges Training bestimmter Muskelpartien auszuschließen. Ziel ist es, mögliche Anzeichen von Unverträglichkeit im Anschluß an bestimmte Asana abzufedern.

So ist zum Beispiel die Stellung des Fötus die klassische Gegenübung für die Kobra.

Geierstellung

oder Ranahaddhu Asana.

Diese Asana wird im Sitzen ausgeführt.

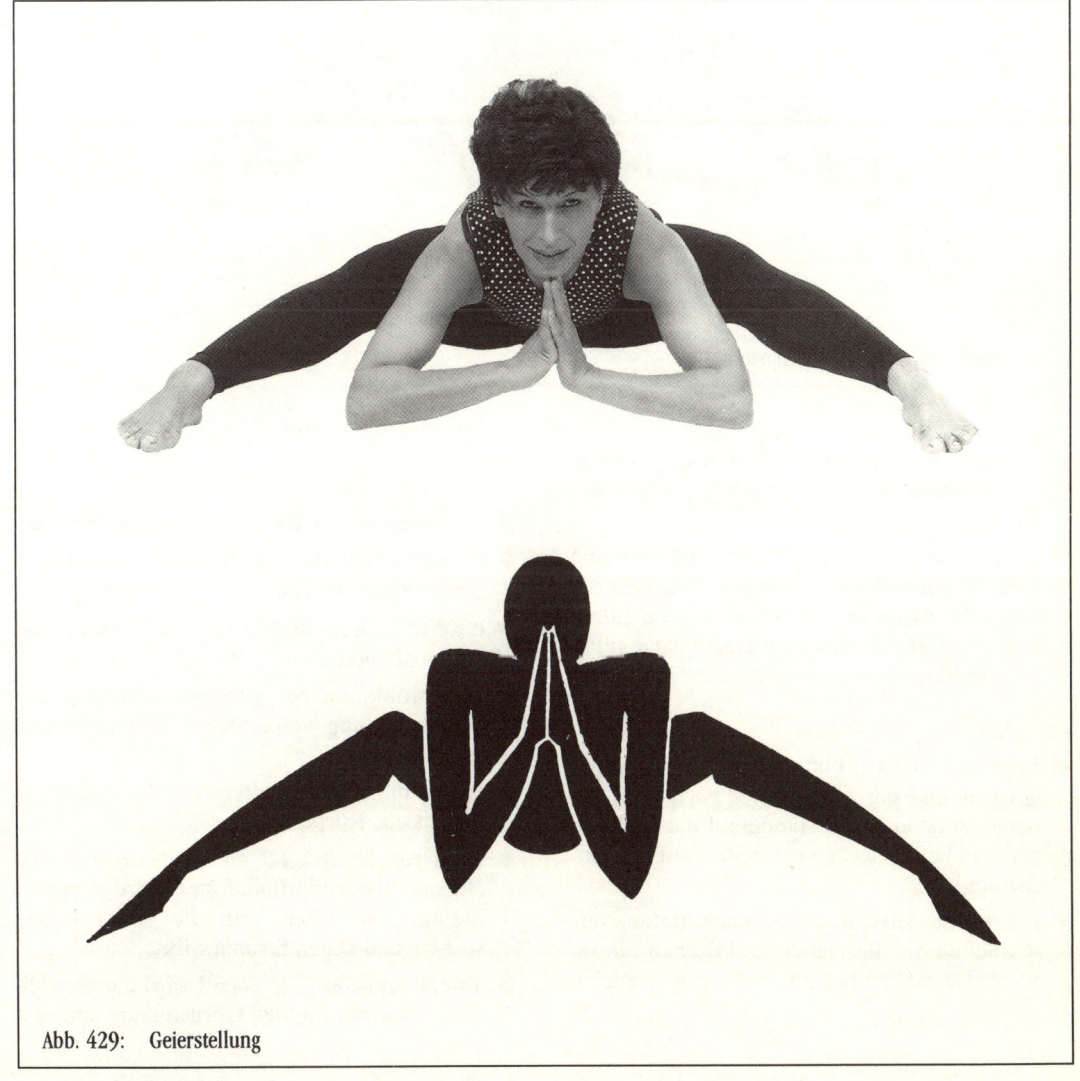

Abb. 429:   Geierstellung

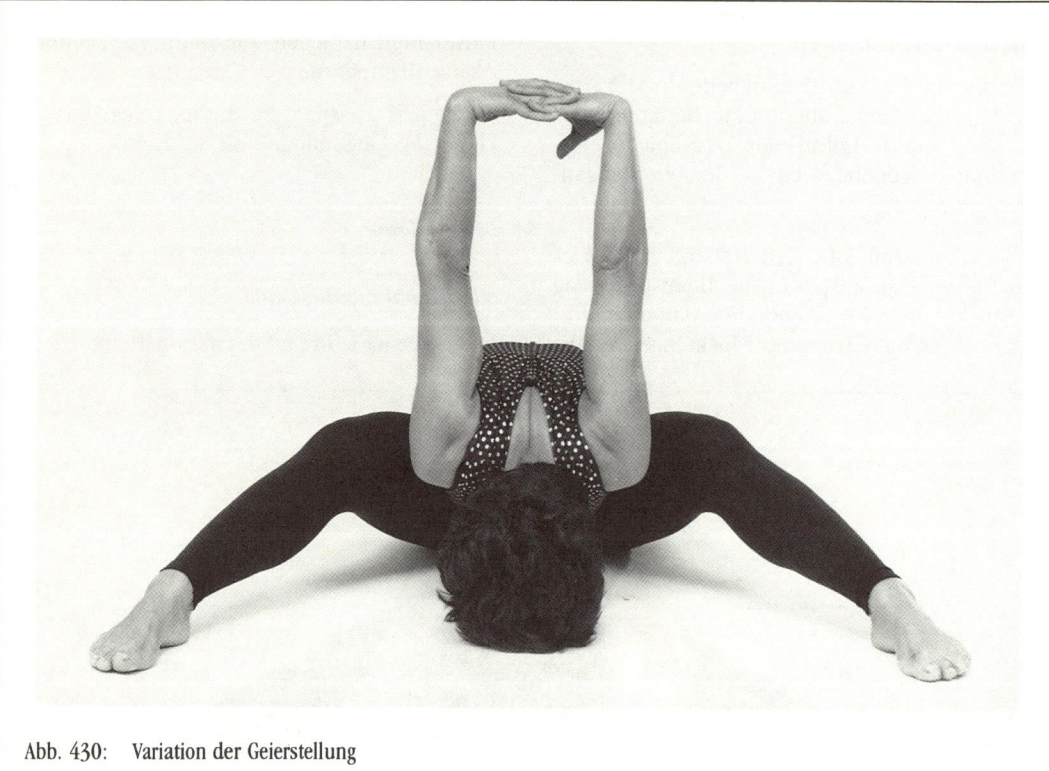

Abb. 430:   Variation der Geierstellung

Technik

✳ Setzen Sie sich auf den Boden und grätschen Sie die Beine weit auseinander. Winkeln Sie die Beine leicht an.

✳ Atmen Sie ein und aus. Beim Ausatmen den Oberkörper nach vorn beugen. Winkeln Sie dabei die Arme an und setzen Sie die Ellenbogen auf den Boden. Die Hände sind gefaltet, die Fingerspitzen liegen unter dem Kinn.

Variation

✳ Beginnen Sie wie oben: Die Beine sind gegrätscht und der Oberkörper nach vorn gebeugt. Jetzt aber die Hände auf die Füße legen und beim Ausatmen die Stirn auf den Boden senken.

✳ Führen Sie jetzt die Arme nach hinten, verschränken Sie die Hände und drehen Sie sie so, daß die Handflächen nach unten zeigen.

Die Arme nun weiter nach oben führen, bis sie senkrecht stehen.

▼ *Die medizinische Bedeutung der Geierstellung*

✳ entwickelt die Bauchmuskulatur und schenkt eine schlankere Taille;

✳ erweitert den Brustkorb und erhöht das Atemvolumen;

✳ wirkt wohltuend bei Asthma und anderen mit Schleimbildung verbundenen Erkrankungen der Atemwege;

✳ erhöht die Widerstandskraft und Leistungsfähigkeit des Körpers;

✳ wirkt regulierend auf die Schilddrüsen- und Nebenschilddrüsenfunktion; es wird sogar die Meinung vertreten, daß die Geierstellung vorbeugend gegen Struma wirkt;

✳ als erstaunliche Eigenschaft wird die angebliche Verbesserung des Geruchssinns angegeben.

Geneigte Brücke

oder *Purvattasana. Purva heißt im Sanskrit Osten - man meint damit die gesamte Vorderseite des Körpers vom Kopf bis Fuß; Uttana heißt starke Dehnung.*

Diese Asana gehört zu den Sitzhaltungen. Sie ähnelt in ihrer Ausführung dem Tisch, ist jedoch leichter. Dennoch besitzt sie eine stärkere physiologische Wirkung.

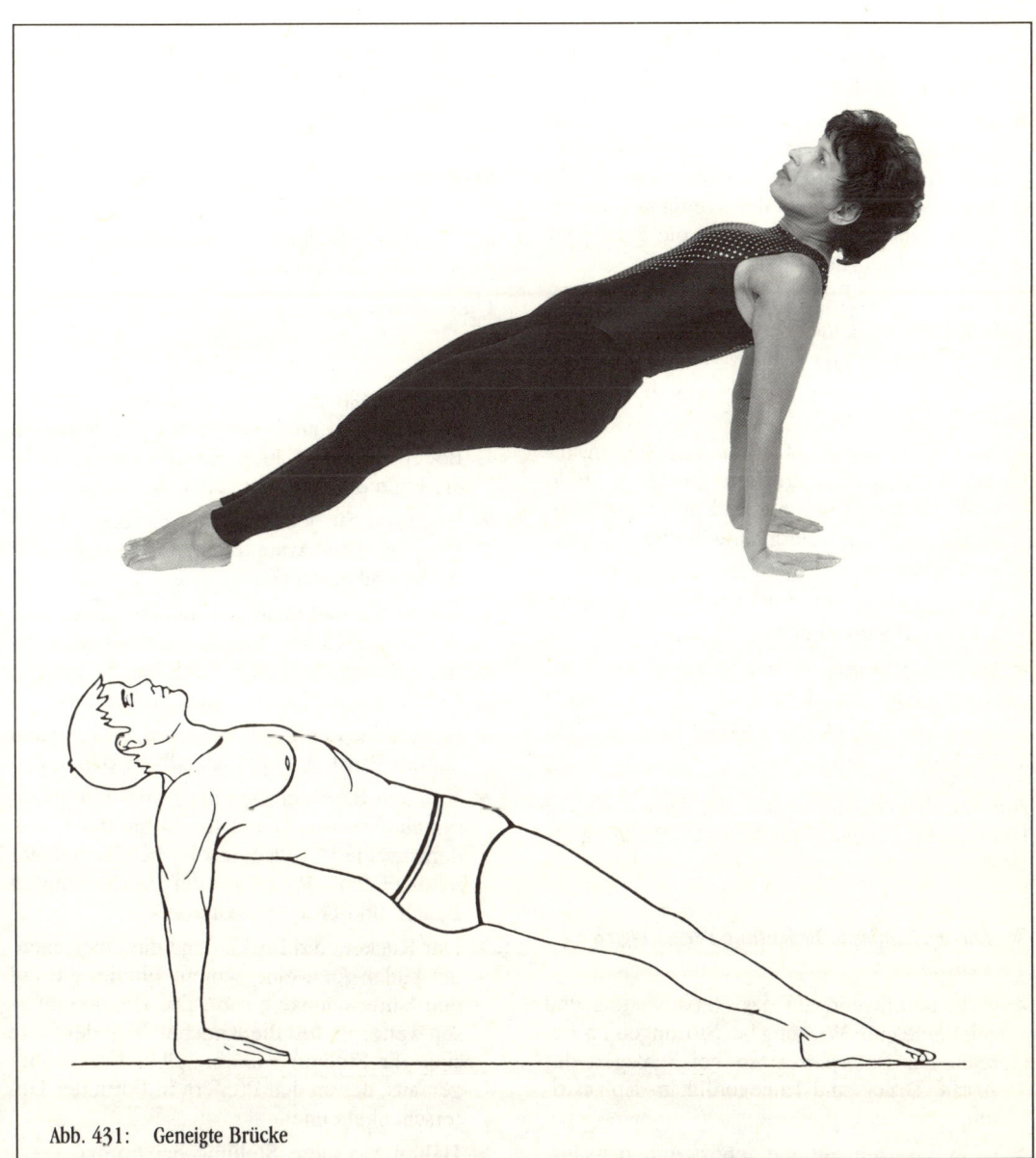

Abb. 431:   Geneigte Brücke

Technik

* Setzen Sie sich mit gestreckten Beinen auf
  den Boden. Stützen Sie sich neben den Hüften mit den Händen ab. Die Handflächen zeigen nach unten und die Finger entweder nach
  vorn oder hinten.

* Beugen Sie die Knie (nur zur Einnahme der
  Stellung), damit Sie die Fußsohlen fest auf
  den Boden setzen können. Besonders bei den
  Fersen ist ein fester Halt notwendig.

* Jetzt verfügen Sie über einen sicheren Stand
  der Füße. Nun zu den Armen: Strecken Sie
  beim Ausatmen die Arme und heben Sie dadurch den Körper an. Gleichzeitig werden die
  Beine dabei gestreckt, so daß die Knie jetzt
  ganz durchgedrückt sind.

* In der Seitenansicht ähnelt diese Stellung der
  Halb-Brücke. Eine Verwechslung ist jedoch
  ausgeschlossen, da sich die beiden Übungen
  in der Ausführung grundlegend unterscheiden.

* Neigen Sie den Kopf etwas nach hinten, indem Sie den Hals strecken. Der Kopf sollte
  jetzt mit dem Körper eine Linie bilden, dadurch wird ein Durchhängen des Körpers
  verhindert.

* Achten Sie darauf, daß die Arme senkrecht
  auf dem Boden stehen.

* Die Linie zwischen der Hüfte und den Knöcheln bildet mit dem Boden einen Winkel
  von etwa 45°. Die Füße liegen flach auf dem
  Boden.

Nur durch genaue Ausführung dieser Übung
läßt sich eine hohe physiologische Wirkung erzielen.

▼ Die medizinische Bedeutung der geneigten Brücke

* wirkt beruhigend auf das Nervensystem und
  zeigt eine gute Wirkung bei Störungen im Bereich des Solarplexus: so bei Schlägen der
  Aorta, Druck und Engegefühl im Epigastrium;

* wirkt harntreibend und gehört zu den Asana,
  die der Prävention bei Nephrolithiasis bzw.

zur Unterstützung der diätetischen Maßnahmen und der Therapie dienen;

* erhöht die Geschmeidigkeit der Schulter-,
  Nacken- und Hüftgelenke beim Gesunden.

Die geneigte Brücke darf nicht ausgeführt werden

* bei Tortikollis, Arthrose der Halswirbel, Periarteriitis in der Schulter und bei allen Fällen
  von Schwäche oder schmerzenden Verletzungen der Hände, Handgelenke und der Ellenbogen.

Halb-Brücke

oder *Ardha Setu Bandha. Im Sanskrit bedeutet
ardha halb, setu Brücke und bandha Verbindung.*

Diese Asana wird in der Rückenlage ausgeführt.

Technik

* Begeben Sie sich in die Rückenlage. Ziehen
  Sie die Beine an, bis die Fußsohlen auf dem
  Boden stehen. Achten Sie dabei darauf, daß
  die Füße parallel nebeneinander stehen.

* Ergreifen Sie jetzt die Fußgelenke mit den
  Händen. Die Arme bleiben gestreckt. Die
  Beine sind geschlossen.

* Atmen Sie mehrmals aus und ein. Beim Einatmen den Körper anheben. Dies ist die wichtigste Phase der Halb-Brücke. Versuchen Sie,
  nicht aus dem Gleichgewicht zu kommen.

* Beugen Sie den Kopf nach vorn, bis das Kinn
  auf der Brust aufliegt (Jalandhara Bandha).

* Nun den Bauch einziehen und das Gesäß zusammenkneifen. Damit haben Sie den „Lendenverschluß" vollzogen. Er beruht auf der
  schützenden Wirkung der angespannten
  Bauch- und Gesäßmuskulatur.

* Der Rücken, das Becken und die Oberschenkel bilden jetzt eine schiefe Ebene, die auf
  den Unterschenkeln ruht. Die Hände umfassen weiterhin fest die Knöchel. Von der Seite
  sieht die Stellung wie ein halber Brückenbo-
  gen aus, der an den Pfeilern in Form der Unterschenkel endet.

* Halten Sie diese Stellung bei normaler Atmung solange ein, wie Sie möchten. Beim lei-

sesten Anflug von Müdigkeit, oder auch wenn die Stellung von Ihnen nicht als bequem und angenehm empfunden wird, sollten Sie die Übung beenden.

❋ Abschließend ausatmen und gleichzeitig den Körper behutsam senken und die Ausgangsstellung einnehmen.

❋ Lassen Sie sich genügend Zeit zur Erholung.

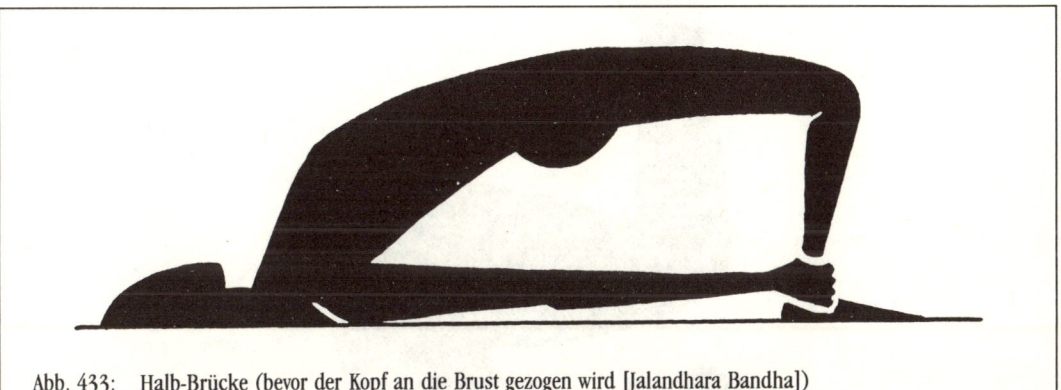

Abb. 433: Halb-Brücke (bevor der Kopf an die Brust gezogen wird [Jalandhara Bandha])

▼ *Die medizinische Bedeutung der Halb-Brücke*

❋ Sie kräftigt den Rücken und macht ihn geschmeidig, entspannt die Muskulatur der Wirbelsäule und beseitigt so Schmerzen infolge von Verspannungen, wie sie häufig nach langer sitzender Tätigkeit mit einer Neigung des Oberkörpers nach vorn besonders bei schwach entwickelter Rückenmuskulatur auftreten. Sie kann auch bei Schmerzen und Verspannungen im Halsbereich empfohlen werden.

❋ Die Halb-Brücke wirkt Deformationen der Wirbelsäule, wie Skoliose und Kyphose, vor. Bei Lordose darf sie jedoch nicht ausgeführt werden.

❋ Sie macht die Kniegelenke geschmeidig, sollte jedoch nicht bei schmerzenden Verletzungen oder ausgeprägten Schädigungen, wie einer Arthrose der Kniegelenke (Gonarthrose), Arthritis und bei Schädigungen des Meniskus, ausgeführt werden.

❋ Sie regt die Durchblutung an und stimuliert so die Herztätigkeit sowie die Funktion verschiedener Bauchorgane (Nieren, Magen, Darm und Eierstöcke).

Die Halb-Brücke darf nicht ausgeführt werden

❋ beim Vorliegen der klassischen Gegenanzeigen, wie Fieber, Schmerzen, Erschöpfungszuständen und

❋ insbesondere bei den verschiedenen Formen von Ischias.

Halb-Kerze

oder *Viparitha Karani. Viparitha* heißt im Sanskrit *umgekehrt* und *karani machen.*

Die Ausgangsstellung für die Halb-Kerze bildet die Rückenlage.

Diese Stellung besitzt einen geringeren Schwierigkeitsgrad als die Kerze, aber auch eine weniger intensive Wirkung. Die Halb-Kerze kann jedoch in die Kerze übergeleitet werden.

In ihrer Ausführung stimmt sie mit dem Bewegungsablauf zur Einnahme der Kerze bis zu der Phase überein, in der die angewinkelten Beine angehoben werden. Daher weist sie in dieser aktiven Bewegungsphase die gleiche Wirkung, aber auch die gleichen Gegenanzeigen wie die Kerze auf.

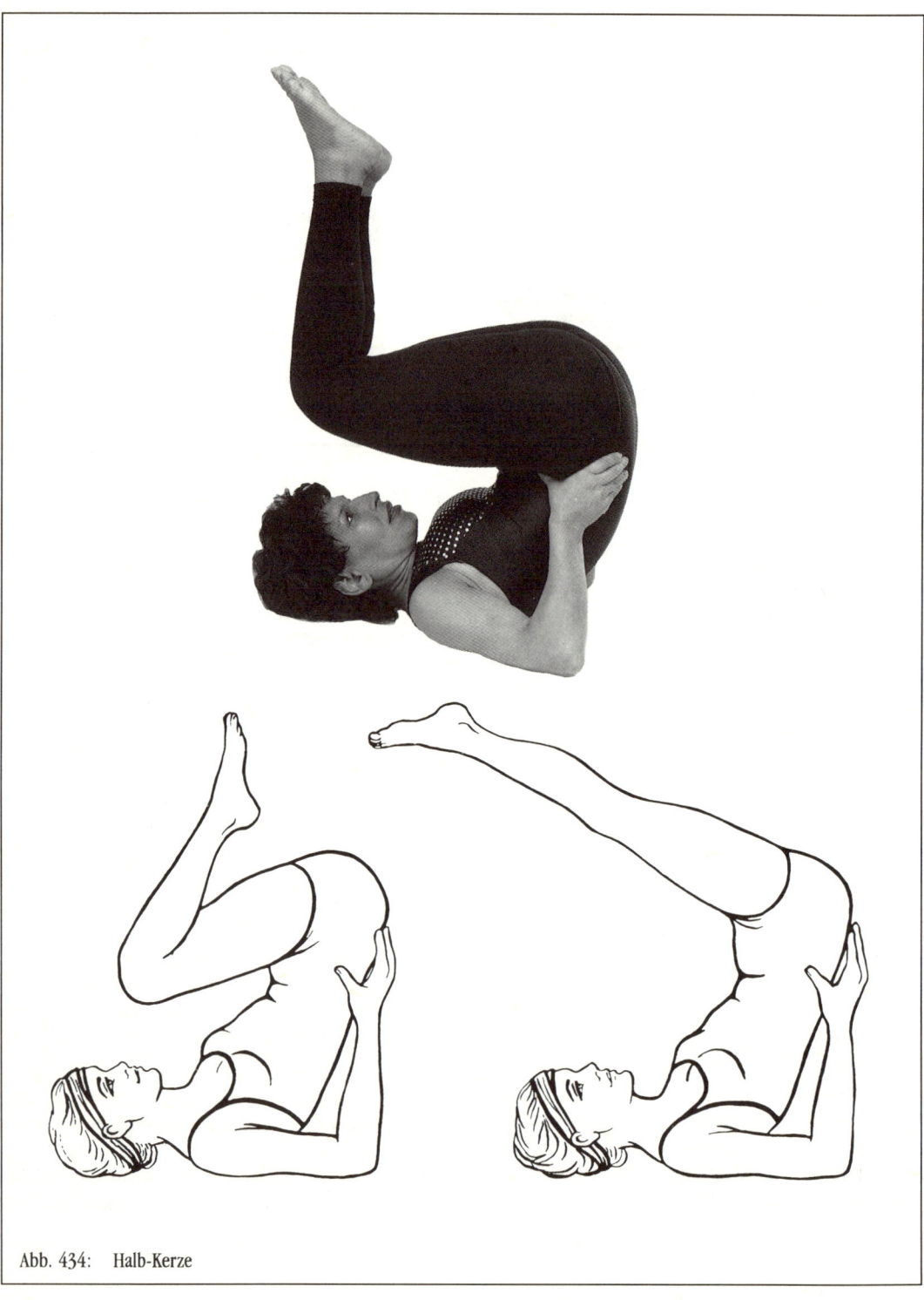

Abb. 434:   Halb-Kerze

Technik

* Begeben Sie sich in die Rückenlage.

* Schließen Sie für einen Moment die Augen und atmen Sie tief aus und ein.

* Ziehen Sie jetzt die angewinkelten Beine bis zum Bauch heran.

* Nun die Handflächen unter das Gesäß schieben und das Becken vom Boden heben, dann den Körper in der Taille abstützen.

* Achten Sie darauf, daß Sie das Gleichgewicht halten, und strecken Sie erst dann Ihre Beine schräg über den Körper. Die Beine müssen dabei geschlossen bleiben.

* Wenn die Fußzehen etwa in Augenhöhe über Ihnen sind, winkeln Sie Ihre Beine wieder an.

Nach dem Anwinkeln der Arme sieht die Stellung wie folgt aus: Der Oberarm ruht auf dem Boden; die Unterarme sind angewinkelt und leicht nach vorn geneigt; die Handflächen stützen die Hüfte ab.

Variation

Die nachfolgenden Bewegungselemente können hintereinander ausgeführt werden. Beim leisesten Anflug von Müdigkeit, oder auch wenn die Stellung von Ihnen nicht als bequem und angenehm empfunden wird, sollten Sie die Übung beenden.

* Anwinkeln eines Beins
* Anwinkeln des anderen Beins
* Anwinkeln beider Beine
* Strecken und Spreizen der gestreckten Beine

▼ *Die medizinische Bedeutung der Halb-Kerze*

* stimuliert die Funktion der Eierstöcke und lindert dadurch banale schmerzhafte Regelblutungen, soweit nicht organische Ursachen oder hormonelle Störungen vorliegen.

* wirkt anregend und vertreibt nervös bedingte oder physische Erschöpfung;

* beruhigt das Nervensystem und erleichtert das Einschlafen.

Die Halb-Kerze darf nicht ausgeführt werden

* bei einer Reihe von Herz- und Gefäßleiden: Hypertonie, Herzinsuffizienz und Arteriosklerose im fortgeschrittenen Stadium;

* in allen Fällen von gehäuften Schmerzen im Bereich des Halses, bei Tortikollis und Arthrose der Halswirbel;

* bei chronischen Augenerkrankungen entzündlicher Art, insbesondere bei Glaukom und Netzhautschädigungen;

* während der Menstruation selbst darf die Kerze trotz ihrer wohltuenden Wirkung auf die Regel nicht ausgeführt werden;

* Schwangere sollten diese Asana nur nach Konsultation des Arztes ausführen, auch wenn die Halb-Kerze zu den weniger anstrengenden Umkehrstellungen zählt;

* bei Neigung zu Nasenbluten und „blauen Flecken";

* die Halb-Kerze erfordert bei Übergewichtigen größere Vorsicht;

* bei vorangegangenen chirurgischen Eingriffen;

* bei Neigung zu Unwohlsein und Schwäche- bzw. Ohnmachtsanfällen während der Ausführung der Übung.

Hände-zu-den-Füßen-Stellung

oder Uttanasana. Uttana heißt im Sanskrit tiefe Verbeugung.

Diese Asana wird im Stehen ausgeführt.

Technik

* Stellen Sie sich mit geschlossenen Beinen aufrecht hin. Die Fersen und die großen Zehen sollen sich dabei berühren. Die Arme hängen locker neben dem Körper. Sie befinden sich jetzt in der Ausgangsstellung der Zehenspitzenhaltung.

* Atmen Sie zunächst tief aus und ein. Beim Einatmen nun die Arme nach oben strecken. Den Rücken gerade halten.

✳ Atmen Sie mehrmals aus und ein. Jetzt beim Ausatmen den Oberkörper bei gestreckten Beinen nach vorn beugen.

✳ Versuchen Sie, die Hände möglichst auf den Boden zu legen. Wenn Ihnen das noch nicht gelingt, beugen Sie sich einfach so weit nach unten, wie Sie können. Sie sollten sich keinesfalls überanstrengen.

Wenn Sie mit den Händen den Boden bereits berühren, können Sie versuchen, zunächst die Handflächen flach vor die Füße, neben oder sogar hinter die Füße zu legen.

Halten Sie diese Stellung solange ein, wie Sie möchten, mindestens jedoch für eine Minute. Beim leisesten Anflug von Müdigkeit, oder auch wenn die Stellung von Ihnen nicht als bequem und angenehm empfunden wird, sollten Sie die Übung beenden. Gehen Sie abschließend in die Ausgangsstellung zurück.

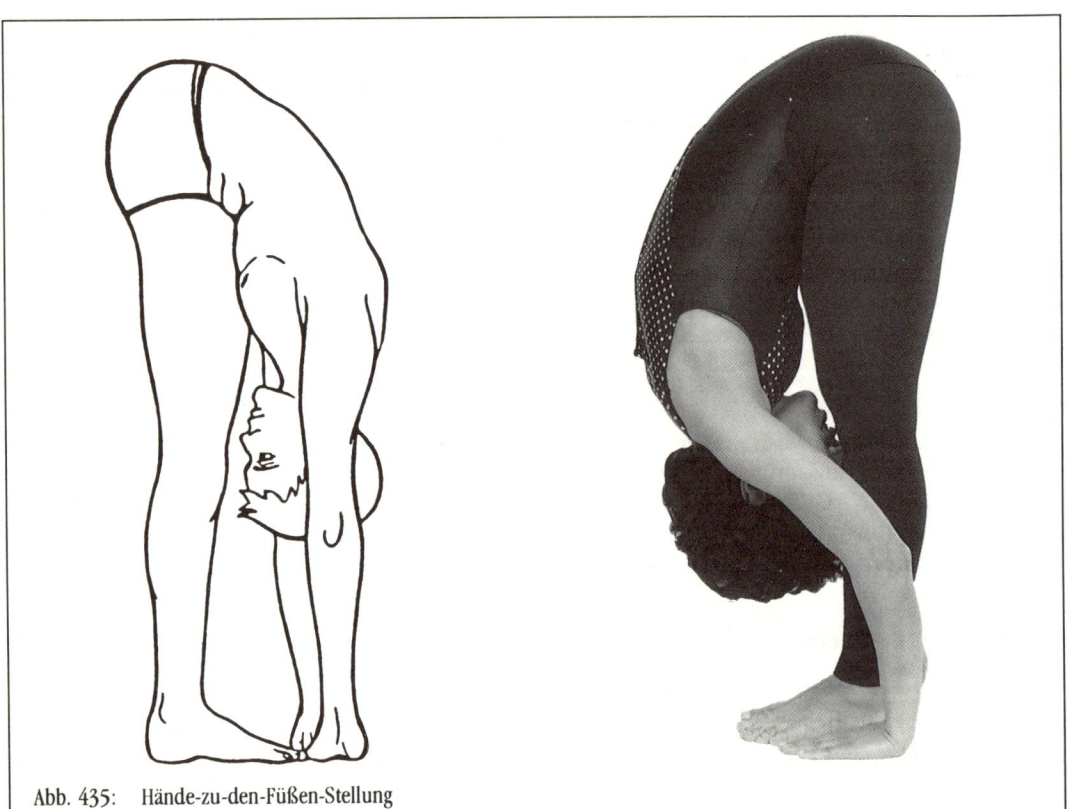

Abb. 435:   Hände-zu-den-Füßen-Stellung

▼ *Die medizinische Bedeutung der Hände-zu-den-Füßen-Stellung*

✳ Wie alle „Verschlüsse" zeigt diese Übung eine wohltuende Wirkung bei Asthma sowie bei chronischen Atemwegserkrankungen, bei denen das Ausatmen erschwert ist.

✳ Sie besitzt eine gute Wirkung bei nervöser Erschöpfung, Konzentrationsschwäche und verminderter geistiger Aufnahmefähigkeit. Sie trägt zur Vorbeugung von bestimmten Fällen von Depression bei, wie z.B. bei Schicksalsschlägen. Bei bereits ausgeprägten Fällen und anderen Formen der Depression besitzt sie keine oder nur geringe Wirkung, kann jedoch die Therapie unterstützen.

✷ Sie wirkt vorbeugend gegen Migräne und kann diese in einigen Fällen sogar heilen. Dies ist beispielsweise bei nicht organisch bedingter Migräne infolge von Neurotonie oder Verdauungsstörungen der Fall.

✷ Sie stimuliert wohltuend die Leber- und Nierenfunktion. Es wird angenommen, daß auch die Funktion der Milz unterstützt wird.

✷ Die Stellung beugt Regelschmerz vor oder lindert ihn in einigen Fällen von Dysmenorrhö.

✷ Es wird empfohlen, die Hände-zu-den-Füssen-Stellung vor dem Kopfstand (Sirshasana) einzunehmen, da dadurch die Ausübung des Kopfstandes erleichtert und eine dabei mitunter auftretende Übelkeit wirksam beseitigt wird.

Die Hände-zu-den-Füßen-Stellung darf nicht ausgeführt werden

✷ bei starken und vor allem mit Schmerzen einhergehenden Krampfadern;

✷ bei Wirbelsäulenleiden;

✷ beim Vorliegen der klassischen Gegenanzeigen wie Arthritis, schmerzhafter Arthrose, starker Entkräftung, Fieber usw.

Heuschrecke

oder *Salabha Asana* oder *Salabhasana. Salabha heißt im Sanskrit Heuschrecke.*

Diese in der Bauchlage ausgeführte Asana umfaßt Bewegungen der Beine, des Beckens und der Arme.

Bei der Ausführung mit einem Bein wird sie als Halb-Heuschrecke bezeichnet. Diese Übung ist zwar einfacher, besitzt aber auch eine geringere physiologische Wirkung.

Technik

✷ Begeben Sie sich in die Bauchlage.

✷ Berühren Sie mit der Stirn den Boden.

✷ Strecken Sie die Beine aus. Sie müssen fest auf dem Boden aufliegen, damit Sie anschließend die Hauptbewegung ausführen können.

✷ Wichtig ist, daß die Schultern fest auf dem Boden liegen. Sie bilden den Drehpunkt für die Bewegungen.

✷ Legen Sie die Arme seitlich neben den Körper, wobei die Handflächen auf dem Boden liegen. Sie können aber auch die Hände zur Faust ballen und unter den Körper legen. Diese befinden sich unter den Oberschenkeln etwa in Höhe des Schambeins.

✷ Atmen Sie tief aus und ein. Beim Ausatmen einerseits den Oberkörper und den Kopf und andererseits die Beine anheben.

✷ Versuchen Sie, die Beine so hoch wie möglich anzuheben.

✷ Achten Sie darauf, daß das gesamte Körpergewicht allein auf dem Bauch ruht, daß die Beine geschlossen und nur ganz leicht gebeugt sind.

✷ Sie spüren, daß die Muskeln der Rückenpartie stark angespannt sind.

✷ Von der Seite her gesehen sieht der Übende wie eine sitzende Heuschrecke aus.

✷ Atmen Sie einmal oder mehrmals aus und ein. Halten Sie die Stellung solange ein, wie Sie möchten bzw. können.

✷ Abschließend beim Ausatmen in die Ausgangsstellung zurückgehen und gut erholen.

▼ *Die medizinische Bedeutung der Heuschrecke*

✷ regt die Durchblutung stark an;

✷ stärkt die Lendenregion beim Gesunden und macht sie geschmeidig;

✷ beseitigt Blutandrang in der Blase und den Organen des Kleinbeckens: Prostata, Uterus und die Adnexe usw.;

✷ stimuliert die Verdauung und lindert Funktionsstörungen des Magens, besonders Aerophagien

✷ erweitert den Brustkorb und erleichtert die Atmung bei Atembeschwerden;

✷ zeigt eine wohltuende Wirkung auf die Psyche und erhöht die Konzentrationsfähigkeit.

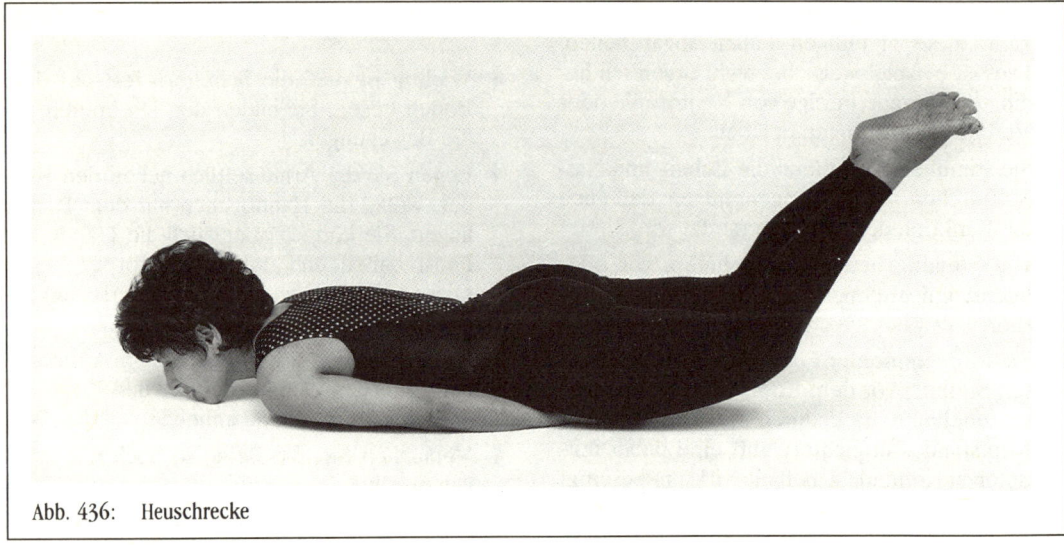

Abb. 436:   Heuschrecke

Die Heuschrecke darf nicht ausgeführt werden

✻ bei akuten Formen von Rheuma der Wirbelsäule: bei schmerzhafter Arthrose oder Arthritis; größte Vorsicht ist auch bei chronischem
   Rheuma der Wirbelsäule oder noch nicht
   verheilten Brüchen oder Traumata der Wirbelsäule geraten; mitunter darf diese Asana
   in diesen Fällen nicht ausgeführt werden;

✻ bei Spondylolisthesis, Lordose, bei Frauen
   während der Menstruation und in der
   Schwangerschaft darf die Heuschrecke wie
   alle Asanas in der Bauchlage nicht ausgeführt
   werden.

✻ Es ist noch nicht geklärt, weshalb Patienten
   mit Lungenemphysem und Asthma diese
   Asana in der Regel nicht gut vertragen. Die
   von einigen Autoren empfohlenen Vorsichtsmaßnahmen bei der Ausführung zeigen keine
   befriedigende Wirkung. Es wird daher empfohlen, daß die Patienten diese Asana nicht
   ausführen.

✻ Wenn Ermüdungserscheinungen im Bereich
   der Brust- bzw. Lendenwirbel auftreten, die
   mit leichten oder starken Schmerzen einhergehen können, sollte sofort die Gegenübung,
   in diesem Fall der Fötus (siehe Eintrag), eingenommen werden.

Hundeschnauze zum Boden

*oder Adhomukha Shvana Asana. Shvana heißt
im Sanskrit Hund, mukha bedeutet Schnauze,
adho bedeutet zum Boden geneigt.*

Die Ausgangsstellung für diese Asana bildet die
Bauchlage. Sie kann als Ausgleich der Wirkung
des Kopfstands (Sirshasana) genutzt werden.

Technik

✻ Legen Sie sich mit dem Bauch flach auf den
   Boden.

✻ Spreizen Sie jetzt ein wenig die Beine. Der
   Abstand zwischen den Fußspitzen sollte etwa
   25 cm betragen.

✻ Legen Sie die Arme seitlich in Schulterhöhe
   flach auf den Boden. Die Finger zeigen nach
   vorn. Achten Sie darauf, daß sie parallel liegen.

✻ Beim Ausatmen das Becken und die Brust
   anheben. Strecken Sie dabei die Arme. Der
   Kopf hängt locker zwischen den Armen, der
   Blick ist auf die Beine gerichtet.

✻ Neigen Sie nun den Kopf langsam nach unten, bis die Stirn den Boden berührt.

✻ Strecken Sie anschließend den Rücken und
   auch die Arme.

✱ Achten Sie darauf, daß die Beine gestreckt sind. Die gesamte Fläche der Fußsohlen liegt auf dem Boden auf. Die Fußspitzen zeigen nach vorn.

✱ Halten Sie diese Stellung möglichst für mindestens eine Minute.

✱ Atmen Sie mehrmals ruhig ein und aus.

✱ Abschließend beim Ausatmen den Kopf anheben und mit dem Oberkörper so weit nach vorn gehen, bis der Körper den Boden berührt und sich wieder in der Ausgangslage befindet.

✱ Lassen Sie sich ausreichend Zeit zur Entspannung. Genießen Sie diesen Moment und fühlen Sie, wie alle Müdigkeit verflogen ist.

▼ **Die medizinische Bedeutung der Hundeschnauze zum Boden**

✱ Diese Asana kräftigt die Rückenmuskulatur und verbessert die Statik der Wirbelsäule, indem sie Deformationen entgegenwirkt. Sie wird zur Prävention der Skoliose, Kyphose und Lordose eingesetzt und kann zur Unterstützung der Bewegungstherapie bei manife-sten Fällen eingesetzt werden, die einer Rehabilitation bedürfen. Bei Fällen im fortgeschrittenen oder verfestigtem Stadium, die einen chirurgischen Eingriff oder orthopädische Maßnahmen erfordern, kann durch Yoga keine Heilung erzielt werden.

✱ Sie zeigt gute Erfolge bei der Prävention und in einigen Fällen auch bei der Behandlung verschiedener Lageanomalien der Zwischenwirbelscheiben: Kneifen, Klaffen, Rutschen usw. Es empfiehlt sich, den Rat eines Arztes einzuholen. Bei Formen, die mit Schmerzen einhergehen, darf Yoga nicht ausgeführt werden. Auf jeden Fall sollte die Ausführung stets unter Anleitung eines Yoga-Lehrers erfolgen.

Es muß darauf verwiesen werden, daß bei Personen, die unter Schwäche der Halspartie leiden, nur eine korrekte Ausführung gefahrlos ist. Selbst beim Gesunden kann eine Fehlhaltung des Kopfes ernste Folgen haben.

✱ Durch die beruhigende Wirkung auf das Nervensystem legt sich physische und psychische Erschöpfung.

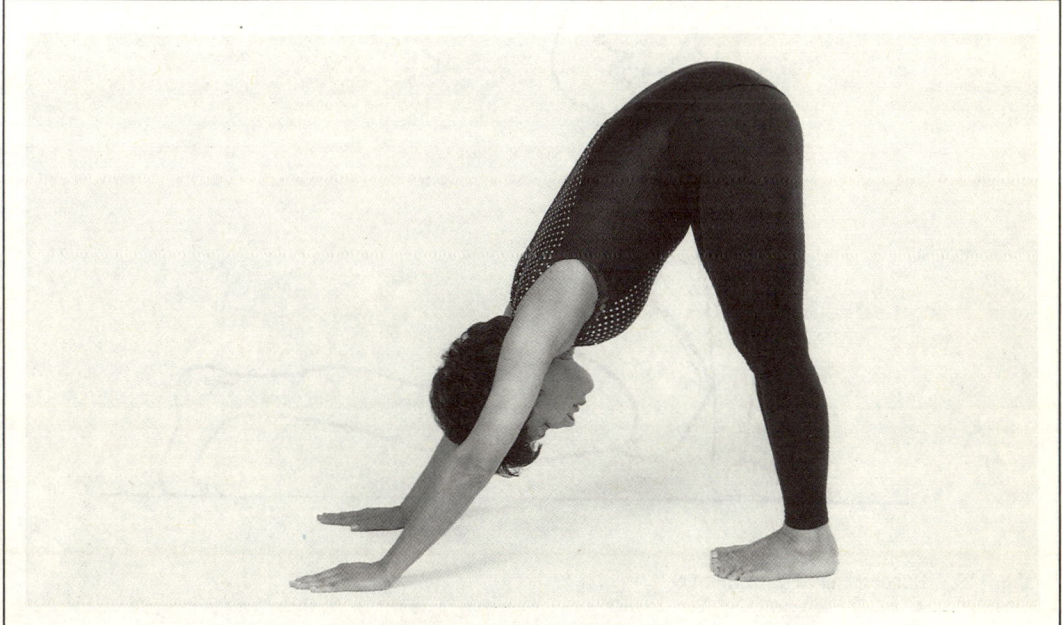

Abb. 437:   Hundeschnauze zum Boden (bevor die Stirn den Boden berührt)

* Die Stellung stimuliert die Funktion der Bauchorgane und hierbei besonders die Nieren, die Leber, die Geschlechtsorgane der Frau und die inneren Geschlechtsorgane des Mannes (Prostata, Keimdrüsen).

Die Hundeschnauze zum Boden darf nicht ausgeführt werden

* von Frauen während der Regel oder Schwangerschaft;
* bei chronischen entzündlichen Augenerkrankungen, insbesondere bei Glaukom und Netzhautschädigungen.

Hundeschnauze zum Himmel

oder *Urdhvamukha Shvana Asana. Shvana heißt im Sanskrit Hund, mukha bedeutet Schnauze, urdhva bedeutet zum Himmel erhoben.*

Die Ausgangsstellung für diese Asana bildet die Bauchlage.

Technik

* Legen Sie sich mit dem Bauch flach auf den Boden.
* Die Beine sollten dabei gestreckt und zunächst geschlossen bleiben. Die Füße ruhen auf den Fußzehen.
* Spreizen Sie jetzt ein wenig die Beine. Der Abstand zwischen den Fußspitzen sollte etwa 25 cm betragen. Schließen Sie die Augen.
* Legen Sie die Arme seitlich in Schulterhöhe neben den Körper. Die Finger zeigen nach vorn. Das Kinn berührt zu diesem Zeitpunkt noch den Boden.
* Atmen Sie zunächst ein, nun beim Ausatmen auf die Arme stützen und durch das Strecken der Arme den Oberkörper anheben. Neigen Sie gleichzeitig den Kopf so weit wie möglich nach hinten. Den Brustkorb herausdrücken.
* Achten Sie darauf, daß die Schultern eine gerade Linie bilden.

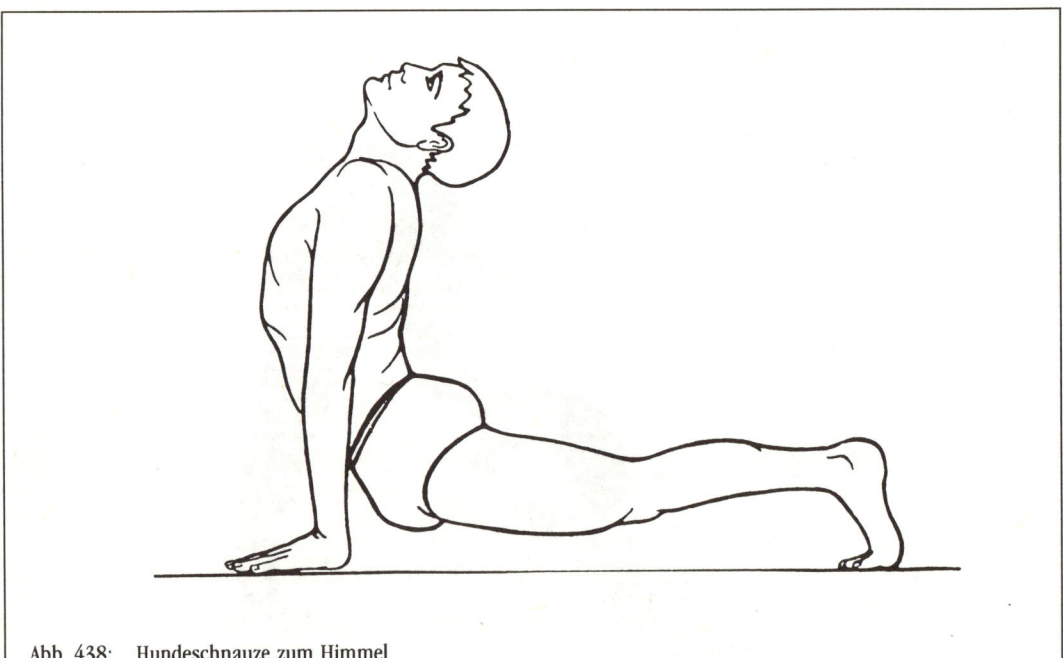

Abb. 438:   Hundeschnauze zum Himmel

* Die Knie werden durch das Anheben vom Boden gelöst, so daß jetzt das gesamte Gewicht der Beine auf den Zehen ruht. Achten Sie darauf, daß die Beine gestreckt sind.

* Kneifen Sie das Gesäß zusammen und achten Sie darauf, daß die Wirbelsäule, die Rückseite der Oberschenkel und die Waden gut gestreckt sind.

* Halten Sie diese Stellung möglichst für mindestens eine Minute, und atmen Sie natürlich und ohne künstlichen Rhythmus aus und ein.

* Winkeln Sie abschließend die Arme an und entspannen Sie sich. Gehen Sie nun in die Ausgangslage zurück.

▼ **Die medizinische Bedeutung der Hundeschnauze zum Himmel**

* Diese Asana erweitert den Brustkorb und sorgt für eine tiefere Atmung.

* Sie entspannt den Rücken und lindert Rückenschmerzen aufgrund berufsbedingter Überlastung durch zu langes Sitzen oder Vorneigen des Oberkörpers.

* Sie zeigt eine besonders gute Wirkung im Bereich des Kleinbeckens. Bei der Frau reguliert die Stellung die Funktion der Eierstöcke, was sich günstig auf die Regel auswirkt. Der Uterus wird gekräftigt. Es wird sogar die Meinung vertreten, daß diese Asana der Ausbildung von Fibromen entgegenwirkt. Beim Mann wirkt sich die Beseitigung des Blutandrangs im Becken vor allem günstig auf die Prostata aus.

* Die Stellung stimuliert allgemein die Funktion der Verdauungsorgane im Bauchraum.

* Sie regt leicht das Myokardium (Herzmuskel) an.

* Ihre Wirkung auf das Nervensystem zeigt sich in einer deutlichen Verbesserung der psychischen Ausgeglichenheit, einer Erhöhung der Konzentrationsfähigkeit und Widerstandsfähigkeit gegenüber Streß und einem höheren Selbstwertgefühl.

Die Hundeschnauze zum Himmel darf nicht ausgeführt werden

* beim Vorliegen der klassischen Gegenanzeigen, wie Erkrankungen, die mit Fieber oder Schmerzen einhergehen und bei starker Erschöpfung;

* insbesondere bei Schwäche der Lendenwirbel, Nucleus-pulposus-Hernie, Neuralgia ischiadica, Lumbago usw.;

* bei chronischen entzündlichen Augenerkrankungen und insbesondere bei Glaukom und Netzhautschädigungen.

Kamel

oder Ustrasana. Ustra heißt im Sanskrit Kamel.

Diese Asana wird im Knien ausgeführt.

Technik

* Knien Sie sich mit geschlossenen Beinen hin. Die Zehen zeigen nach hinten.

* Legen Sie zunächst die Hände direkt unterhalb des Beckens flach auf den Oberschenkel.

* Richten Sie sich auf, indem Sie den Rücken strecken.

* Atmen Sie nun einige Male ein und wieder aus. Während des Ausatmens können Sie nun den wichtigsten Teil der Übung anschließen. Ergreifen Sie mit der rechten Hand die rechte Fußsohle und mit der linken Hand die linke Fußsohle. Sollte dies dennoch nicht ganz gelingen, können Sie zumindest versuchen, mit den Händen die Fersen zu berühren.

* Neigen Sie jetzt den Kopf nach hinten und beugen Sie den Rücken so weit zurück, bis sich der Rücken waagerecht, d.h. parallel zu den Unterschenkeln, befindet. Die Oberschenkel dürfen dabei jedoch nicht nach hinten geneigt werden. Sie sollten aufrecht und parallel zu den Armen stehen. Wenn es als angenehmer empfunden wird, können die Oberschenkel und die Arme etwas zurückgeneigt werden. Dies kann auch aus gesundheitlichen Gründen erforderlich sein.

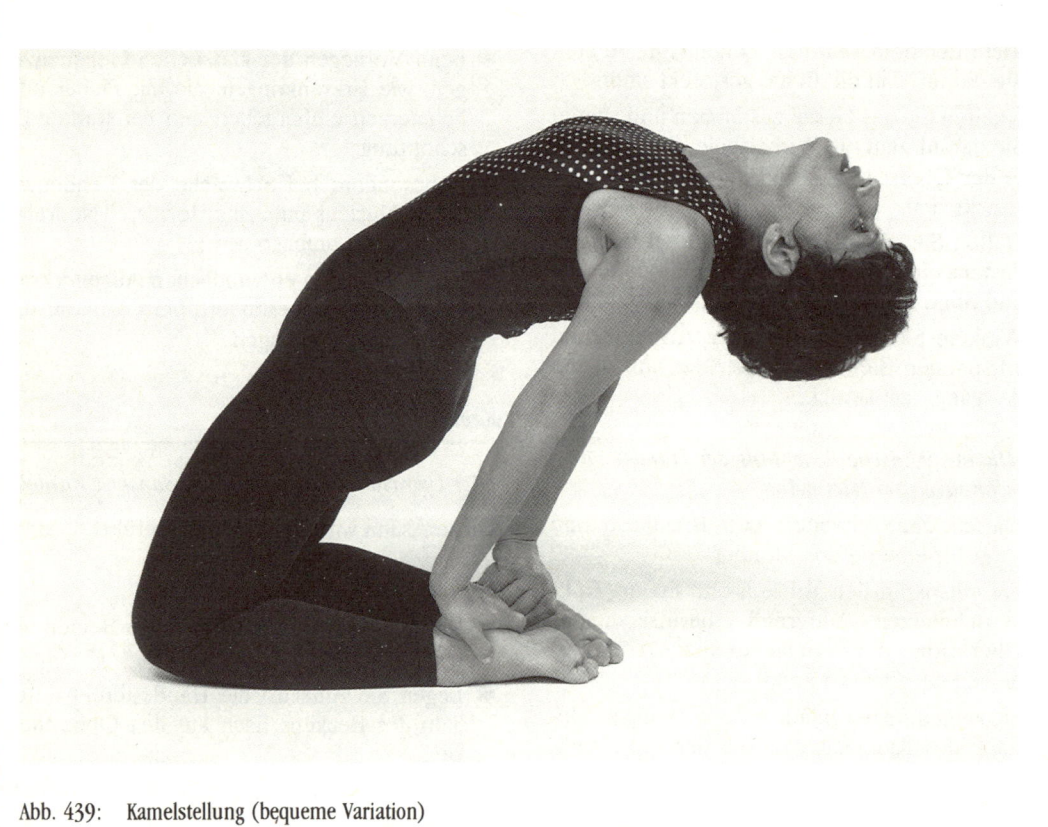

Abb. 439:   Kamelstellung (bequeme Variation)

* Bleiben Sie solange in dieser Stellung, wie Sie möchten. Empfohlen wird, in der Kamel-Stellung für mindestens eine Minute bei normaler Atmung zu verharren. Atmen Sie gleichmäßig ein und aus. Beim leisesten Anflug von Müdigkeit, oder auch wenn die Stellung von Ihnen nicht als bequem und angenehm empfunden wird, sollten Sie die Übung beenden.

* Legen Sie dazu die Hände auf die Oberschenkel, und kommen Sie dann langsam wieder in die Ausgangsstellung zurück, und entspannen Sie sich gut.

▼ *Die medizinische Bedeutung der Kamelstellung*

* Diese Asana kräftigt die Wirbelsäule, macht sie gelenkig und geschmeidig.

* Die Stellung ist in der bequemen Variation besonders gut für ältere Personen oder Personen mit hängenden Schultern und Rundrücken geeignet. Sie ist zu empfehlen bei nicht organisch bedingten Rückenschmerzen aufgrund einer berufsbedingten Mehrbelastung der Wirbelsäule (Sekretärinnen, Stenotypistinnen oder ähnliche Berufe, bei denen die Wirbelsäule zu lange nach vorn gebeugt wird und die Muskulatur zur Stützung der Wirbelsäule zu schwach ist).

* Sie erhöht beim Gesunden die Geschmeidigkeit und Festigkeit der Gelenke an den Armen und Beinen sowie des Beckens.

Das Kamel darf nicht ausgeführt werden bei

* Lordose;

* Arthritis, schmerzhafter Arthrose, Brüchen, Verstauchungen oder Traumata;

✳ Ischias. Diese Asana kann mit großer Vorsicht ausgeführt werden, falls ärztlicherseits keine Bedenken bestehen.

Kerze

oder *Salamba Sarvanga Asana oder Salamba Sarvangasana.*

Die Kerze gehört zu den Umkehrstellungen.

Diese Stellung kann im Anschluß an die Halb-Kerze (Viparith Karani) ausgeführt werden. Sie ist jedoch schwieriger und zeigt eine intensivere Wirkung. Die Kerze dient auch als Ausgangsstellung für die Pflugstellung.

Sa heißt im Sanskrit: zur; alamba: Unterstützung; sarva: vollständig; anga: der Körper; folglich heißt salamba sarvanga: zur Unterstützung des gesamten Körpers.

Die Hindus möchten damit zum Ausdruck bringen, daß die wohltuende Wirkung dem gesamten Körper zugute kommt.

Technik

✳ Legen Sie sich mit ausgestreckten Beinen auf den Rücken.

✳ Die Arme liegen mit den Handflächen nach unten seitlich neben dem Körper.

✳ Atmen Sie tief aus und ein.

✳ Beim Einatmen langsam die Beine anheben, bis die Oberschenkel den Bauch berühren. Die Knie können dabei angewinkelt werden.

✳ Halten Sie diese Stellung für zwei Atemzüge.

✳ Beim Ausatmen jetzt die Ellenbogen anwinkeln und die Handflächen unter das Gesäß schieben und das Becken vom Boden heben.

✳ Halten Sie diese Stellung für zwei Atemzüge.

✳ Beim Ausatmen nun auch den Rücken bei noch angewinkelten Knien anheben. Die Arme stützen dabei den Körper ab.

✳ Der Körper sollte soweit angehoben werden, daß der Brustkorb das Kinn berührt.

✳ Legen Sie die Hände flach in die Kreuzgegend und stützen Sie die Wirbelsäule ab.

✳ Jetzt sollten nur noch die Arme, die Schultern, der Nacken und der Kopf den Boden berühren.

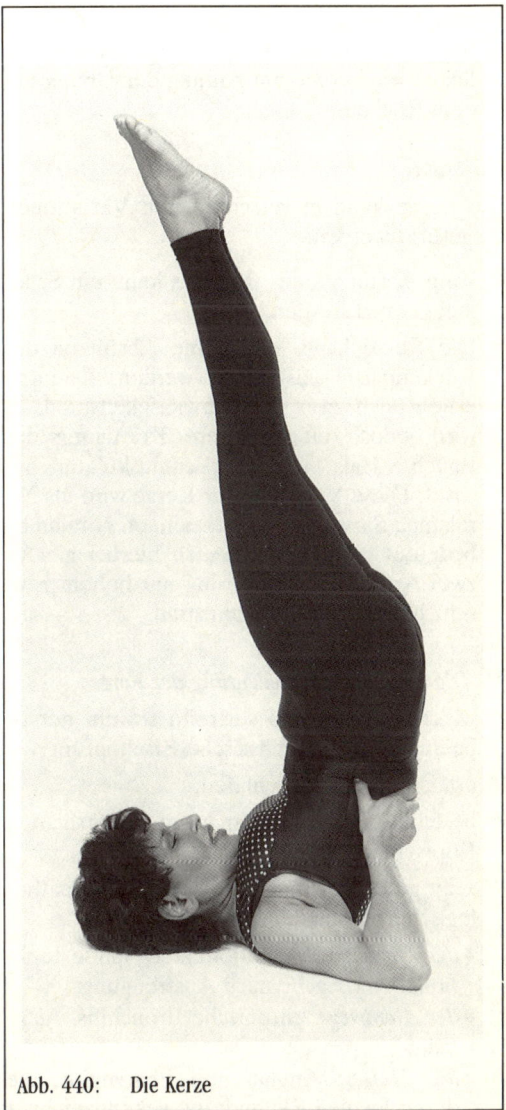

Abb. 440: Die Kerze

✳ Halten Sie diese Stellung für zwei Atemzüge.

✳ Beim Ausatmen nun auch die bisher noch angewinkelten Beine strecken. Die Fußspitzen zeigen jetzt nach oben.

✳ Das Kinn liegt fest auf dem Kreuzbein. Wichtig ist, daß der Kopf absolut ruhig liegt.

✳ Bleiben Sie solange in dieser Stellung, wie Sie möchten. Achten Sie auf eine gleichmäßige Atmung.

✳ Beim Ausatmen nun langsam den Körper abrollen. Lösen Sie dabei die Hände und gehen Sie wieder in die Ausgangslage zurück. Sie liegen wieder wie am Anfang der Übung auf dem Rücken.

Variation

Die Kerze kann in verschiedenen Variationen ausgeführt werden:

✳ Zum Abstützen des Rückens kann ein Schemel genutzt werden.

✳ Die Kerze kann auch ohne Abstützen der Rückenpartie ausgeführt werden. Dadurch erhöht sich zwar der Schwierigkeitsgrad, es wird jedoch eine stärkere Kräftigung der Bauch-, Hals- und Rückenmuskulatur bewirkt. Diese Variation der Kerze wird als Niralamba Sarvangasana bezeichnet. Niralamba bedeutet ohne Stütze. Auch hierbei gibt es zwei Arten der Ausführung mit hohem bzw. sehr hohem Schwierigkeitsgrad.

▼ Die medizinische Bedeutung der Kerze

✳ wirkt belebend und vertreibt sowohl nervös bedingte, als auch physische Erschöpfung;

✳ erleichtert das Einschlafen;

✳ beseitigt durch Blutandrang verursachten Kopfschmerz;

✳ zeigt gute Wirkungen bei einer Reihe pathologischer Zustände, z.B:

● *des Herzens:* Palpitationen, Dyspnoe funktioneller Ursache nach Anstrengung;

● *der Atemwege:* chronische Bronchitis, Asthma;

● *des Halses:* Angina und Pharyngitis, die durch lokalen Blutandrang gekennzeichnet sind;

● *des Darms:* beseitigt Obstipation;

● *der Schilddrüsen und Nebenschilddrüsen:* durch verbesserte Durchblutung der Halsregion wird ihre Funktion angeregt;

● *der Eierstöcke:* die Funktion der Eierstöcke wird angeregt. Dadurch erfolgt die Linderung bestimmter Formen von Dysmenorrhö, wie z.B. der schmerzhaften Regelblutung, sofern nicht organische Ursachen oder hormonelle Störungen vorliegen.

Die Kerze darf nicht ausgeführt werden bei

✳ allen Fällen von Schwäche und Schmerzen im Bereich des Halses, Anzeichen einer Arthrose der Halswirbel, selbst wenn keine Schmerzhaftigkeit vorliegt;

✳ Hypertonie und Arteriosklerose sowie selbst bei leichten Formen von Herzinsuffizienz;

✳ vorangegangenen chirurgischen Eingriffen;

✳ Fettsucht;

✳ Neigung zu Unwohlsein und Schwindel bzw. Schwächeanfällen;

✳ chronischen Augenerkrankungen, insbesondere bei Glaukom und Netzhautschädigungen;

✳ Neigung zu Nasenbluten und „blauen Flecken".

Kobra

oder Bhujanga Asana. Bhujanga heißt im Sanskrit Schlange oder Kobra.

Diese Asana wird in der Bauchlage ausgeführt. Es gibt mehrere Variationen der Stellung.

Die Kobra besitzt eine sehr intensive Wirkung. Zu unterscheiden ist zwischen der statischen Form, bei der in der Stellung verharrt wird, und der dynamischen Form, bei der fließende Bewegungsabläufe erfolgen. Beide weisen eine jeweils unterschiedliche Wirkung auf.

Technik

✳ Begeben Sie sich in die Bauchlage.

✳ Die Beine sollten dabei gestreckt und geschlossen bleiben. Die gestreckten Füße liegen aneinander. Die Fußzehen zeigen nach unten.

✳ Legen Sie jetzt die Handflächen seitlich auf halber Brusthöhe neben den Körper.

* Atmen Sie kräftig aus, nun beim Einatmen fest auf die Arme stützen und durch das Strecken der Arme den Oberkörper anheben.

* Atmen Sie einige Male ein und aus. Beim Einatmen nun den Brustkorb noch weiter anheben. Dadurch wird auch die Beckengegend angehoben, bis nur noch das Schambein mit dem Boden in Berührung ist.

* Das gesamte Körpergewicht ruht jetzt auf den gestreckten Beinen und den Armen.

* Spannen Sie die Oberschenkel- und Gesäßmuskulatur an.

Jetzt können Sie zwischen zwei Variationen wählen:

* *Die dynamische Ausführung der Kobra:* Winkeln Sie zunächst das rechte Bein und dann das linke Bein und schließlich beide Beine an. Senken Sie die Beine wieder, und beginnen Sie mit den Armbewegungen. Zunächst beide Arme parallel nach vorn strecken. Dadurch wird eine tiefe Rückenatmung erreicht, auch wenn diese zum Teil durch die liegende Stellung behindert wird.

  Bei der sogenannten Königskobra werden die Füße an den Kopf angelegt.

  Die dynamischen Variationen der Kobra besitzen einen höheren Schwierigkeitsgrad als die traditionelle Ausführung. Damit kann allerdings die physiologische Wirkung dieser Asana verstärkt werden. Dies muß sowohl bei den Anwendungsgebieten, als auch bei den Gegenanzeigen berücksichtigt werden.

* *Die statische Ausführung der Kobra:* Bei dieser Variation der Kobra halten Sie die anfangs beschriebene Stellung solange ein, wie Sie möchten, am besten jedoch für eine Minute. Beim leisesten Anflug von Müdigkeit, oder auch wenn die Stellung von Ihnen nicht als bequem und angenehm empfunden wird, sollten Sie die Übung beenden. Die Wirkung der statischen Variation der Kobra unterscheidet sich von der dynamischen (siehe unten).

Natürlich brauchen Sie nicht beide Variationen auszuführen. Wenn Ihr Yoga-Programm zeitlich knapp bemessen ist, empfehlen wir Ihnen, nach der klassischen Variation der Kobra einfach wieder in die Ausgangslage zurückzukehren.

▼ *Die medizinische Bedeutung der Kobra*

* Das Besondere an dieser Asana besteht in der regulierenden Wirkung auf bestimmte Drüsen, wie die Schilddrüse oder die Nebennieren.

* Sie regt die Verdauung und Assimilation an und wirkt entschlackend.

* Sie wirkt wohltuend auf das Nervensystem, wodurch sich die Konzentrationsfähigkeit erhöht.

* Sie reguliert die Durchblutung.

* Beim Gesunden mit vorübergehender Sehschwäche nichtorganischen Ursprungs scheint die dynamische Variation der Kobra Linderung zu bringen. Bei der statischen Variation hingegen wird der Blutandrang am Auge eher erhöht.

* In bezug auf die Atemwege kann festgestellt werden, daß die Ausübung der dynamischen Variation der Kobra auch von Asthmatikern außerhalb der Asthmaanfälle als wohltuend empfunden wird.

* Bei Unterfunktion der Schilddrüse kann die dynamische Variation ebenfalls zur Stimulierung genutzt werden. Durch die regulierende Wirkung der Kobra können auch bestimmte Fälle von Schilddrüsenüberfunktion gelindert werden. Es muß jedoch darauf hingewiesen werden, daß dies in Verbindung mit einer medikamentösen Behandlung durch Thyreostatika erfolgen muß.

* Die dynamische Variation der Kobra beseitigt durch Nebenniereninsuffizienz hervorgerufene Müdigkeit, die häufig mit Hypotonie einhergeht.

* Die Wirkung der dynamischen Variation der Kobra begründet sich auch in der physiologischen Wirkung der Bewegungen: Sie macht Knie, Schultern und den Hals geschmeidig, gestattet je nach Art der Bewegung eine flache oder tiefe Rippenatmung.

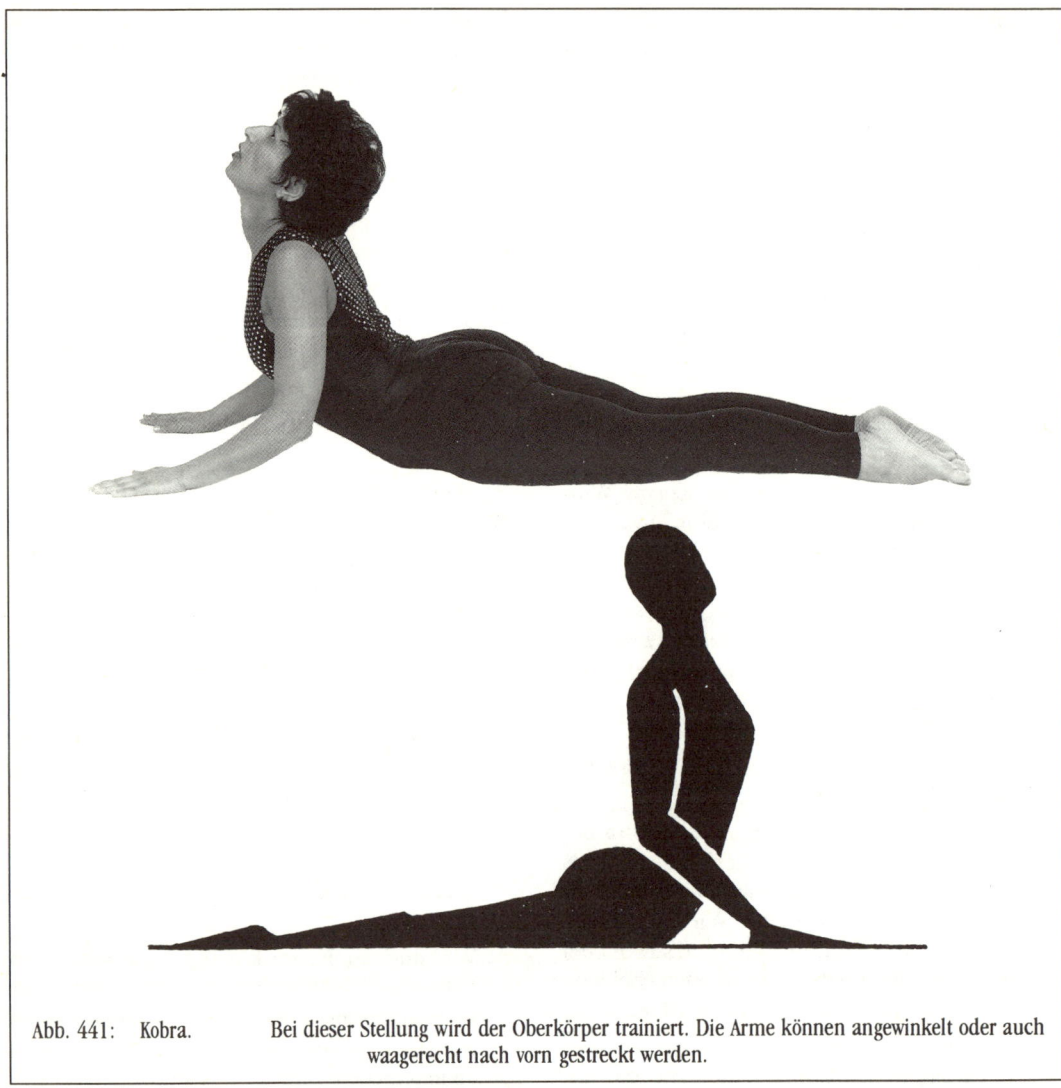

Abb. 441:   Kobra.   Bei dieser Stellung wird der Oberkörper trainiert. Die Arme können angewinkelt oder auch
waagerecht nach vorn gestreckt werden.

✱ Bei der statischen Variation der Kobra sind die Wirkungen weniger stark ausgeprägt. Weiterhin bedeutet das Halten der Stellung eine beachtliche mechanische Belastung der Wirbelsäule, da über längere Zeit ein ausgeprägtes Hohlkreuz eingenommen wird. Daher sollten Personen mit starker Lordose diese Stellung nicht ausführen. Gleiches gilt beim Auftreten von Unwohlsein während der Ausführung der Kobra. Eine Spondylo-listhesis stellt eine Gegenanzeige für beide Variationen der Kobra dar.

Andererseits wirkt die Kobra insbesondere in ihrer statischen Variation bei Verspannungen am Hals wohltuend. Sie verschafft ebenfalls Linderung bei bestimmten Deformationen oder Lageanomalien von Wirbeln.

Der Arzt sollte in jedem Fall konsultiert werden, da nach einer klinischen Untersuchung gewährleistet werden kann, daß die Übung gut bekommt und Schädigungen ausgeschlossen werden, die in dieser Körperregion mitunter erheblich sein könnten.

Die Kobra darf nicht ausgeführt werden bei

✳ den bereits oben beschriebenen Gegenanzeigen im Halsbereich, auf die wir hier nicht näher eingehen möchten, sowie bei

✳ arterieller Hypertonie;

✳ Augenerkrankungen, insbesondere bei Glaukom und Netzhautschädigungen;

✳ der Regel oder Schwangerschaft;

✳ Lungenemphysem, Asthma oder bei Atembehinderung.

Kopf-Knie-Stellung

oder Paschimottanasana oder Zange. Paschimottana heißt im Sanskrit eine starke, vom Nacken ausgehende und bis zu den Fersen reichende Dehnung der Körperrückseite.

Siehe Zange.

Kopfstand

oder Sirshasana oder Salamba Sirshasana. Sirsha heißt im Sanskrit Kopf und salamba abgestützt.

Diese Asana gehört zu den Umkehrstellungen.

Sie ist nicht nur eine der wichtigsten, sondern auch wie der Lotus eine der bekanntesten Yoga-Übungen. Es besteht eine große Vielfalt an Techniken zur Ausführung des Kopfstandes. Wir haben uns für die folgende, sehr verständliche und leicht auszuführende Technik entschieden.

Technik

✳ Legen Sie eine vierfach gefaltete Decke auf den Boden und knien Sie dahinter.

✳ Legen Sie nun ihre Unterarme etwa in der Mitte der Decke flach auf den Boden. Achten Sie dabei darauf, daß der Abstand der Ellenbogen nicht die Schulterbreite übersteigt.

✳ Falten Sie die Hände zu einer Mulde.

✳ Beugen Sie den Kopf nach unten, bis der Kopf genau oberhalb der Stirn (nicht die Stirn selbst oder irgend ein anderer Teil des Kopfes) die Decke berührt und an der von den Händen gebildeten Mulde anliegt. Diese Bewegung fällt leichter, wenn Sie die Knie etwas nach vorn ziehen.

✳ Nun mit den Fußzehen abstützen und diese soweit wie möglich dem Kopf nähern und die Knie anheben.

✳ Jetzt bilden Kopf, Rumpf und Hüften eine senkrechte Linie. die Oberschenkel fallen etwa in einem Winkel von 30° zum Körper schräg nach hinten ab.

✳ Die Unterschenkel bilden mit den Oberschenkeln einen stumpfen Winkel.

✳ Die Füße stehen in einem Winkel von 90° zu den Beinen.

✳ Atmen Sie tief ein. Beim Ausatmen die angewinkelten Beine anheben.

✳ Versuchen Sie zunächst, das Gleichgewicht zu halten. Anschließend die Beine strecken, bis sie gerade sind. Jetzt bildet der gesamte Körper von dem Punkt, an dem der Kopf aufliegt, bis zu den Zehenspitzen eine senkrechte Linie. Versuchen Sie, nicht zu wackeln.

✳ Das Verharren in dieser Stellung kann individuell sehr verschieden sein. Sie können eine halbe Minute oder nach einigem Training bis zu 5 Minuten in dieser Stellung verharren. Beim leisesten Anflug von Müdigkeit, oder auch wenn Schmerzen (vor allem in den Händen bei unkorrekter Ausführung) auftreten, sollten Sie die Übung beenden.

✳ Können Sie diese Übung nicht allein ausführen, lassen Sie sich Hilfestellung geben. Sie können sich aber auch an eine Wand oder besser noch an die Wände einer Zimmerecke lehnen. Es wird dringend empfohlen, den Kopfstand unter der Aufsicht eines Yoga-Lehrers auszuführen, da eine fehlerhafte Ausführung die physiologische Wirkung beeinträchtigt. Weiterhin kommt es anfangs besonders häufig zu Stürzen. Es ist daher angebracht und zugleich beruhigend, unter Anleitung zu üben.

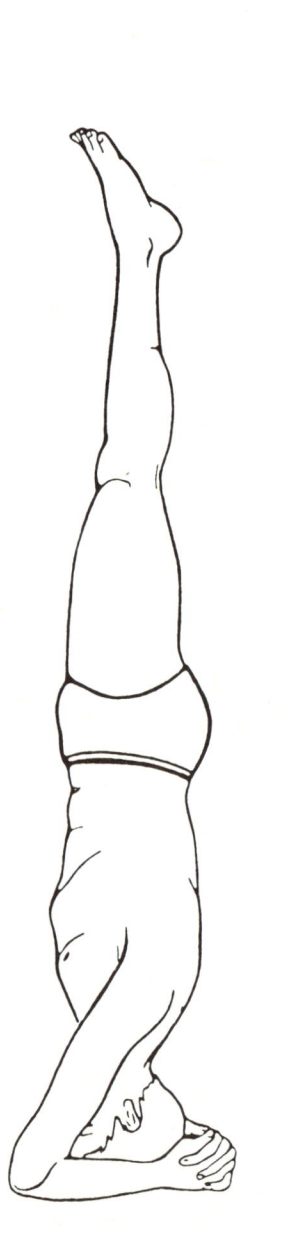

Abb. 442:   Kopfstand

* Abschließend jetzt die Beine anwinkeln und in umgekehrter Bewegungsfolge in die Ausgangslage zurückkommen.

▼ *Die medizinische Bedeutung des Kopfstandes*

* Mit der Stellung wird die Stabilität verbessert und der Gleichgewichtssinn verfeinert.

* Beim Gesunden wirkt die bessere Durchblutung des Gehirns wohltuend, da dadurch die Sauerstoffversorgung der Gehirnzellen verbessert wird. Dadurch erhöht sich einerseits die Denkleistung, die Konzentrations- und Aufnahmefähigkeit, andererseits verfliegen Erschöpfungszustände psychischer Art. Insgesamt wird die Bewältigung von Ärger und Kummer erleichtert und eine erhöhte Widerstandsfähigkeit entwickelt.

* Insomnie und nervöse Erschöpfung legen sich.

* Die Lungenkapazität wird entwickelt und eine höhere Widerstandsfähigkeit der Atemwege gegenüber Infektionskrankheiten, wie z.B. Angina, Tracheitis, Laryngitis, Schnupfen.

* Die Neigung zu Herzflattern und Extrasystolen neurotonischer Ursache nimmt ab.

* Bei Personen, die leicht frösteln und sich selbst bei gutem Wetter leicht erkälten, erzeugt der Kopfstand ein wohliges Wärmegefühl.

* Die Asana verbessert in Verbindung mit der Kerze und der gasentfernenden Stellung die Konstitution.

Der Kopfstand darf nicht ausgeführt werden

* bei den allgemeinen Gegenanzeigen der Umkehrstellungen, wie Gefäßleiden bei Arteriosklerose, sowie bei den Blutdruckstörungen Hypotonie und vor allem Hypertonie;

* bei chronischen entzündlichen Augenerkrankungen und insbesondere bei Glaukom und Netzhautschädigungen;

* bei allen Fällen von Schwäche, Schmerzen und Deformationen im Bereich des Halses;

* Vorsicht bei Fettsucht;

* bei Neigung zu Unwohlsein und Schwindel bzw. Ohnmachtsanfällen;

* bei Neigung zu Nasenbluten und „blauen Flecken";
* bei vorangegangenen chirurgischen Eingriffen.

Krokodil

oder Jathara Parivritti oder Jatharaparivartasana. Jathara bedeutet Bauch, Magen und parivartana darum herum drehen.

Diese im Liegen ausgeführte Stellung wirkt wohltuend auf die Wirbelsäule und auf die Verdauung.

Technik

* Legen Sie sich flach auf den Rücken.
* Strecken Sie die Arme in Schulterhöhe zur Seite. Sie stehen jetzt genau im rechten Winkel zur Körperachse. Von oben gesehen bildet der Körper ein Kreuz.
* Atmen Sie tief ein. Beim Ausatmen beide Beine geschlossen und gestreckt nach oben führen, bis sie senkrecht stehen.
* Atmen Sie erneut ein. Beim Ausatmen mit den Beinen einen Halbkreis zur linken Seite beschreiben. Führen Sie diese Bewegung langsam und gleichförmig aus, bis Sie mit den Füßen die Finger Ihrer linken Hand berühren können.
* Die Beine sollten dabei weiterhin gestreckt und fest geschlossen bleiben. Spannen Sie dazu die Oberschenkelmuskulatur an, und achten Sie darauf, daß die Knie durchgedrückt sind. Die größte Schwierigkeit beim Beschreiben des Halbkreises besteht darin, das Anheben der rechten Schulter zu vermeiden.
* Vergewissern Sie sich daher ständig, daß der Rücken fest auf dem Boden aufliegt.
* Denn allein eine exakte Ausführung dieser scheinbar einfachen Übung zeigt die erwünschten physiologischen Wirkungen. Dies ist bei den Grundstellungen des Yoga häufig der Fall.

* Wenden Sie jetzt Ihren Kopf nach rechts, bis Sie auf dem rechten Ohr liegen. Der Kopf zeigt also genau in die entgegengesetzte Richtung wie die Beine.
* Nun wird der hohe ästhetische Aspekt dieser Asana deutlich sichtbar. Die Drehung des Kopfes erfolgt jedoch zu einem anderen Zweck: Sie bewirkt eine Verstärkung der **Kongestion** im Halsbereich und verstärkt die physiologische Wirkung der Stellung auf den Organismus.
* Atmen Sie nun mehrmals aus und ein. Halten Sie diese Stellung solange ein, wie Sie möchten. Es wird empfohlen, in dieser Stellung möglichst für mindestens eine Minute zu verharren. Beim leisesten Anflug von Müdigkeit, oder auch wenn die Stellung von Ihnen nicht als bequem und angenehm empfunden wird, sollten Sie die Übung beenden.
* Beim Ausatmen zunächst die Beine wieder anheben, bis sie senkrecht stehen.
* Halten Sie diese Stellung für eine Minute. Abschließend die Beine senken, den Kopf wieder gerade richten und in die Ausgangsstellung zurückgehen.
* Entspannen Sie sich gut und wiederholen Sie dann die Stellung ein oder mehrmals jeweils zur anderen Seite.
* Anfänger sollten diese Asana nur je einmal nach rechts und links pro Sitzung ausführen.

Variation des Krokodils mit einem Bein (Eka Pada)

Bei dieser Asana wird jeweils nur mit einem Bein geübt. Das rechte und linke Bein wechseln sich dabei ab. Diese Variation besitzt sowohl den gleichen Schwierigkeitsgrad als auch die gleiche physiologische Wirkung.

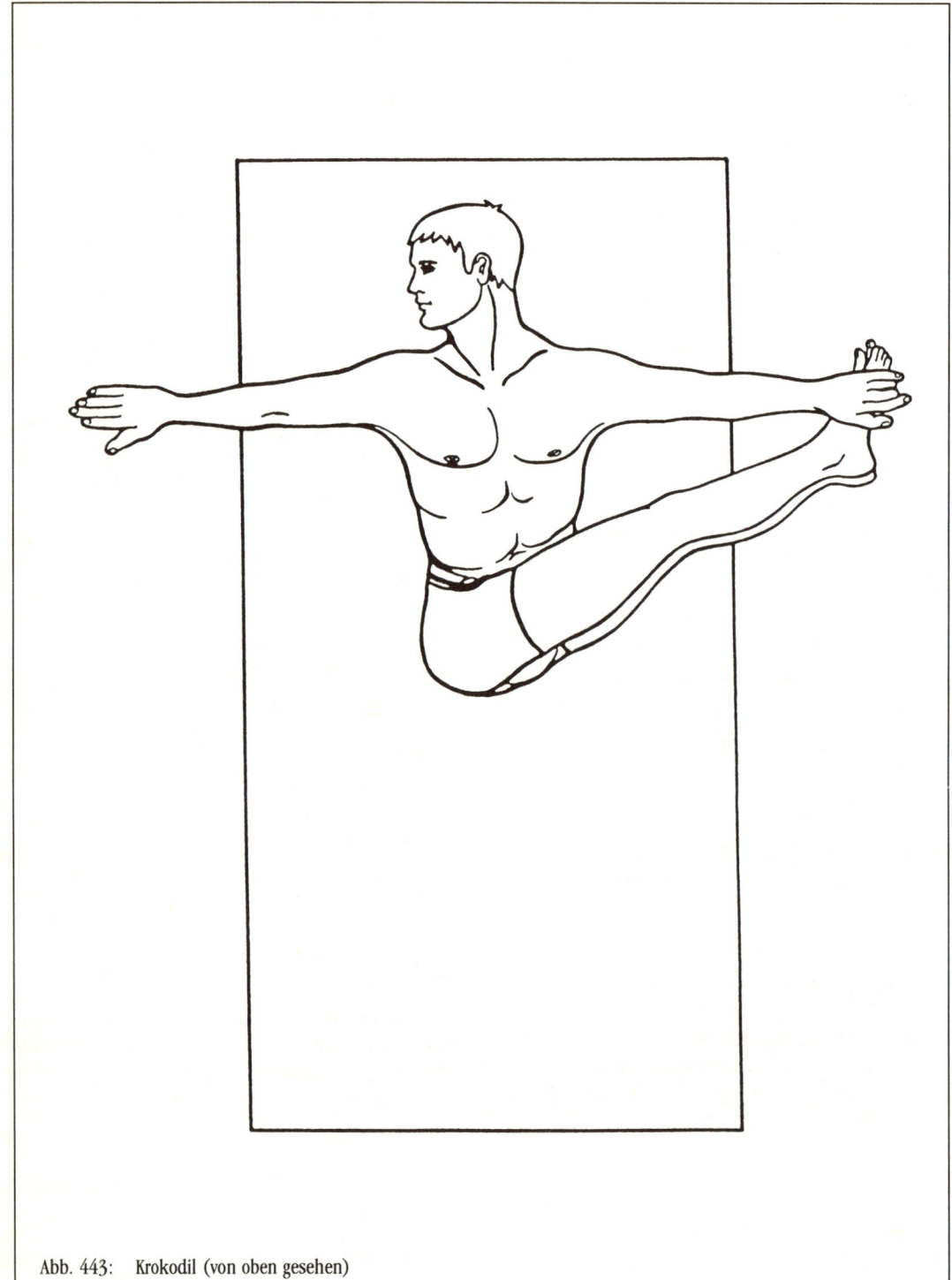

Abb. 443:   Krokodil (von oben gesehen)

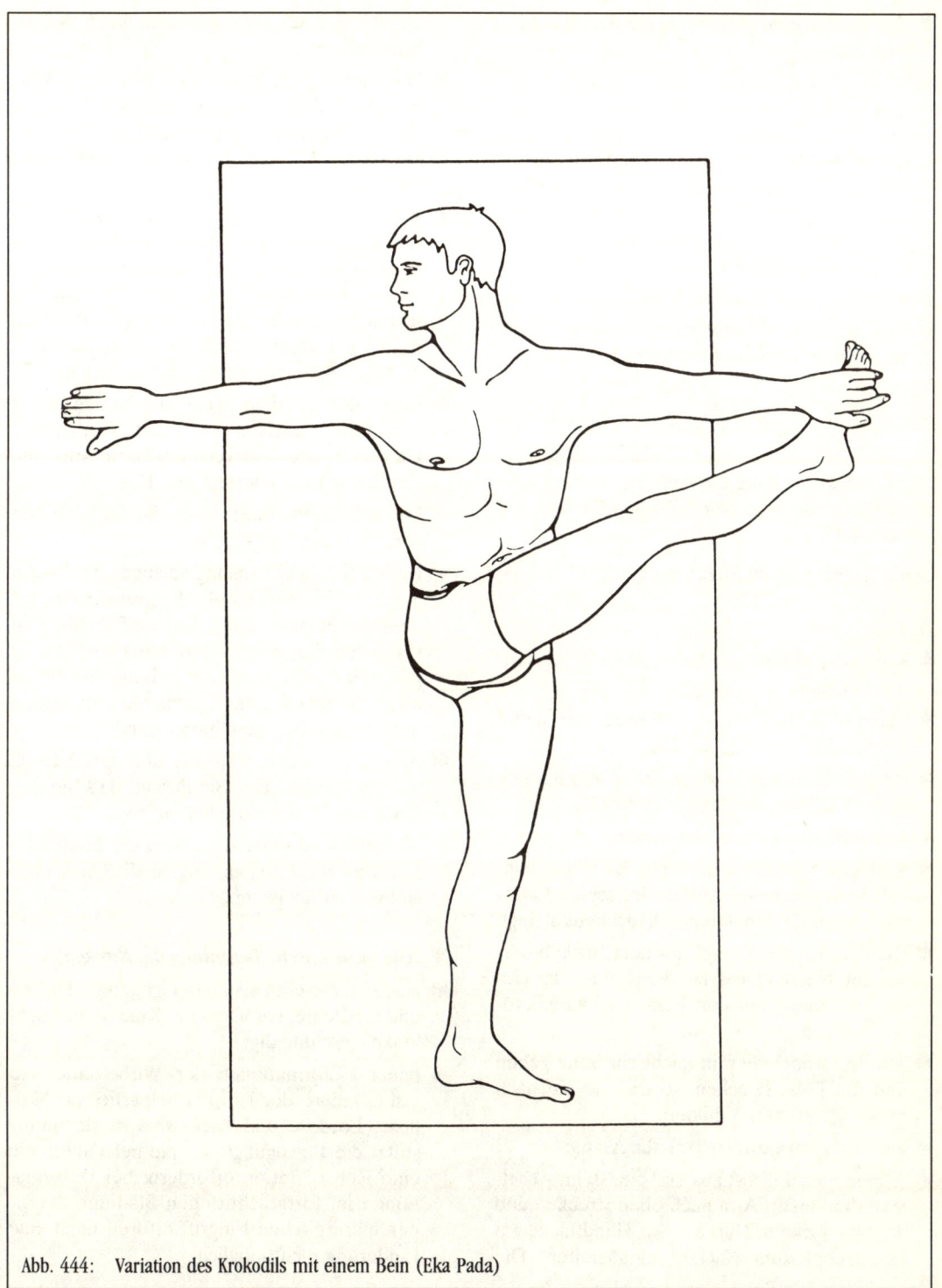

Abb. 444:   Variation des Krokodils mit einem Bein (Eka Pada)

▼ **Die medizinische Bedeutung der Krokodilstellung**

✳ beugt Deformationen der Wirbelsäule wie Lordose und Kyphose und insbesondere Skoliose vor; sie unterstützt die Bewegungstherapie bei Fällen, die eine Rehabilitation erfordern; sie kann jedoch Deformationen im fortgeschrittenen Stadium nicht lindern, die einen chirurgischen Eingriff bzw. orthopädische Maßnahmen erfordern;

✳ stimuliert wohltuend die Verdauung;

✳ trägt dazu bei, Selbstvertrauen wieder zu erlangen und Schüchternheit abzubauen.

Kuhkopf

oder Gomukha Asana. Go heißt im Sanskrit Kuh und mukha Gesicht, Kopf. Gomukha bedeutet folglich Kuhkopf.

Diese Asana wird im Sitzen ausgeführt.

Technik

✳ Setzen Sie sich mit ausgestreckten Beinen auf den Boden.

✳ Stützen Sie sich mit den Händen ab, damit Sie den Körper anheben können.

✳ Beugen Sie das linke Bein und setzen Sie sich in die Wölbung der linken Fußsohle.

✳ Lösen Sie die Hände vom Boden.

✳ Schlagen Sie nun das rechte Bein angewinkelt über das linke, so daß der rechte Oberschenkel über dem linken Oberschenkel liegt.

✳ Richten Sie den Rumpf aus dem Becken heraus auf. Nutzen Sie dabei die Hände. Das Gesäß sollte jetzt auf den Fersen und Fußknöcheln sitzen.

✳ Mit den Knöcheln nun leicht zur Seite gehen und die Füße strecken, so daß sie ein nach hinten geöffnetes V bilden.

✳ Nun zum schwierigen Teil der Asana:

✳ Atmen Sie zunächst aus und ein. Beim Ausatmen den linken Arm nach oben strecken und dann anwinkeln. Nun mit der Handfläche am Hinterkopf zum Nacken hinabgleiten. Die Hand liegt somit flach zwischen den Schulterblättern.

✳ Der rechte Arm hängt noch locker am Körper herab. Beim Ausatmen nun den Arm hinter dem Rücken anwinkeln und mit der rechten Hand die Finger der linken Hand berühren.

✳ Versuchen Sie nun, die Finger ineinander zu verhaken und wenn möglich, die Hände ganz zu ergreifen. Sollte Ihnen das noch nicht gelingen, können Sie ein Tuch, z.B. ein Taschentuch zwischen den Händen halten. Sie sollten jedoch auch hier versuchen, die Hände möglichst dicht aneinander zu bringen.

✳ In der Rückansicht bilden die beiden Arme eine schräg verlaufende Linie. Der rechte Unterarm liegt am rechten Hinterkopf an, der Ellenbogen überragt den Kopf.

✳ Mit einiger Phantasie sieht die Stellung von vorne wie ein Kuhkopf aus.

✳ Halten Sie diese Stellung solange ein, wie Sie möchten. Es wird empfohlen, mindestens eine halbe Minute in der Kuhkopf-Stellung zu verharren. Beim leisesten Anflug von Müdigkeit, oder auch wenn die Stellung von Ihnen nicht als bequem und angenehm empfunden wird, sollten Sie die Übung beenden.

✳ Atmen Sie ganz natürlich und gleichmäßig aus und ein. Achten Sie darauf, daß Sie den Kopf und Hals gerade halten.

✳ Abschließend beim Ausatmen die Hände lösen und zur Entspannung in die Ausgangsstellung zurückgehen.

▼ **Die medizinische Bedeutung des Kuhkopfes**

✳ macht die Schultern, Handgelenke, Hüften und die Beine, vor allem die Knie und Fußgelenke, geschmeidig;

✳ beugt Deformationen der Wirbelsäule und insbesondere der Brustwirbelpartie wie Skoliose, Lordose und Kyphose vor; sie unterstützt die Bewegungstherapie bei Fällen, die eine Rehabilitation erfordern; bei Deformationen im fortgeschrittenen Stadium, die einen chirurgischen Eingriff erfordern, ist eine Linderung nicht möglich;

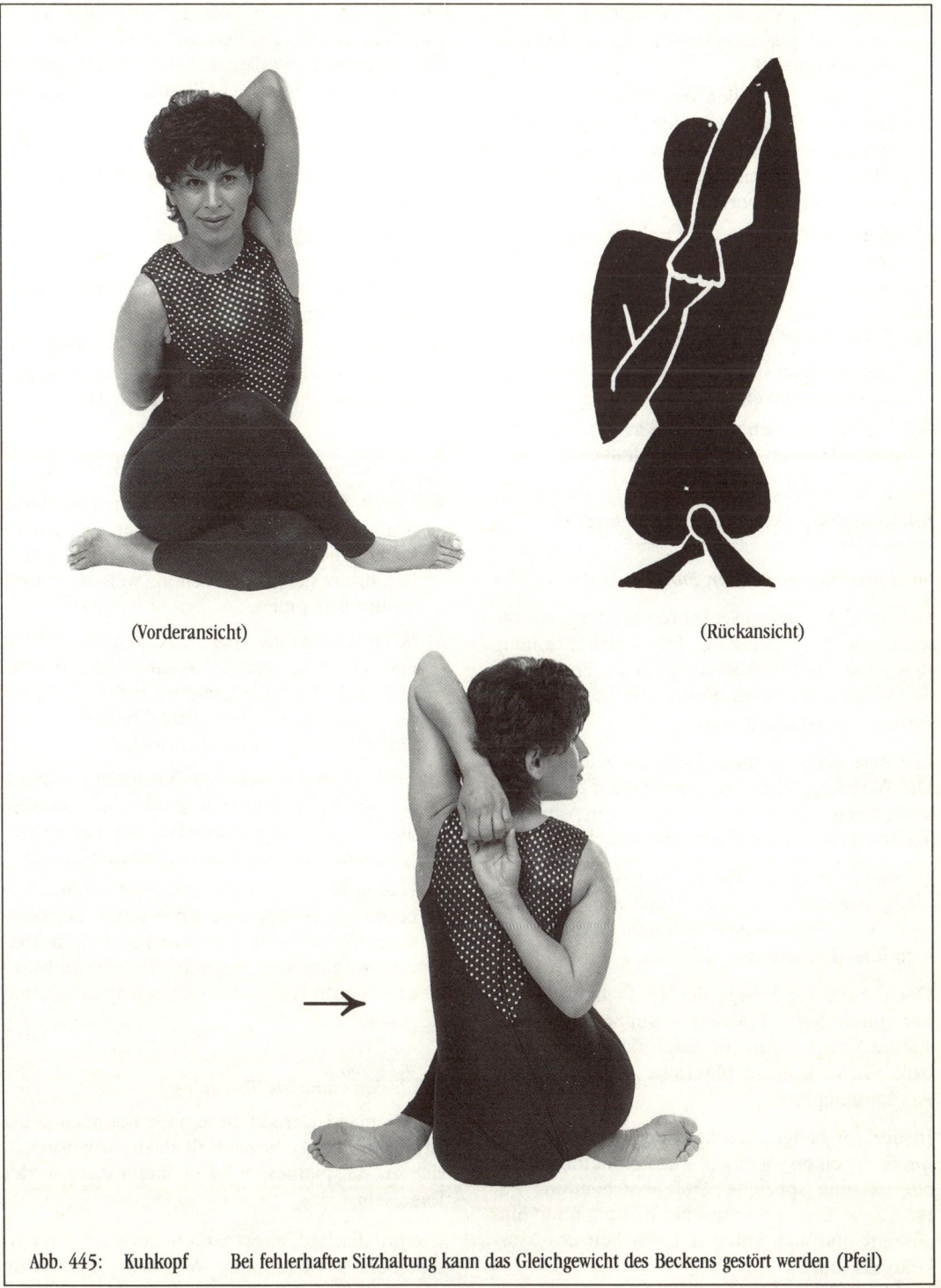

(Vorderansicht)   (Rückansicht)

Abb. 445:   Kuhkopf   Bei fehlerhafter Sitzhaltung kann das Gleichgewicht des Beckens gestört werden (Pfeil)

✻ erweitert insbesondere den unteren und hinteren Teil des Brustkorbs und erhöht die Lungenkapazität;

✻ beugt gewissen Fällen von Migräne aufgrund einer pathologisch geraden Form der Halswirbelsäule und einer durch Schmerzhaltung bedingten Versteifung des Nackens mit Muskelverspannung vor;

✻ stimuliert allgemein die Funktion der Bauchorgane, insbesondere der Nieren und der Galle.

Der Kuhkopf darf nicht ausgeführt werden

✻ in allen Fällen von Schwäche und schmerzenden Kniegelenken;

✻ bei Schädigungen und Schmerzen in der Hüfte, den Händen oder Handgelenken.

Leichenstellung (Savasana oder Mrtasana)

Sava und mrta heißen im Sanskrit Leiche.

Diese im Liegen ausgeführte Stellung ist die wichtigste Yoga-Stellung. Die Leichenstellung (Savasana) ist keine Stellung im engeren Sinne des Wortes, da keine besondere Technik oder Bewegung erforderlich ist.

Die eigentliche Schwierigkeit ist geistiger Art. Die Wirkung dieser Asana beruht auf einer vollkommenen tiefen Entspannung. In gewisser Weise ist diese Stellung der Schlüssel zu Yoga.

Es wird empfohlen, die Leichenstellung (Savasana) regelmäßig zu Beginn und zum Abschluß einer Yoga-Sitzung einzunehmen. Allein daraus wird ihre Bedeutung ersichtlich.

Doch trügt der Schein der Einfachheit. Denn nur durch hohe Perfektion gelingt die angestrebte Entspannung, wodurch sich auf wunderbare Weise jegliche physische und psychische Anspannung löst.

In der folgenden Beschreibung wird die *Entspannung* einen wichtigen Platz einnehmen. Damit ist eine spezielle Tiefenentspannung gemeint, die über eine normale Entspannung hinausgeht und zum völligen Erlöschen des Muskeltonus führt.

Durch diese extrem tiefe Entspannung lassen sich beachtliche Erfolge auf dem Gebiet des Nervensystems erzielen. Hierfür ist eine genaue Beherrschung der Technik und ein spezielles Training erforderlich.

Es werden daher zwei Variationen von Savasana unterschieden:

✻ 1. Eine *vereinfachte Technik*, die allen Yogi aufgrund ihrer wohltuenden Wirkung empfohlen werden kann. Sie bildet hierbei eine Stellung unter vielen.

✻ 2. *Savasana als Therapie*. Diese Technik findet Anwendung bei Nervosität und zur Behandlung von psychosomatischen Leiden.

▼ **1. Die vereinfachte Technik von Savasana**

✻ Legen Sie sich auf den Rücken. Die Arme liegen locker neben den Körper. Die Handflächen liegen auf dem Boden. Die Fersen berühren sich, die Zehen weisen jedoch leicht nach außen.

✻ Schließen Sie die Augen. Atmen Sie tief ein und aus. Nun wird der Atem wieder normal und ruhig. Falls Sie sich noch nicht richtig auf die Stellung konzentrieren können, sollten Sie bewußt die Atmung verfolgen.

✻ Lockern und entspannen Sie Ihren gesamten Körper. Besonders wichtig sind die Schultern, die Augen, der Unterkiefer, der untere Bereich des Thorax mit dem Zwerchfell.

✻ Halten Sie diese Stellung für ein bis zwei Minuten am Anfang und Ende jeder Yoga-Sitzung. Wenn Sie nur die Leichenstellung (Savasana) einnehmen, genügt eine Viertelstunde. Danach fühlen Sie sich geistig erholt und geläutert.

▼ **2. Savasana als Therapie**

Wird jemand, der auf diesem Gebiet noch keine Erfahrung hat, unvermittelt dazu aufgefordert, sich zu entspannen, wird er kaum dazu in der Lage sein.

Die praktische Umsetzbarkeit ist daher von entscheidender Bedeutung. Wie kann eine echte

Entspannung wissenschaftlich fundiert durchgeführt werden?

Für diejenigen, die bereits an einem Entspannungstraining oder autogenem Training nach Schultz teilgenommen haben, sind die folgenden Erläuterungen leicht verständlich.

Den anderen möchten wir zuvor einige Ratschläge geben. Nehmen wir zum Beispiel den Fuß. Die folgenden Hinweise könnten aber eben so gut zur Entspannung aller anderen Körperteile gelten.

Unabhängig davon, um welche Körperpartie es sich handelt, ist es wichtig, daß Sie sich Ihres gegenwärtigen Muskeltonus bewußt werden. Die Beuger und Strecker wirken selbst in Ruhe einander entgegen und sind in ständiger Bereitschaft. Je nachdem, welcher Bewegungsbefehl vom Gehirn kommt, erfolgt ein blitzschnelles

Überwiegen des einen oder anderen. Wenn man sich beispielsweise auf eine Beugung konzentriert, wird die Kraft und Schnelligkeit dieser Bewegung dadurch verstärkt, daß die Strecker passiv bleiben.

Für eine gute Entspannung ist es wichtig, daß der verbliebene Tonus der Antagonisten völlig abklingt. Dies kann durch Auto-Suggestion oder, was einfacher ist, durch die Suggestion einer anderen Person geschehen.

Nehmen wir an, daß Sie sich für Auto-Suggestion entschieden haben. Versuchen Sie sich vorzustellen: Meine Beine sind warm und schwer. Gelingt dies noch nicht so recht, können wir Ihnen die folgende Vorbereitung empfehlen, die auf der traditionellen Methode nach Jacobson basiert.

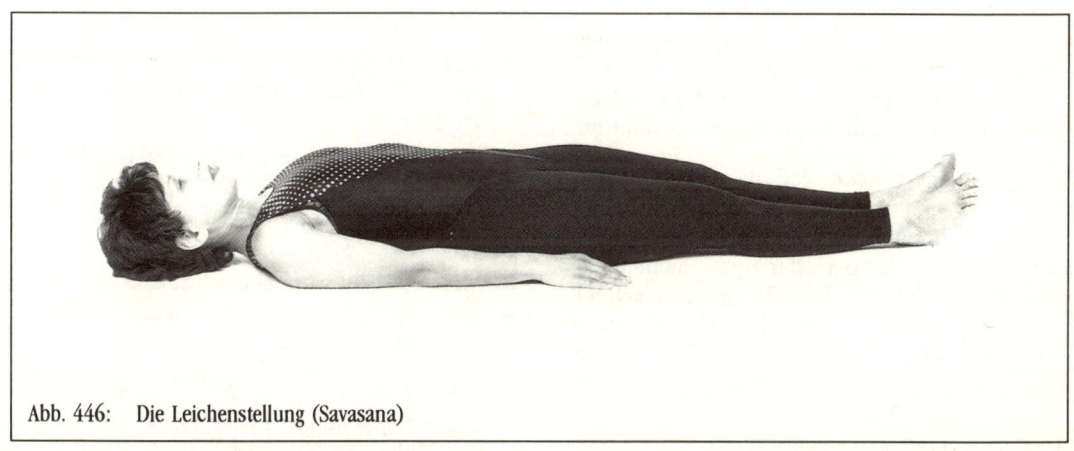

Abb. 446:   Die Leichenstellung (Savasana)

▼ *Vorbereitungsphase nach Jacobson*

Versuchen Sie vor der Entspannung, den Fuß zunächst so stark wie möglich anzuspannen und dann zu entspannen. Je stärker die Anspannung war, desto intensiver ist die Entspannung. Führen Sie diese Übung mit den Händen und den anderen Gelenken durch. Beachten Sie bitte, daß dies jedoch nur eine Hilfe, eine Vorbereitung ist. Sie sollten versuchen, möglichst bald auch ohne dieses Hilfsmittel auszukommen, da diese Methode einen erheblichen Zeitaufwand erfordert. Vor allem auch deshalb, weil

dadurch eine zu mechanische Auffassung des Körpers entstehen könnte. Wichtig ist die Ausbildung der Fähigkeit, den Körper bis ins kleinste Detail zu beobachten. Das ist das Ziel von Savasana als Therapie.

Sobald Sie gelernt haben, sich ohne Vorbereitungsphase zu entspannen, können Sie zur Methode nach Schultz übergehen. Sie befinden sich dazu in der Leichenstellung (Savasana).

Wie Sie feststellen werden, ist darin der Begriff Wärme enthalten. Die Wahrnehmung dieses

Gefühls ist besonders am Anfang nicht leicht. Mitunter bleibt es trotz beharrlichen Trainings ganz aus. Doch wenn Sie es spüren, zeigt dies, daß Ihre Entspannung erfolgreich war. Wenn nicht, stellt dies auch keinen Hinderungsgrund dar.

▼ Methode nach Schultz

✳ Legen Sie sich mit dem Rücken entspannt auf eine feste Unterlage. Sie können sich direkt auf den Boden oder einen Teppich legen. Er sollte jedoch nicht zu weich sein. Ein Bett ist ungeeignet. Sie können sich jedoch gerne ein kleines Kissen unter den Kopf legen, damit Sie sich wohl fühlen. Eine bequeme Lage des Kopfes und Nackens ist dabei besonders wichtig.

✳ Strecken Sie die Beine. Achten Sie darauf, daß die Knie nicht angewinkelt sind. Die Beine sollten locker nebeneinander liegen.

✳ Die Arme liegen locker neben dem Körper. Die Ellenbogen dürfen dabei nicht angewinkelt sein. Die Arme berühren sanft den Körper, und die Handflächen zeigen nach unten.

Wir sind der Ansicht, daß diese Asana sehr wichtig ist, und werden sie daher Schritt für Schritt mit Ihnen durchgehen. Wenn Sie alleine sind, sprechen Sie in Gedanken – nicht dabei sprechen – folgenden Text. Er läßt sich schnell erlernen. Sie können sich den Text auch vorlesen lassen. Das ist einfacher. Noch einfacher geht es mit einem Tonbandgerät.

Wir beginnen mit dem rechten Arm

✳ Mein Daumen ist warm und schwer.

✳ Mein Zeigefinger ist warm und schwer.

✳ Mein Mittelfinger ist warm und schwer.

✳ Mein Ringfinger ist warm und schwer.

✳ Mein kleiner Finger ist warm und schwer.

✳ Meine rechte Hand ist bis in die Fingerspitzen warm und schwer.

✳ Mein Handgelenk ist warm und schwer.

✳ Mein Unterarm ist warm und schwer.

✳ Mein Ellenbogen ist warm und schwer.

✳ Mein Oberarm ist warm und schwer.

✳ Meine Schulter ist warm und schwer. *Sie sinkt tief in die Unterlage ein.*

Wir gehen über zum linken Arm

✳ Wir verfahren ebenso wie mit dem rechten Arm. Wichtig ist die Entspannung der Schulter. Ihr kommt eine Schlüsselstellung bei der Entspannung des Arms zu.

Wir gehen über zum Kopf

✳ Meine Stirn ist schwer. *Sie ist kühl.*

✳ Mein Gesicht ist warm und schwer.

✳ Meine Augenlider sind schwer wie Blei. Die Augäpfel sinken tief in die Augenhöhlen.

✳ Mein Kinn ist warm und besonders schwer. Es zieht an meiner Unterlippe und will den Mund öffnen.

✳ Jetzt ist das gesamte Gesicht entspannt. Auf drei Gesichtspartien ist besonders zu achten:

✳ Meine Stirn ist schwer. *Sie ist kühl.*

✳ Meine Augäpfel werden immer schwerer und sind müde. Meine Augenlider sind so schwer wie Blei.

✳ Mein Kinn zieht stark an meiner Unterlippe.

Die Entspannung wird in absteigender Linie fortgesetzt

✳ Mein Hals ist warm und schwer.

✳ Mein Rücken ist warm und schwer.

✳ Meine Seiten sind warm und schwer. Der Rücken verschmilzt mit der Unterlage.

✳ Die Entspannung hält für einen Moment in der Höhe des Zwerchfells inne. Der Atem hebt den Bauch angenehm leicht. Werden Sie sich der sanften und gleichmäßigen Atembewegung bewußt. Die Luft strömt wohltuend in die Lungen.

An dieser Stelle gehen wir zu den Beinen über

✳ Meine Füße sind warm und schwer. Die Fersen sinken tief in die Unterlage ein.

✳ Meine Knöchel sind warm und schwer.

✳ Meine Schienbeine sind warm und schwer.

✳ Meine Knie sind warm und schwer.

✳ Meine Oberschenkel sind warm und schwer.

Wenn man zu diesem Zeitpunkt Bilanz zieht, kann man feststellen, daß alle Gliedmaßen, der Kopf, der Hals und der Brustkorb entspannt sind. Nur der Bauch wurde noch nicht entspannt. Führen wir uns vor Augen, was erreicht wurde:

* Mein gesamter rechter Arm ist bis in die Fingerspitzen warm und schwer. Die Schulter ist tief in die Unterlage eingesunken. Sie ist warm.
* Mein gesamter linker Arm ist bis in die Fingerspitzen warm und schwer. Die Schulter ist tief in die Unterlage eingesunken. Sie ist warm.
* Mein Kopf ist schwer und entspannt. Besonders schwer sind drei Gesichtspartien: Meine Stirn ist schwer. Sie ist kühl. Die Augäpfel sinken immer tiefer in die Augenhöhlen. Mein Kinn ist besonders schwer und zieht an meiner Unterlippe.
* Mein Hals ist warm und schwer.
* Mein Brustkorb ist warm und schwer.
* Meine Beine sind warm und schwer.

Nun ist der Zeitpunkt gekommen, an dem wir mit einer Entspannung den Ober- und den Unterkörper verbinden:

* Mein *Bauch* ist warm und schwer. Die glatte Muskulatur, die queren Muskeln und die im Körperinneren liegenden Organe: Leber, Magen, Grimmdarm, Dickdarm, Blase, Milz, Nieren, Prostata bzw. Uterus und Eierstöcke, Bauchspeicheldrüse, Gallenblase sind warm und schwer.

Gehen wir nun, da der gesamte Körper warm und schwer ist, zum Kopf zurück

* Meine Stirn ist schwer. Sie ist kühl.
* Die Augäpfel sinken noch immer tiefer und tiefer in die Augenhöhlen.
* Meine Augenlider sind schwer wie Blei.
* Dennoch sind Sie wach und nehmen aufmerksam wahr. Wenn Ihre Gedanken beginnen umherzuschweifen, sollten Sie sich verstärkt auf das Geräusch Ihrer Atmung konzentrieren.

Nun sind Sie völlig entspannt. Alles Störende, aller Ärger und Streß bleibt draußen. Ihre Nerven sind stark wie Stahlseile. Depressive Stimmungen sind Ihnen fremd.

Wiegen Sie sich in diesem Gefühl der Sicherheit!

* Bevor Sie aufstehen, sollten Sie den gesamten Körper strecken damit der Muskeltonus zurückkehrt.

Lotus

oder Padmasana. Padma heißt im Sanskrit Lotus.

Diese im Sitzen ausgeführte Stellung zeichnet sich durch die charakteristische Haltung der überkreuzten Beine aus. Der Lotus ist sozusagen der Inbegriff des Yoga, denn wird nach Yoga-Stellungen gefragt wird, nennen die meisten Befragten den Lotus und den Kopfstand (Sirshasana).

Technik

* Setzen Sie sich mit ausgestreckten Beinen auf den Boden.
* Beugen Sie das rechte Bein, ziehen Sie es heran, und legen Sie den rechten Fuß auf den linken Oberschenkel.
* Beugen Sie nun das linke Bein, ziehen Sie es heran, und legen Sie den linken Fuß auf den rechten Oberschenkel.
* Achten Sie dabei darauf, daß die Fußsohlen nach oben zeigen und der Rücken gestreckt ist.
* Heben Sie nun die Arme und legen Sie die Handrücken auf die Knie, so daß die Innenflächen nach oben zeigen.
* Schließen Sie Daumen und Zeigefinger zu einem Ring. Damit haben Sie Jnana Mudra (siehe Kapitel III) ausgeführt.

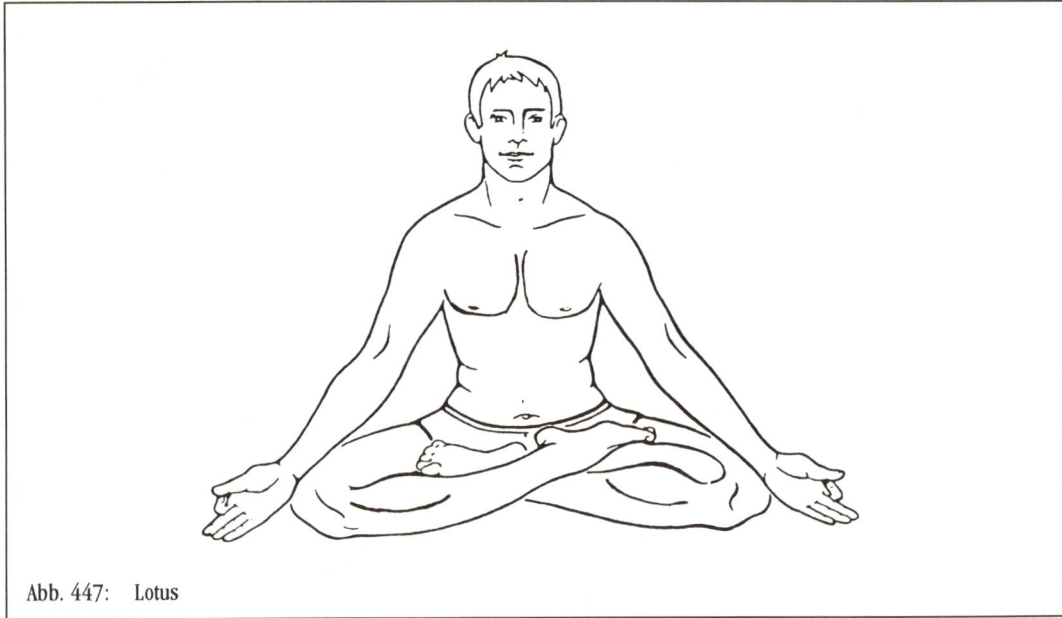

Abb. 447:   Lotus

✱ Halten Sie diese Stellung solange ein, wie Sie möchten. Beim Auftreten von Knieschmerzen (Diese sind am Anfang häufig und können bei schwachen Knien auf Dauer sehr hinderlich sein) sollten Sie die Übung abbrechen. Für diejenigen, die den Lotus gut vertragen, eignet er sich gut für die Atemübungen des Pranayama.

✱ Abschließend gehen Sie langsam in die Ausgangsstellung zurück. Dazu lösen Sie zunächst die Füße und lockern die Beine. Sie können die Übung nun ein oder mehrmals wiederholen, wobei Sie die Beine abwechseln sollten.

▼ *Die medizinische Bedeutung des Lotus*

✱ sorgt für tiefe körperliche und geistige Entspannung;

✱ macht die Bein- und Beckengelenke beim Gesunden geschmeidig;

✱ kräftigt den Rücken und die Wirbelsäulenmuskulatur;

✱ stimuliert wohltuend die Funktion der Bauchorgane.

Der Lotus darf keinesfalls ausgeführt werden

✱ im Falle einer Arthritis oder bei schmerzhafter Arthrose; auch bei nur leichter Arthritis der Bein- oder Beckengelenke, ebenso bei Schwäche oder Schmerzen der Kniegelenke;

✱ bei Verletzungen des Meniskus;

✱ Nach Brüchen, Verrenkungen oder anderen Traumata dieser Gelenke darf die Stellung nur vorsichtig und mit Einverständnis des Arztes eingenommen werden.

Maha Mudra

Siehe Mudra.

Marici

(Sprich: Maritschi) oder Maricyasana. Marici, Sohn eines Brahma und Nachkomme von Surya, dem Sonnengott der Inder, war ein Weiser.

Diese im Sitzen ausgeführte Stellung ist für ihre wohltuende Wirkung auf die Psyche bekannt.

Sie besteht aus zwei Phasen.

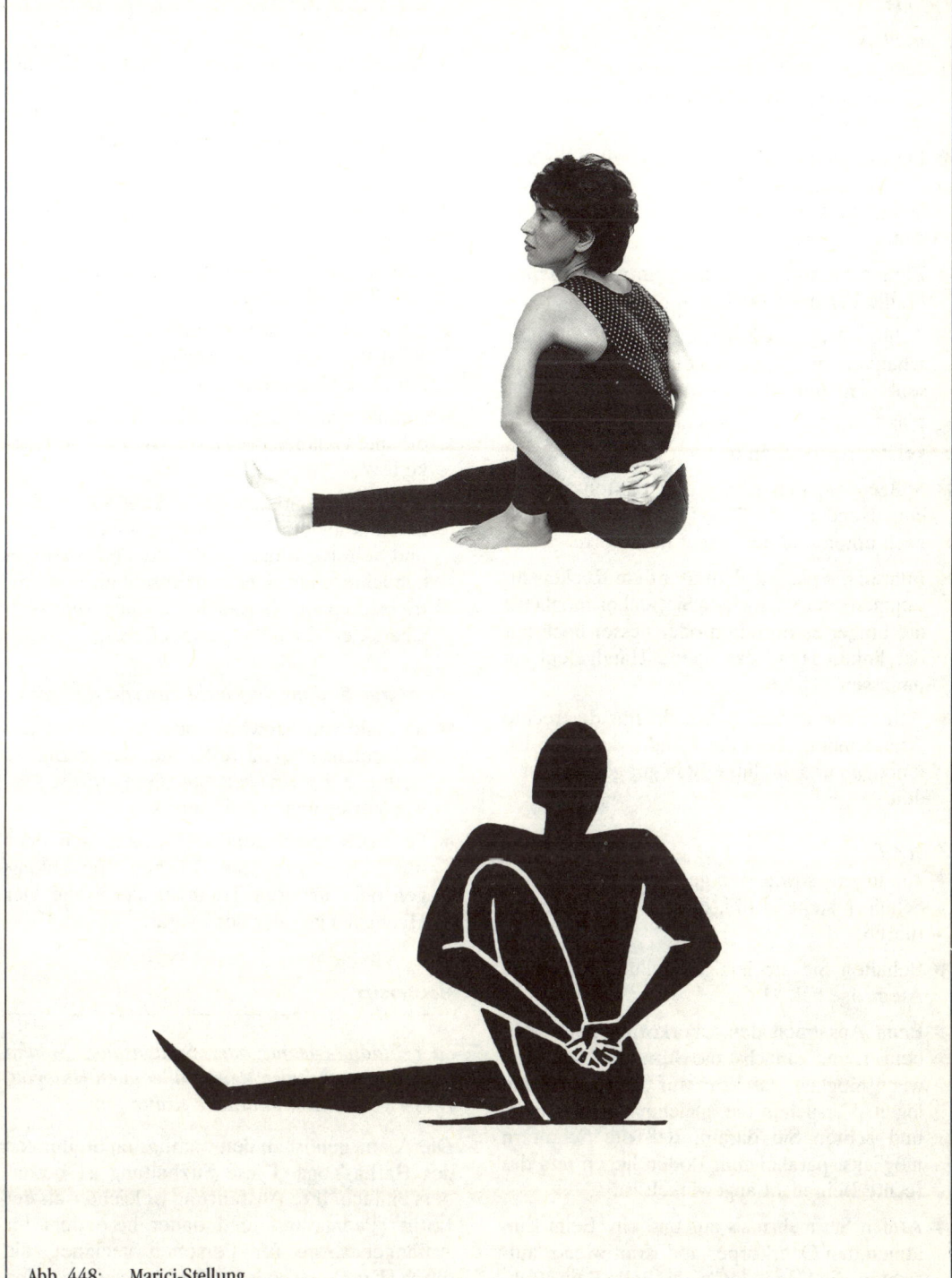

Abb. 448:   Marici-Stellung

Technik

Erste Phase

❋ Setzen Sie sich mit geschlossenen und gestreckten Beinen auf den Boden. Halten Sie den Rücken gerade.

❋ Beugen Sie das linke Bein und stellen Sie den linken Fuß flach auf den Boden. Die Fußsohle und die Ferse stehen nun fest auf dem Boden.

❋ Ziehen Sie nun das linke Bein weiter heran, bis die Ferse am Becken anliegt.

❋ Achten Sie dabei darauf, daß der Unterschenkel des angewinkelten Beins genau senkrecht zum Boden steht.

❋ Der linke Fuß steht neben dem Oberschenkel des gestreckten rechten Beins.

❋ Stützen Sie sich neben den Hüften gut mit den Händen ab. Die Handflächen zeigen nach unten und die Finger nach vorn.

❋ Führen Sie die Hände hinter dem Rücken zusammen und versuchen Sie, dabei möglichst die Finger zu ergreifen oder besser noch mit der linken Hand das rechte Handgelenk zu umfassen.

❋ Achten Sie darauf, daß nicht nur der rechte Arm, sondern auch die Hände, der linke Ellenbogen und das linke Bein gut gedehnt werden.

Zweite Phase

❋ Anfängern sowie weniger gelenkigen Yoga-Schülern steht es frei, diese Übung durchzuführen.

❋ Behalten Sie die jetzige Stellung für einige Atemzüge bei.

❋ Beim Ausatmen den Oberkörper nach vorn beugen und zunächst die Stirn, die Nase und, wenn möglich, das Kinn auf das rechte Knie legen. Versuchen Sie, gleichmäßig zu atmen, und achten Sie darauf, daß die Schultern möglichst parallel zum Boden liegen und das rechte Bein nicht angewinkelt ist.

❋ Atmen Sie mehrmals aus und ein. Beim Einatmen den Oberkörper und Kopf wieder aufrichten, die Hände lösen, das linke Bein strek-

ken und in die Ausgangsstellung zurückkommen.

❋ Atmen Sie tief aus und ein und erholen Sie sich für einen Moment. Sie können die Übung nun ein oder mehrmals wiederholen, wobei Sie die Beine abwechseln sollten.

▼ *Die medizinische Bedeutung der Marici-Stellung*

❋ kräftigt gut die Handgelenke, die Hände und vor allem die Finger;

❋ macht die Wirbelsäule und vor allem den Bereich der Brustwirbel sowie das Becken im Hüftbereich geschmeidig;

❋ stimuliert wohltuend die Funktion der Bauchorgane: Gallenblase, Darm, Nieren, Eierstökke usw.;

❋ besitzt eine erstaunliche Wirkung auf die Psyche und lindert Depressionen; schenkt Ruhe und Selbstvertrauen, Halt und Vertrauen bei Schüchternheit, Unentschlossenheit und Antriebslosigkeit, aber auch bei einem sensiblen Charakter; vertreibt Lampenfieber.

Die Marici-Stellung darf nicht ausgeführt werden

❋ im Falle von Schwäche oder Schmerzen der Kniegelenke bei Arthritis oder schmerzhafter Arthrose der Kniegelenke (Gonarthrose) sowie Verletzungen des Meniskus;

❋ bei noch schmerzenden Verletzungen oder noch nicht verheilten Brüchen, Verrenkungen oder anderen Traumata der Hand, der Handgelenke oder der Finger.

Meistersitz

oder Siddha Asana oder Siddhasana. Siddha heißt im Sanskrit der Meister oder auch Halbgott. Dieser besitzt übernatürliche Kräfte.

Die Asana gehört zu den wichtigsten Stellungen des Hatha-Yoga. Diese Sitzhaltung ist besonders einfach. Ihre Ausführung ist leichter als der Lotus (Padmasana) und daher besonders für Anfänger sowie für Personen geeignet, die durch Krankheit oder Alter geschwächt sind und denen die Ausführung anderer Asana schwerfällt.

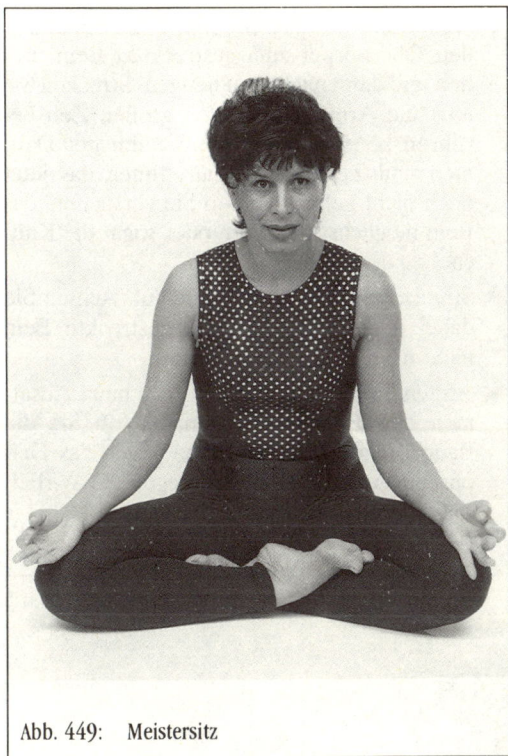

Abb. 449:   Meistersitz

Technik

✳ Setzen Sie sich mit ausgestreckten Beinen auf den Boden. Die Handflächen liegen neben den Oberschenkeln flach auf dem Boden.

✳ Wenn Sie möchten, können Sie die Augen schließen.

✳ Beugen Sie das linke Bein, bis die Fußspitzen das Knie berühren.

✳ Fassen Sie nun den linken Fuß, und legen Sie die Ferse an das Becken. Der Fußballen des linken Fußes sollte eng am rechten Oberschenkel anliegen.

✳ Jetzt das rechte Bein beugen und den rechten Fuß auf den Knöchel des linken Fußes legen. Die rechte Ferse sollte dabei am Schambein anliegen. Der rechte Fußrücken ruht auf dem linken Unterschenkel. Dabei befinden sich die Fußzehen etwa in Höhe der Wade.

✳ Heben Sie nun die Arme, und führen Sie sie gestreckt nach vorn, bis sie in etwa parallel sind.

✳ Legen Sie nun die Handrücken auf die Knie, so daß die Innenflächen nach oben zeigen.

✳ Schließen Sie Daumen und Zeigefinger zu einem Ring. Die anderen Finger bleiben gestreckt. Die Rückseite des Handgelenkes liegt nun auf den Knien. Damit haben Sie Jnana Mudra (siehe Kapitel III) ausgeführt.

✳ Senken Sie nicht den Kopf, damit Nacken und Rücken gestreckt bleiben. Versuchen Sie, einen Buckel zu vermeiden, ohne dabei jedoch die Brust herauszudrücken.

✳ Konzentrieren Sie sich, und stellen Sie sich vor, daß Ihr Blick nach innen gerichtet ist.

✳ Halten Sie diese bequeme Stellung solange ein, wie Sie möchten. Die Stellung ist gut für die Meditations- oder Atemübungen des Pranayama geeignet. Beim leisesten Anflug von Müdigkeit, oder wenn die Stellung von Ihnen nicht als bequem und angenehm empfunden wird, sollten Sie die Übung beenden.

✳ Lösen Sie dazu zunächst die Füße, und lockern Sie die Beine. Anschließend gehen Sie zur Entspannung in die Ausgangsstellung zurück.

✳ Warten Sie, bis Sie völlig ausgeruht und entspannt sind. Nun wird die Übung mit der anderen Seite begonnen, das heißt, Sie winkeln zunächst das rechte Bein an. Sie können auf diese Weise den Meistersitz mehrmals wiederholen.

▼ Die medizinische Bedeutung des Meistersitzes

✳ sorgt für wohltuende körperliche und geistige Entspannung;

✳ erhöht die Konzentrations- und Aufnahmefähigkeit;

✳ bewahrt die Statik des Rückens und stärkt die Lendenwirbelmuskulatur;

✳ macht die Knie- und Knöchelgelenke geschmeidig (es dürfen keine Schädigungen vorliegen);

✳ stimuliert insbesondere die im Kleinbecken liegenden Organe.

Der Meistersitz darf nicht ausgeführt werden

✳ im Falle einer Arthritis, einer mit Schmerzen verbundenen Arthrose der Knie- oder Knöchelgelenke, bei noch schmerzenden Verletzungen, noch nicht verheilten Brüchen, Verrenkungen oder anderen Traumata dieser Gelenke.

Mudra

oder Maha Mudra. Maha bedeutet im Sanskrit edel, groß und Mudra Siegel, das verschließt.

Diese Asana wird im Sitzen ausgeführt.

Technik

✳ Setzen Sie sich mit gestreckten und gegrätschten Beinen auf den Boden.

✳ Beugen Sie das linke Bein und legen Sie die Fußsohle an die Innenseite des rechten Oberschenkels. Der große Zeh sollte am Oberschenkel und die Ferse am Becken anliegen.

✳ Atmen Sie tief aus und ein. Beim Einatmen den Oberkörper zum gestreckten Bein drehen und dann nach vorn beugen. Strecken Sie jetzt die Arme, bis Sie den großen Zeh berühren können. Ergreifen Sie ihn mit Daumen und Zeigefinger. Falls Ihnen das jetzt noch nicht gelingt, sollten Sie versuchen, das Bein möglichst weit vorn oder sogar die Knöchel zu ergreifen.

✳ Strecken Sie die Wirbelsäule gut. Achten Sie dabei darauf, daß sich das gestreckte Bein nicht nach außen dreht.

✳ Atmen Sie tief aus und ein. Nun beim Ausatmen den Bauch einziehen, als ob Sie die Bauchorgane fest nach oben gegen das Diaphragma oder nach hinten gegen die Wirbelsäule pressen wollen.

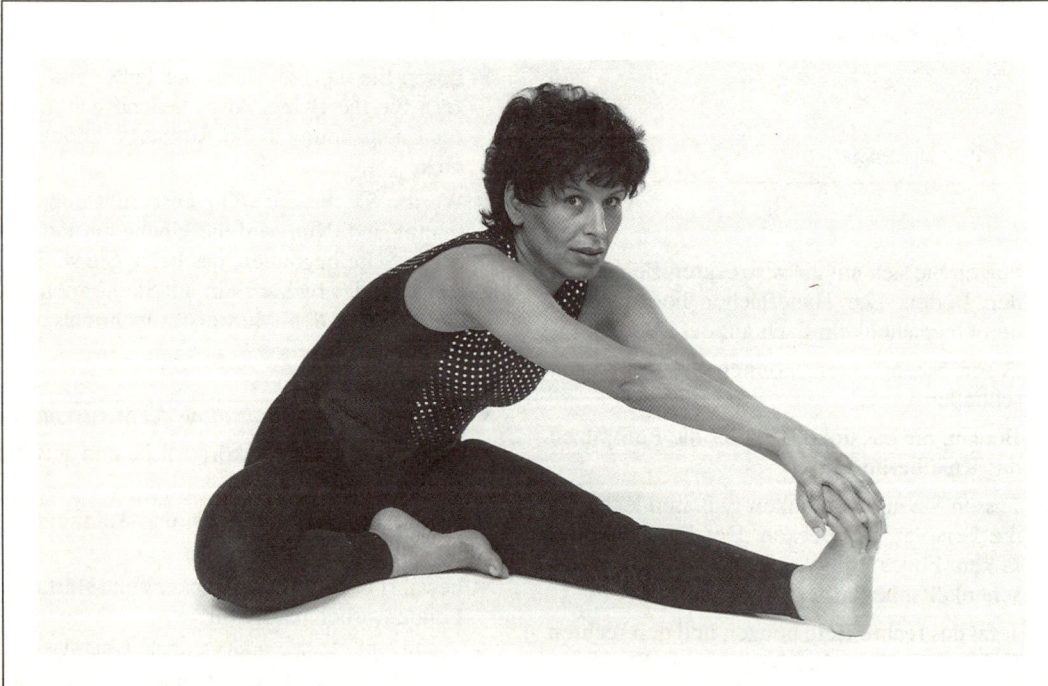

Abb. 432:   Mudra (Beugung des rechten Beins)

* Die Bauchmuskeln wieder entspannen. Atmen Sie zunächst mehrmals aus und ein. Dann den Bauch erneut einziehen. Diese Übung können Sie mehrmals wiederholen.

* Abschließend alle Muskeln gut lockern und entspannen. Atmen Sie ruhig. Gehen Sie zunächst mit dem Kopf und den Händen in die Ausgangsstellung zurück und strecken Sie dann auch Ihr linkes Bein.

* Nachdem Sie sich gut erholt haben, beginnen Sie die Übung jetzt mit der anderen Seite (siehe Foto). Aus Gründen der Symmetrie sollten Sie dafür die gleiche Zeit einplanen.

▼ *Die medizinische Bedeutung der Mudra*

* stimuliert allgemein die meisten Organfunktionen: Atmung, Tonus der Bauchorgane und dabei insbesondere den Verdauungstrakt mit der Leber, den Nieren und den Organen des Kleinen Beckens;

* trägt zur Harmonisierung der Muskulatur bei;

* stimuliert die Konzentrationsfähigkeit.

Mudra des Magens

oder Thataka Mudra. Thataka heißt im Sanskrit Magen und mudra Siegel, das verschließt.

Die Ausgangsstellung für die Mudra des Magens bildet die Rückenlage. Doch trügt der Schein der Einfachheit. Denn nur durch hohe Perfektion erzielt man eine gute physiologische Wirkung.

Es gibt zahlreiche Variationen der Mudra des Magens, die vor allem auf den ergänzenden Bewegungen der Hände und Arme basieren. Da sie keine weiteren medizinischen Aspekte einbringen, werden wir nicht darauf eingehen.

Technik

* Begeben Sie sich in die Rückenlage. Strecken Sie die Beine.

* Strecken Sie die Arme nach vorn, verschränken Sie nun die Hände und drehen Sie sie mit den Handflächen nach außen. Legen Sie jetzt die verschränkten Hände auf die Oberschenkel. Die Daumen sind unten.

* Sie spüren nun, wie die Arme leicht nach innen gedreht und dabei gestreckt und gedehnt werden.

* Atmen Sie zunächst tief ein und aus. Heben Sie beim Einatmen die Arme, führen Sie sie in weitem Bogen über den Kopf und legen Sie sie auf den Boden. Die Hände bleiben dabei verschränkt.

* Vollziehen Sie nun Jalandra Bandha, indem Sie den Kopf nach vorn neigen.

* Atmen Sie zunächst mehrmals ein und aus. Führen Sie beim Ausatmen die Arme wieder nach unten und gehen Sie in die Ausgangstellung zurück.

* Wie Sie sehen, ist diese Übung recht einfach. Dennoch muß die Ausführung sehr exakt erfolgen.

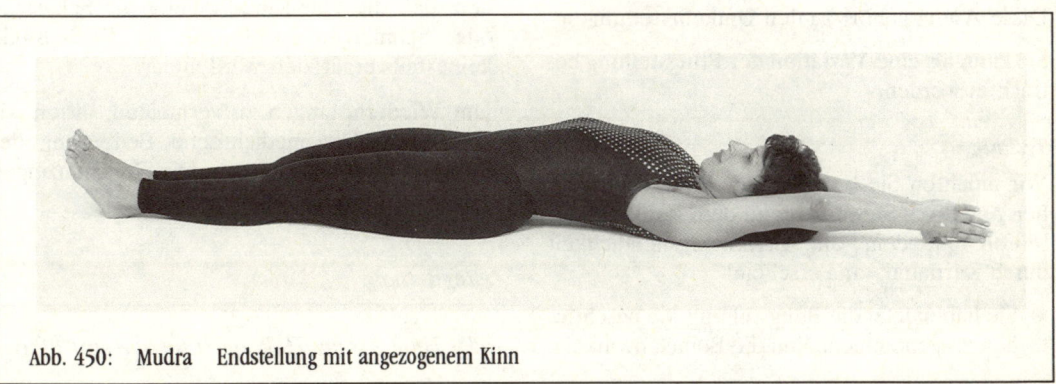

Abb. 450: Mudra   Endstellung mit angezogenem Kinn

Achten Sie besonders darauf, daß der Kopf die ganze Zeit über gesenkt, die Hände verschränkt und die Arme gestreckt bleiben und der Thorax nicht erhoben ist, sondern fest auf der Unterlage aufliegt. Das gilt besonders beim Anheben der Arme. Vermeiden Sie eine Lordose der Wirbelsäule und halten Sie den Rücken gerade. Beachten Sie die Anweisungen für die Bewegungen, die Atemintervalle und ob es sich um das Ein- oder Ausatmen handelt.

▼ *Die medizinische Bedeutung der Mudra des Magens*

✳ Diese Asana erweitert den Brustkorb und schenkt durch die halbkreisförmige Bewegung der Arme einen tieferen Atem.

✳ Sie erhöht den Gasaustausch bei der Atmung, führt zu einem langsamen und gleichmäßigen Rhythmus.

✳ Sie erhöht die Ausscheidung von Giften über die Atemwege.

✳ Die Stellung regt die Verdauung an.

✳ Sie legt Aufregung und führt zu einer Erhöhung der Konzentrations- und Aufnahmefähigkeit.

✳ Die Stellung kann auch von Schwangeren ausgeführt werden. Dabei sollte das Üben jedoch für die gesamte Schwangerschaft unter Anleitung eines Yoga-Lehrers erfolgen.

Ohr-Knie-Stellung

oder Karnapidasana. Karna heißt im Sanskrit Ohr, pida Druck.

Diese Asana gehört zu den Umkehrstellungen.

Sie kann als eine Variation der Pflugstellung betrachtet werden.

Technik

Wir möchten Sie bitten, unter Pflug nachzusehen und diese Stellung bis zu dem Punkt auszuführen, an dem die Ergänzungsmöglichkeit durch Karnapidasana erscheint.

✳ Sie haben jetzt die Pflugstellung wie beschrieben eingenommen. Nun die Beine anwinkeln, bis die Innenseiten der Knie an den Ohren anliegen.

✳ Drücken Sie die Knie fest gegen die Ohren, achten Sie jedoch darauf, daß die Knie weiterhin den Boden berühren.

✳ Vergewissern Sie sich, daß die Füße aneinanderliegen. Sowohl die Fersen als auch die großen Zehen sollen einander berühren.

✳ Die Arme können Sie entweder anwinkeln und mit den Handflächen den Rücken abstützen. Sie können sie aber auch wie bisher gestreckt lassen oder verschränken.

✳ Atmen Sie möglichst natürlich aus und ein. Mitunter werden Sie eine Zunahme Ihrer Herzrate bemerken. Diese sollte jedoch mäßig sein und keinesfalls als unangenehm empfunden werden.

✳ Halten Sie diese Stellung solange ein, wie Sie möchten. Beim leisesten Anflug von Übelkeit, oder auch wenn die Stellung von Ihnen nicht als bequem und angenehm empfunden wird, sollten Sie die Übung beenden.

✳ Gehen Sie nach einer halben bis ganzen Minute wieder in die Ausgangsstellung zurück, indem Sie sich langsam auf dem Rücken abrollen.

▼ *Die medizinische Bedeutung der Ohr-Knie-Stellung*

ähnelt in ihrer Bedeutung der Pflugstellung (siehe Eintrag). Sie ist jedoch weitaus intensiver. Das gilt sowohl für die Anwendungsgebiete als auch für die Gegenanzeigen. In bezug auf die Gegenanzeigen muß darauf hingewiesen werden, daß die Ohr-Knie-Stellung bei Schwäche oder Schmerzen im Bereich der Wirbelsäule keinesfalls praktiziert werden darf.

Um Wiederholungen zu vermeiden, bitten wir Sie unter „Die medizinische Bedeutung der Pflugstellung" nachzulesen. Die Gegenanzeigen werden dort im Detail aufgeführt.

Pflugstellung

oder Hala Asana. Hala heißt im Sanskrit Pflug.

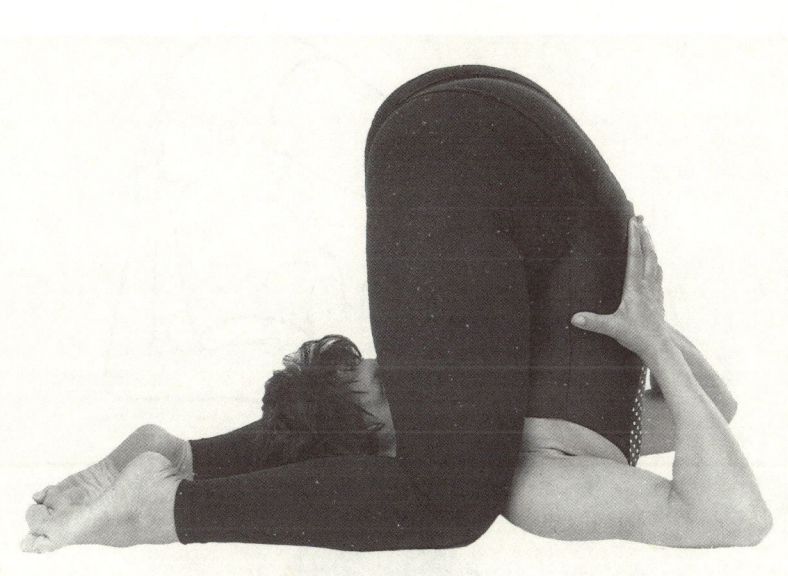

Ohr-Knie-Stellung, die Hände stützen die Lendenregion

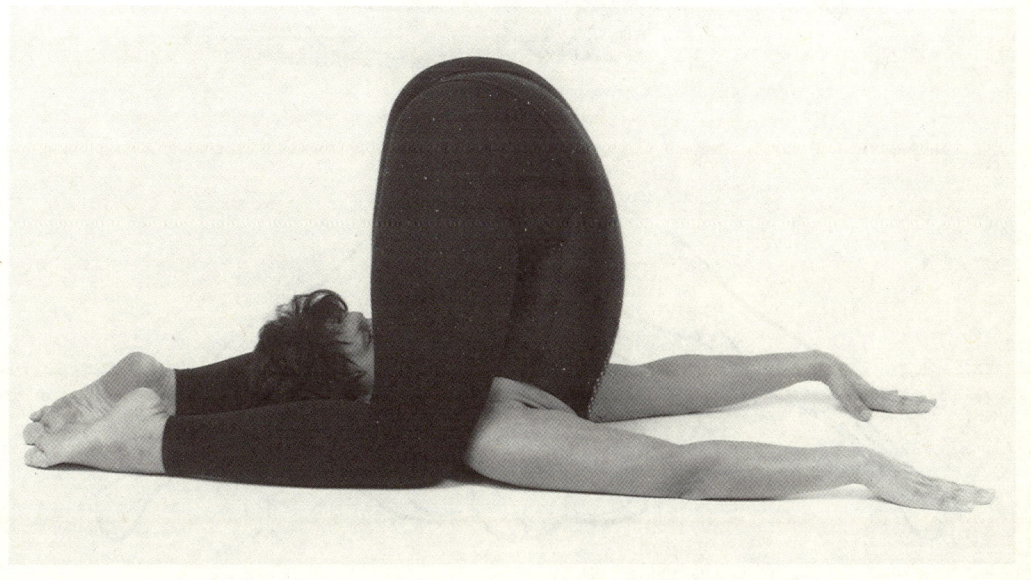

Abb. 451:   Ohr-Knie-Stellung, die Arme sind gestreckt

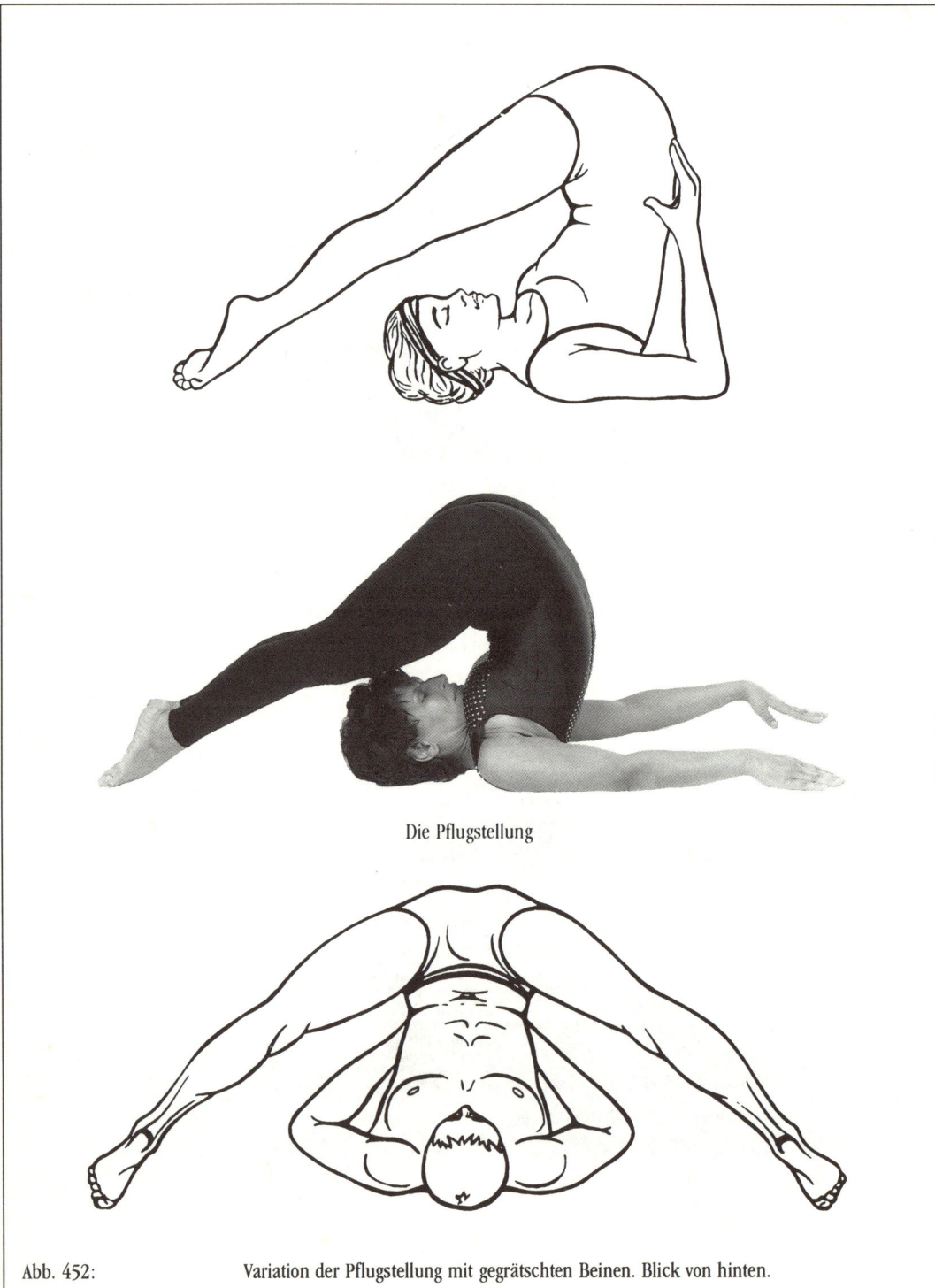

Die Pflugstellung

Abb. 452:   Variation der Pflugstellung mit gegrätschten Beinen. Blick von hinten.

Die Pflugstellung gehört zu den Umkehrstellungen.

Diese Stellung kann im Anschluß an die Kerze oder die Halb-Kerze ausgeführt werden und erfordert dann nur noch die ergänzende Beinbewegung. Sie kann jedoch auch wie folgt praktiziert werden:

Technik

✱ Legen Sie sich mit ausgestreckten Beinen auf den Rücken. Die Arme liegen mit den Handflächen nach unten seitlich neben dem Körper.

✱ Heben Sie langsam die Beine an. Die Bauch- und Beinmuskulatur wird dazu angespannt.

✱ Heben Sie die Beine über den Kopf hinweg, und versuchen Sie, mit den Zehen den Boden zu berühren.

✱ Der Körper ist somit im Bereich der Taille gebeugt. Auch wenn die Füße noch nicht den Boden berühren, sollten Sie unbedingt darauf achten, daß die Beine gestreckt und geschlossen bleiben.

✱ Sie können die Arme gestreckt lassen oder mit den Händen den Rumpf stützen.

✱ Halten Sie diese Stellung solange ein, wie Sie möchten. Beim leisesten Anflug von Müdigkeit, oder auch wenn die Stellung von Ihnen nicht als bequem und angenehm empfunden wird, sollten Sie die Übung beenden.

✱ Atmen Sie ganz natürlich gleichmäßig aus und ein.

✱ Wenn es für Sie nicht zu anstrengend ist, können Sie *die Ohr-Knie-Stellung* (siehe Eintrag) unmittelbar anschließen, indem Sie die Knie anwinkeln und gegen das jeweilige Ohr pressen.

✱ Wenn Sie jedoch lieber in der Pflug-Stellung bleiben möchten, empfehlen wir Ihnen, diese Stellung möglichst für eine Minute zu halten. Strecken Sie die Beine anschließend senkrecht in die Höhe, indem Sie die Hüfte mit den Händen abstützen. Jetzt befinden Sie sich in der Kerze.

Abschließend langsam die Beine senken und in die Ausgangsstellung zurückgehen. Lassen Sie sich genügend Zeit für die Entspannung.

▼ *Die medizinische Bedeutung der Pflugstellung*

✱ erleichtert und verbessert die Atmung; die Pflugstellung gehört zu den Asana, die bei Asthma Anwendung finden (siehe dazu auch unter Asthma, welche Wirkung durch „Verschlüsse" erzielt werden);

✱ stimuliert die Funktion verschiedener Bauchorgane, insbesondere des Verdauungstrakts und der Nieren;

✱ verbessert das Seh- und Hörvermögen bei Gesunden;

✱ beseitigt Blutandrang im Halsbereich. Die Pflugstellung wird selbst bei Vegetationen, Balme-Syndrom, Mandelentzündung oder chronischer Pharyngitis empfohlen.

Diese hochwirksame Asana sollte mit Vorsicht ausgeübt werden. Der Yoga-Lehrer sollte daher nur einzelne Schüler auswählen, um eine bessere Hilfestellung zu gewährleisten.

Die Pflugstellung darf nicht ausgeführt werden bei

✱ Herzinsuffizienz und arterieller Hypertonie;

✱ Schwäche und Schmerzen im Bereich der Wirbelsäule;

✱ chronischen Augenerkrankungen, insbesondere bei Glaukom und Netzhautschädigungen;

✱ Fettsucht;

✱ Neigung zu Schwäche- bzw. Ohnmachtsanfällen;

✱ Neigung zu Nasenbluten und subkutanen Blutungen, die spontan oder bei äußerst geringfügigen Verletzungen eintreten sowie bei Darmblutungen oder Erbrechen von Blut;

✱ Kurz nach einem chirurgischen Eingriff darf diese Stellung nicht eingenommen werden.

Savasana als Therapie

Siehe Leichenstellung.

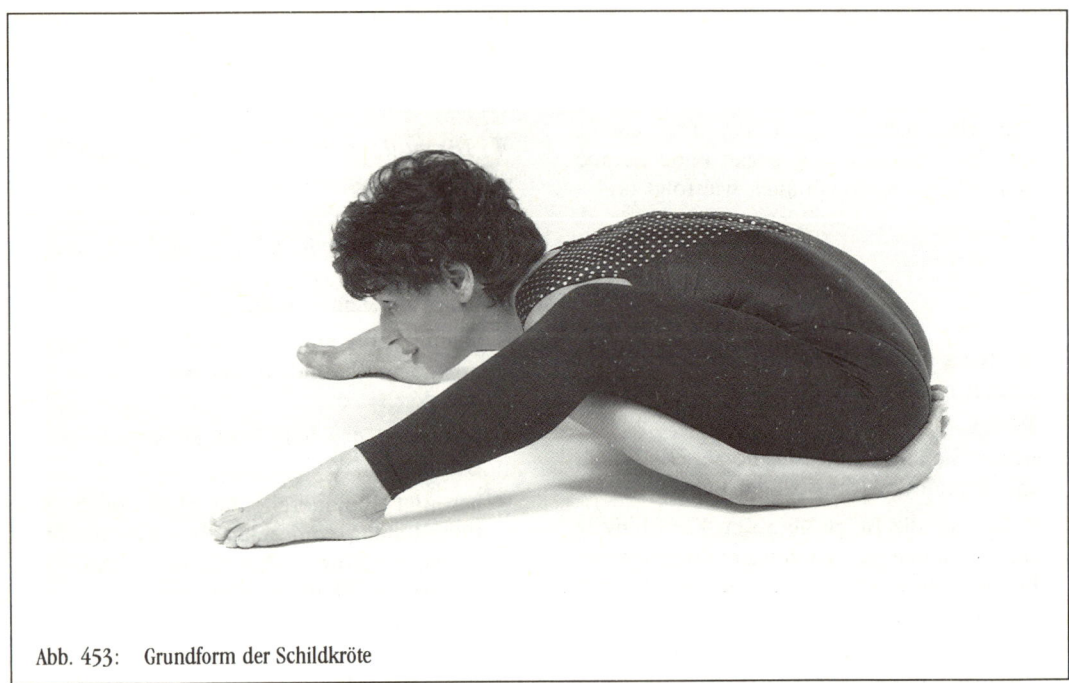

Abb. 453: Grundform der Schildkröte

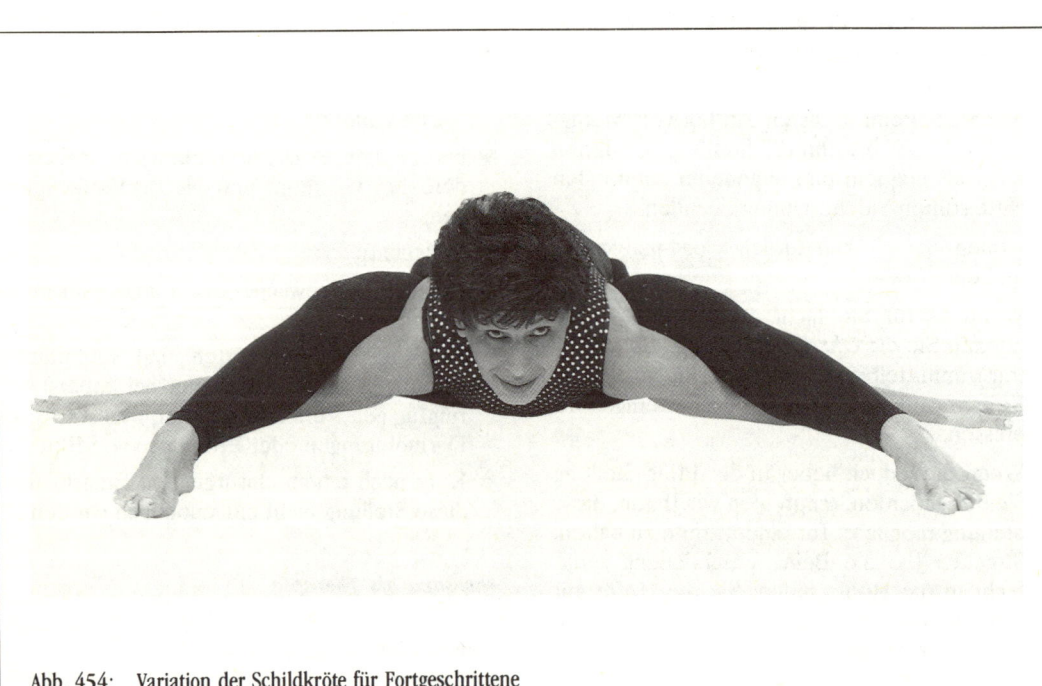

Abb. 454: Variation der Schildkröte für Fortgeschrittene

Schildkröte

oder Kurnasana. Kurna heißt im Sanskrit Schildkröte.

Diese Asana gehört zu den Sitzhaltungen.

Technik

❋ Setzen Sie sich mit ausgestreckten Beinen auf den Boden.

❋ Atmen Sie zunächst ein, beim Ausatmen die Beine etwas grätschen, bis die Füße etwa 50 cm auseinanderstehen. Winkeln Sie die Beine leicht an (so daß die Arme später hindurchpassen).

❋ Atmen Sie ein und aus. Beim Ausatmen den Oberkörper nach vorn beugen.

❋ Führen Sie jetzt die Unterarme unter den Kniekehlen hindurch.

❋ Versuchen Sie, die Händen nach hinten an das Gesäß zu legen. Die Hände berühren weiterhin den Boden.

❋ Ist dies geglückt, können Sie nun die Hände lösen und noch etwas weiter nach hinten strecken. Bei entsprechendem Training können gelenkige Yoga-Schüler nach einiger Zeit die Hände hinter dem Gesäß verschränken.

❋ Drücken Sie die Fersen nach vorn, so daß der Oberkörper weiter nach vorn gebeugt wird. Versuchen Sie nach Möglichkeit, den Boden mit der Stirn zu berühren.

❋ Halten Sie diese Stellung für einige Atemzüge, am besten für eine Minute. Beim leisesten Anflug von Müdigkeit, oder auch wenn die Stellung von Ihnen nicht als bequem und angenehm empfunden wird, sollten Sie die Übung beenden.

❋ Verringern Sie allmählich den Atemrhythmus. Wichtig ist vor allem die Verlängerung der Ausatemphase.

❋ Beim Ausatmen langsam wieder in die Ausgangsstellung zurückgehen.

Variation für Fortgeschrittene

❋ Lassen Sie die Arme unter den Kniekehlen nicht nach hinten, sondern zur Seite gleiten.

❋ Strecken Sie die Arme so weit wie möglich nach außen. Sie können aber auch die Hände an die Fußknöchel legen.

❋ Verharren Sie in dieser Stellung solange, wie Sie möchten. Abschließend beim Ausatmen die Arme wieder zurückführen.

❋ Nehmen Sie nun Ihre Ausgangsstellung wieder ein. Sie sitzen wie anfangs auf dem Boden.

❋ Sie können diese Stellung stets wiederholen. Beim leisesten Anflug von Müdigkeit, oder auch wenn die Stellung von Ihnen nicht als bequem und angenehm empfunden wird, sollten Sie die Übung beenden. Auch sollten Sie mehrere Atemzüge zwischen den einzelnen Stellungen ausführen.

▼ *Die medizinische Bedeutung der Schildkröte*

Die Schildkröte ist für ihre beruhigende und zugleich euphorisierende Wirkung bei nervöser Gereiztheit, gehäuften Wutausbrüchen und übermäßigen Reaktionen auf Streß bekannt.

❋ Sie verleiht der Wirbelsäule höhere Spannkraft und beugt Deformationen der Wirbelsäule bei gesunden Menschen vor.

❋ Die Schildkröte stimuliert wohltuend die Funktion der Verdauungsorgane, wie z.B. der Leber, des Magen und des Darms.

❋ Sie beseitigt wirksam Verstopfungserscheinungen zu Beginn der Schwangerschaft, denen kein organisches Leiden zugrunde liegt.

Die Schildkröte darf nicht ausgeübt werden

❋ in allen Fällen von Schwäche oder Schmerzen in der Wirbelsäule oder Hüfte;

❋ bei Kniegelenksschwäche, insbesondere bei Verletzungen des Meniskus.

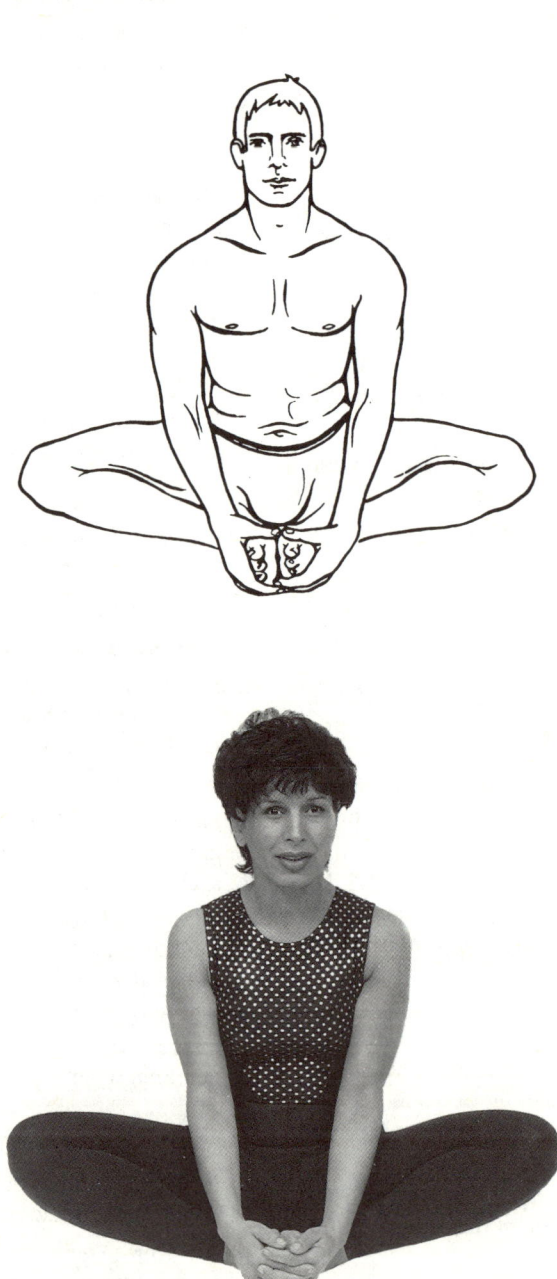

Abb. 455:   Schmetterling

Schmetterling

oder Baddha Kona Asana oder Baddhakonasana. Baddha heißt im Sanskrit halten, erfassen und kona Winkel.

Die im Sitzen ausgeführte Stellung wird besonders gern in der Frauenheilkunde und bei Schwangeren empfohlen. In Indien wird diese Stellung auch als Schustersitz bezeichnet und es scheint, daß Schuster in der Tat nicht an Erkrankungen der Organe des Kleinbeckens leiden.

Technik

* Setzen Sie sich mit ausgestreckten Beinen auf den Boden.
* Beugen Sie die Knie, und ziehen Sie die Fersen an das Schambein.
* Die Fußsohlen sollen aneinander liegen. Jetzt die Fußzehen umfassen und die Finger verschränken.
* Die Fersen sollen gut am Becken anliegen, und die Außenseiten der Füße müssen fest auf dem Boden aufliegen. Durch wiederholtes Üben gelingt es, die Knie weiter nach unten zu bewegen, und mit der Zeit berühren die Knie den Boden.
* Halten Sie die Füße weiter zusammen. Achten Sie dabei darauf, daß die Wirbelsäule gestreckt bleibt.
* Wenn Sie möchten, können Sie bei dieser Übung die Augen schließen oder in die Ferne blicken. Sie können aber auch ihre Nasenspitze betrachten.
* Halten Sie diese Stellung solange ein, wie Sie möchten. Beim leisesten Anflug von Müdigkeit, oder auch wenn die Stellung von Ihnen nicht als bequem und angenehm empfunden wird, sollten Sie die Übung beenden.
* Gehen Sie zur Entspannung in die Ausgangsstellung zurück.

▼ **Die medizinische Bedeutung des Schmetterlings**
Positive Wirkungen

* stimuliert insbesondere im Becken die Funktion der Viszera wie Blase und Prostata;
* zeigt besonders bei Schwangeren eine wohltuende Wirkung; die Geburt wird weniger schmerzhaft; darüber hinaus wird die Neigung zu Krampfadern in der Schwangerschaft reduziert;
* stimuliert die Leberfunktion und wirkt regulierend auf die Gallenfunktion und die Gallenblase bei Dyskinesie ohne Vorhandensein von Gallensteinen oder anderen organischen Ursachen;
* wirkt beruhigend bei Angstgefühl und trägt zur Erholung und Entspannung bei.

Der Schmetterling darf nicht ausgeführt werden

* in allen Fällen von Kniegelenksschwäche, insbesondere bei Schädigungen des Meniskus;
* wenn bei der Ausführung Rückenschmerzen auftreten.

Seitbeuge

oder Utthita Parsva Kona Asana. Utthita heißt im Sanskrit Beuge, parsva zur Seite und kona Winkel.

Diese Asana wird im Stehen ausgeführt und ist in ihrer ersten Phase dem Dreieck (Trikonasana) sehr ähnlich.

Technik

* Stellen Sie sich aufrecht hin. Die Beine sind noch geschlossen, und die Arme hängen locker herab.
* Atmen Sie zunächst tief aus und ein. Nun beim Einatmen langsam und allmählich die Beine grätschen.
* Führen Sie beim Einatmen die Arme seitwärts mit den Handflächen nach oben bis zur Waagerechten.
* Beim Ausatmen nun die Füße etwas nach rechts drehen: Der rechte Fuß sollte etwa 90° zur Seite zeigen, der linke Fuß wird nur leicht gedreht.

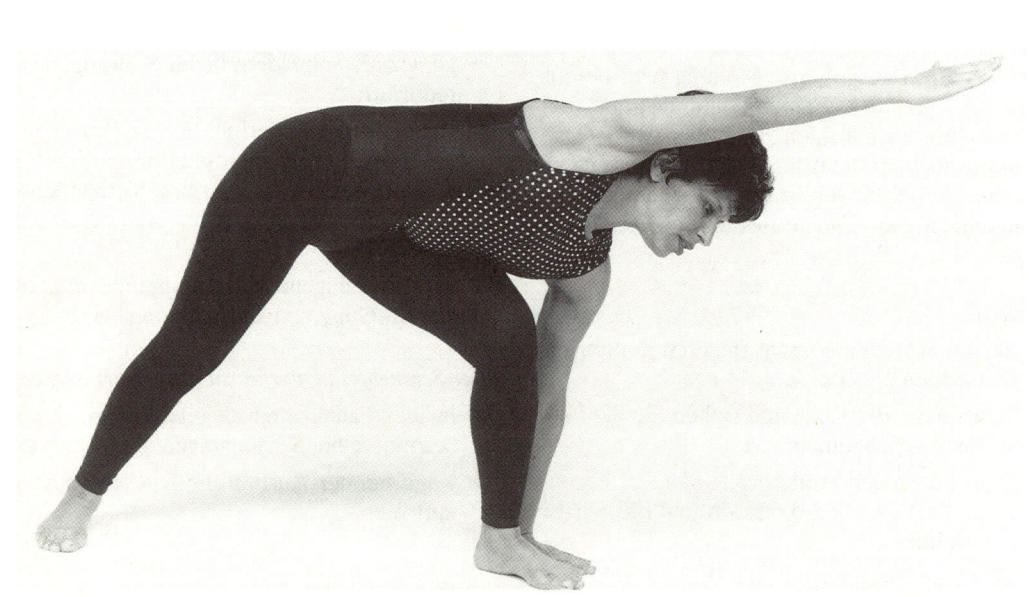

Seitbeuge

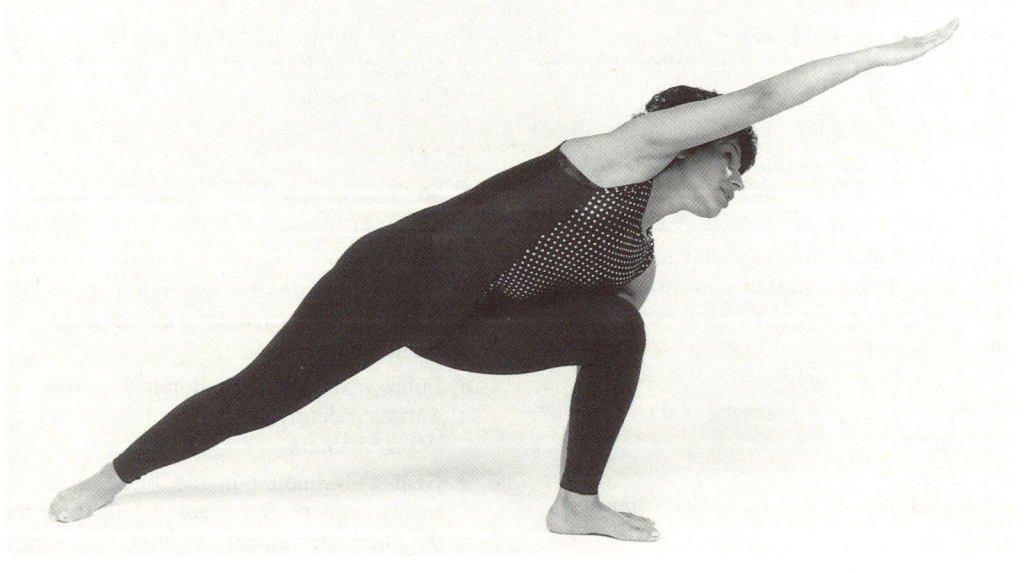

Abb. 456:   Seitbeuge (Variation)

✳ Jetzt die Hand (wie beim Dreieck) *hinter* den rechten Fuß stellen.

✳ Beschreiben Sie nun die folgende Bewegung mit dem linken Arm. Im Gegensatz zum Dreieck soll der linke Arm bei der Seitbeuge nicht spiegelbildlich zum rechten Arm nach oben gestreckt werden. Vielmehr soll er waagerecht am linken Ohr vorbeigeführt werden. Achten Sie auch darauf, daß der Kopf mit dem Körper eine Linie bildet.

✳ Sie sollten beim Strecken ein leichtes Ziehen im ganzen Körper und vor allem im Bereich der Lendenwirbel verspüren. Achten Sie ganz bewußt auf die folgenden Punkte: Konzentrieren Sie sich auf die Beckengegend. Das Becken darf gegenüber den Beinen nicht abgeknickt werden. Eventuell müssen Sie dafür zunächst den Oberkörper weiter nach hinten strecken. Das Bein muß ganz gestreckt bleiben.

✳ Halten Sie die Stellung solange ein, wie Sie möchten. Es wird empfohlen, in ihr möglichst eine Minute zu verharren. Atmen Sie dabei ganz natürlich, gleichmäßig und tief aus und ein.

✳ Jetzt tief einatmen und beim Ausatmen die Arme wieder in die Ausgangsstellung bringen.

✳ Entspannen Sie sich einen Moment und wiederholen Sie dann die Übung zur anderen Seite.

▼ *Die medizinische Bedeutung der Seitbeuge*

✳ kräftigt die Bein- und Schultergelenke;

✳ trägt zur harmonischen Ausbildung der Arm- und Beinmuskulatur bei;

✳ erhöht die Lungenkapazität;

✳ regt die Darmtätigkeit an und wirkt entschlackend;

✳ wirkt wohltuend bei bestimmten Formen von Ischias; die Seitbeuge darf jedoch nur in den schmerzfreien Intervallen mit Zustimmung des Arztes und unter Anleitung eines Yoga-Lehrers ausgeführt werden;

✳ stimuliert besonders die Funktion der Eierstöcke und wird zur Behandlung von Regel-

beschwerden eingesetzt, die weder organisch noch hormonal bedingt sind.

Statische Phase

Die statische Phase einer Asana ist die Phase, die sich an die Einnahme der Asana anschließt. In diesem Stadium verharrt der Yogi für eine kurze oder längere Zeit bewegungslos in der eingenommenen Stellung. Dabei versucht er, seinen Atem zu verlangsamen und sich mehr und mehr darauf zu konzentrieren. Er kann jetzt Atemübungen des Pranayama (Ujjayi usw.) anschließen. Wenn die Stellung ausreichend lang beibehalten wird, kann er sich auch in die Meditation versenken.

Die dynamischen und die statischen Phasen einer Asana können stark voneinander abweichende physiologische Wirkungen zeigen (siehe Kobra).

Stock

oder *Danda Asana. Danda heißt im Sanskrit Stock oder Stab. (Damit ist die gerade Linie des Rückens gemeint).*

Diese im Sitzen ausgeführte Asana bildet die Ausgangsstellung für das Boot (Navasana).

Technik

✳ Setzen Sie sich mit geschlossenen und gestreckten Beinen auf den Boden.

✳ Nun die Arme gerade nach vorn strecken und auf die Knie legen. Verschränken Sie jetzt die Hände und drehen Sie sie so, daß die Handflächen nach vorn zeigen.

✳ Die Hände wieder lösen. Die Handflächen neben den Hüften auf den Boden legen, so daß die Finger zu den Füßen zeigen.

✳ Nun die Arme durchdrücken und *die Wirbelsäule strecken.* Achten Sie darauf, daß der *Rücken gerade ist.*

✳ Drücken Sie die Brust heraus. Sie können sich dabei abstützen, damit der Rücken gerade bleibt.

✳ Lösen Sie jetzt die Hände, verschränken und drehen Sie die Hände so, daß die Handflächen nach oben zeigen. Strecken Sie dabei die Arme.

✳ Halten Sie diese Stellung solange ein, wie Sie möchten. Es dürfen keine Verspannungen zu spüren sein.

✳ Atmen Sie mehrmals ein und aus. Versuchen Sie, einen möglichst natürlichen Atemrhythmus beizubehalten. Gehen Sie anschließend in die Ausgangsstellung zurück und entspannen Sie sich.

✳ Sie können diese Übung ein oder mehrmals wiederholen oder durch die Bootsstellung ergänzen.

▼ *Die medizinische Bedeutung des Stockes*

Diese einfache Stellung stärkt die Wirbelsäule und erweitert den Thorax.

✳ Sie wirkt wohltuend auf die Atmung.

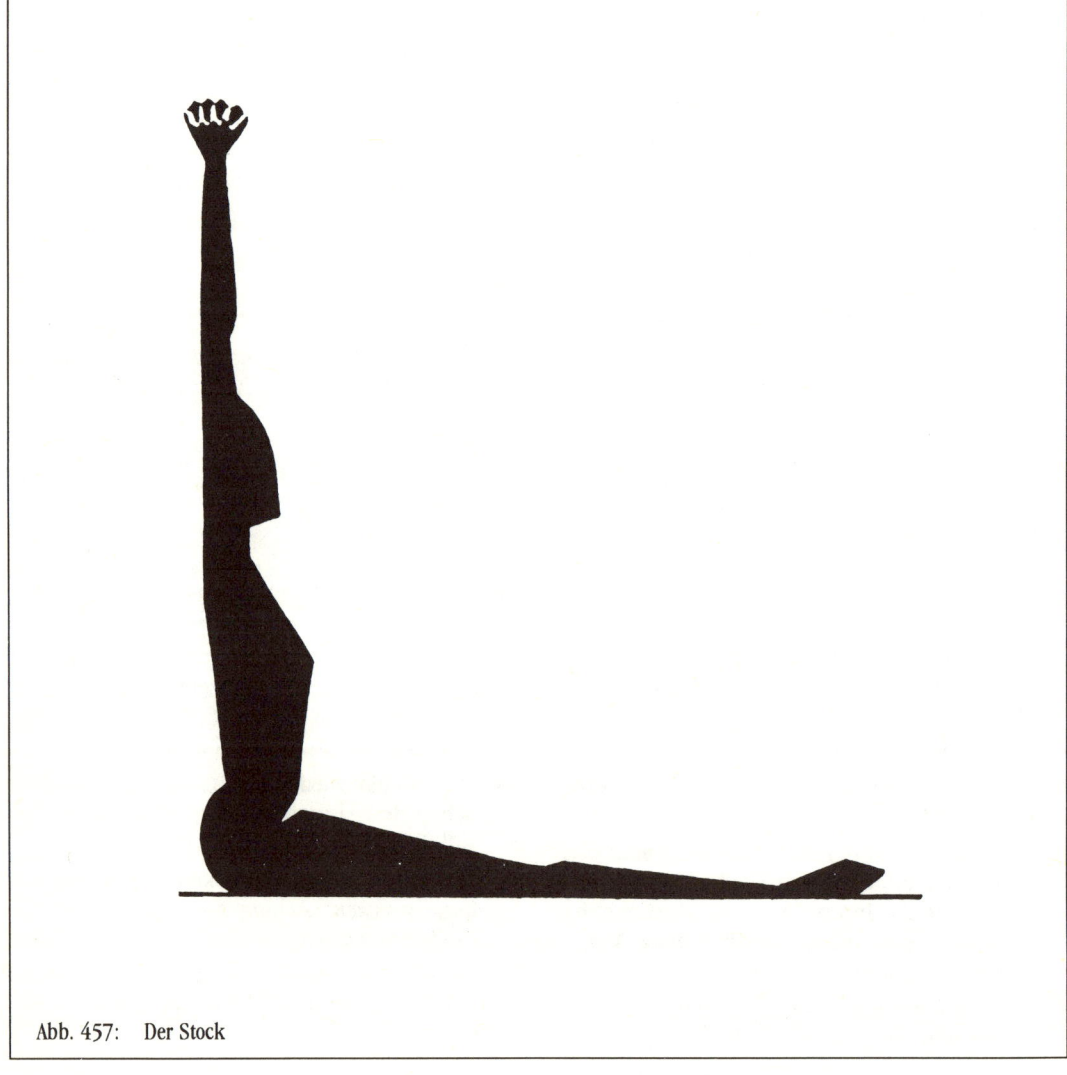

Abb. 457:   Der Stock

✳ Sie trägt zur harmonischen Ausbildung der Körpermuskulatur und einer schlankeren Taille bei.

✳ Sie schenkt Ruhe und Selbstvertrauen.

Für die Stockstellung gelten lediglich die allgemeinen Gegenanzeigen bei Yoga.

Streckbeugen der Beine

oder *Urdhva Prasarita Pada Asana. Urdhva heißt im Sanskrit erhoben, nach oben; prasarita gestreckt; pada Fuß.*

Die Ausgangsstellung für diese Asana bildet die Rückenlage. Diese mag auf den ersten Blick sehr einfach erscheinen, es ist jedoch erforderlich, daß sie sehr exakt ausgeführt wird, denn nur dann kann sie ihre äußerst vielschichtige Wirkung entfalten (siehe unten).

Technik

✳ Legen Sie sich auf den Rücken. Achten Sie darauf, daß die Beine ganz gestreckt sind. Die Arme liegen locker neben dem Körper.

✳ Atmen Sie zwei- bis dreimal tief ein und aus. Nach dem Ausatmen die Beine etwa 30° anheben.

✳ Atmen Sie eine halbe Minute lang ganz normal und ruhig ein und aus.

✳ Beim Ausatmen jetzt die Beine senkrecht nach oben führen (untere Zeichnung) und mit den Händen unterhalb der Kniekehle halten.

✳ Halten Sie die Stellung für etwa eine Minute. Senken Sie danach die Beine und lassen Sie sich ausreichend Zeit für die Entspannung.

✳ Sie können jetzt diese Übung so oft wiederholen, wie Sie möchten. Sie sollten dabei jedoch auf richtiges Atmen achten und sich nach jedem Übungszyklus gründlich entspannen. Sie können natürlich auch die folgenden Variationen in Ihre Übungsabfolge aufnehmen.

Variationen

Die Asana kann zunächst nur mit dem rechten und dann mit dem linken Bein ausgeführt werden. Man kann aber auch beide Beine abwechselnd strecken und beugen (obere Zeichnung).

Durch verschiedene Armbewegungen wird der Übungsablauf ergänzt.

So kann bei gestreckten Beinen der *umgekehrte Tisch* durch Strecken beider Arme eingenommen werden (siehe Abb. 462).

▼ Die medizinische Bedeutung des Streckbeugens der Beine

✳ Das Streckbeugen der Beine fördert das Halten des Gleichgewichtes im Bereich der Wirbelsäule und kräftigt diese.

✳ Durch Entspannung und Kräftigung der Rückenmuskulatur beugt sie Deformationen wie Kyphose und Skoliose vor. Sie unterstützt die Bewegungstherapie bei den Fällen, die eine Rehabilitation erfordern. Sie kann jedoch nicht Deformationen im fortgeschrittenen Stadium lindern, die orthopädische Maßnahmen oder einen chirurgischen Eingriff erfordern.

✳ Sie darf nicht bei Lordose praktiziert werden.

✳ Sie beugt Verlagerungen der Zwischenwirbelscheiben (Klaffen, Kneifen, Rutschen) vor und kann sogar in bestimmten Fällen zur Unterstützung einer Bewegungstherapie oder orthopädischer Maßnahmen eingesetzt werden.

✳ Sie ist eine vorbeugende Maßnahme in bezug auf die Senkung von Bauchorganen (Senkung des Magens, der Nieren, des Uterus sowie bei Neigung zur Bruchbildung bzw. Eingeweidebrüchen). Sie kann jedoch keine Heilung bei bereits strukturierten Formen bewirken, sondern lediglich das Fortschreiten der Erkrankung verhindern.

✳ Die Stellung trägt zur ausgewogenen und harmonischen Entwicklung der Beinmuskulatur bei.

✳ Sie fördert die Durchblutung der Beine und wirkt somit wohltuend bei Schweregefühl in den Beinen, Krampfadern und Hämorrhoiden.

✳ Sie stimuliert die Funktion der Verdauungsorgane.

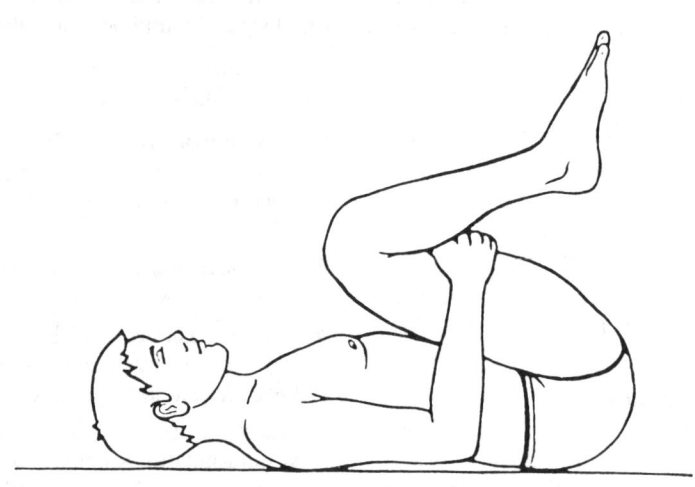

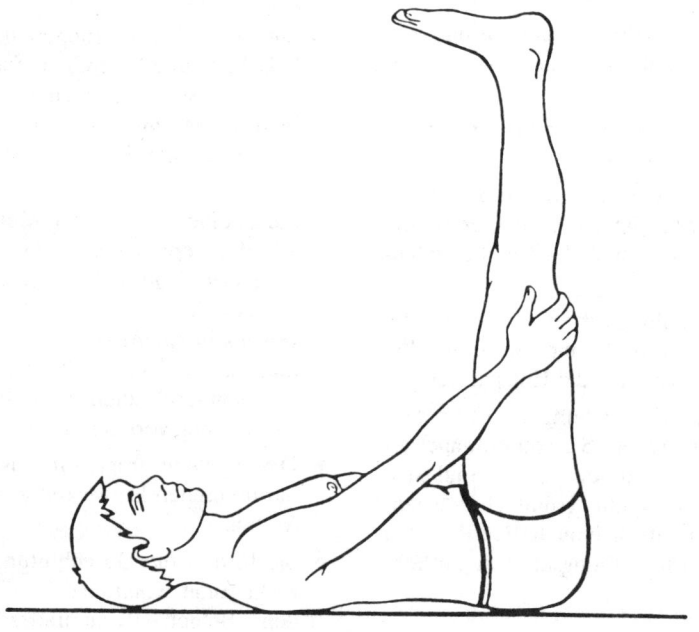

Abb. 458:   Streckbeugen der Beine

* Sie trägt zur Anregung der Nierentätigkeit bei und beugt daher der Bildung von Nierengrieß oder Nierensteinen vor. Bei bereits bestehender Nephrolithiasis (siehe Eintrag) unterstützt sie die diätetischen Maßnahmen und die Behandlung.

Stuhlstellung

oder Uthkata Asana. Uthkata heißt im Sanskrit stark.

Die Ausgangsstellung für diese Stellung bildet die Zehenspitzenhaltung. Man setzt sich dabei auf einen gedachten Stuhl. Diese Stellung kann in verschiedenen Variationen ausgeführt werden, je nach Haltung der Arme und Hände und je nachdem, ob der Rücken an eine Wand angelehnt wird.

Technik

* Nehmen Sie die Ausgangsstellung der Zehenspitzenhaltung ein.

* Die Arme sind nach oben gestreckt. Die Finger können entweder verschränkt und die Handflächen nach oben gedreht werden, oder die Hände werden gefaltet.

* Sie können die Arme nach vorn oder nach oben strecken (siehe Fotos).

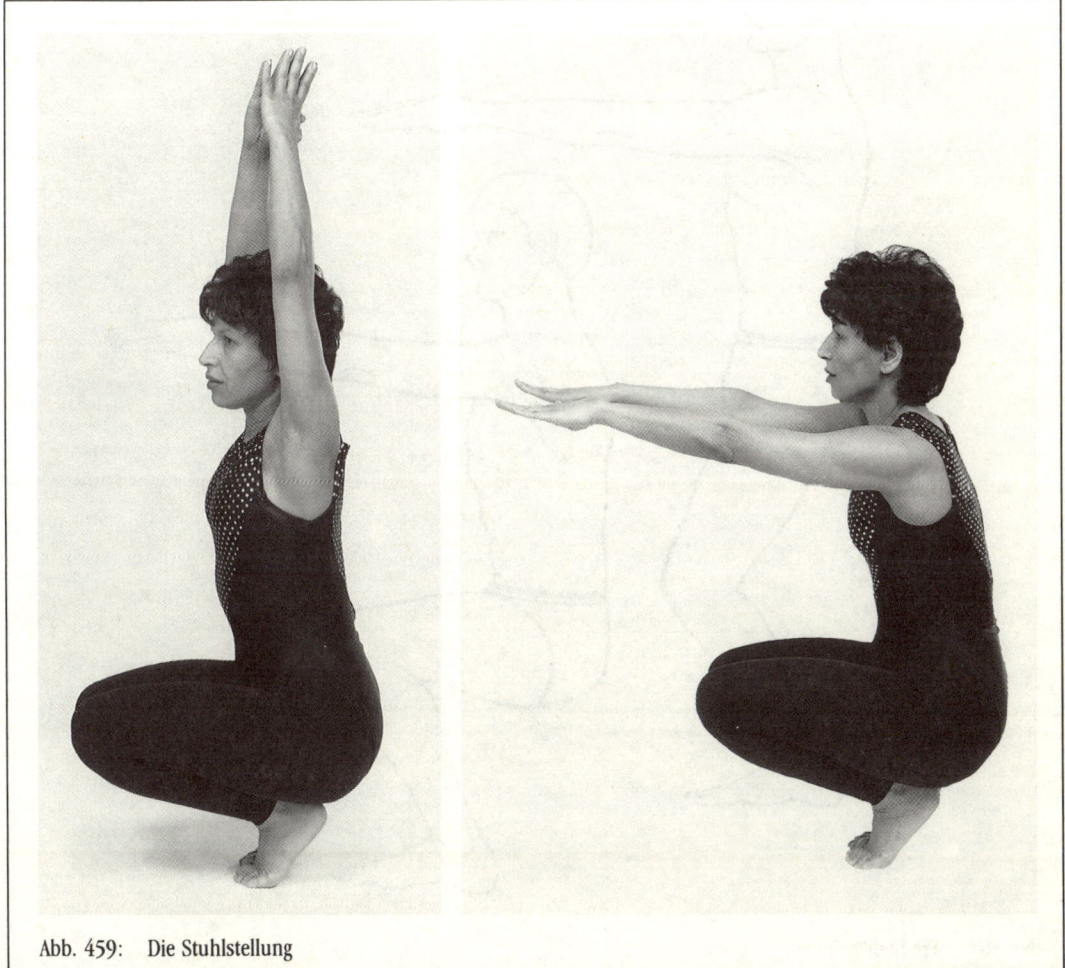

Abb. 459:   Die Stuhlstellung

* Stellen Sie sich vor, daß Sie sich auf einen gedachten Stuhl setzen. Beugen Sie langsam die
Knie, bis die Oberschenkel waagerecht sind.

* Der gedachte Sitz kann sehr niedrig sein, so
daß Sie wie auf dem Foto auf den Fersen sitzen. Er kann aber auch darüber liegen.

* Achten Sie auf eine gute Gleichgewichtslage,
insbesondere in der Lendengegend.

* Atmen Sie normal und möglichst natürlich.

* Machen Sie keinen Katzenbuckel oder ein
Hohlkreuz. Beugen Sie den Oberkörper nicht
nach vorn. Versuchen Sie vielmehr, ihn so
weit wie möglich nach hinten zu neigen.

* Halten Sie die Beine geschlossen. Die Fußsohlen stehen entweder fest auf dem Boden,
wobei sich das Körpergewicht auf die Fläche
der Fußsohlen verteilt, oder Sie stehen auf
den Fußzehen (siehe Fotos), wenn sich der
gedachte Sitz auf den Fersen befindet.

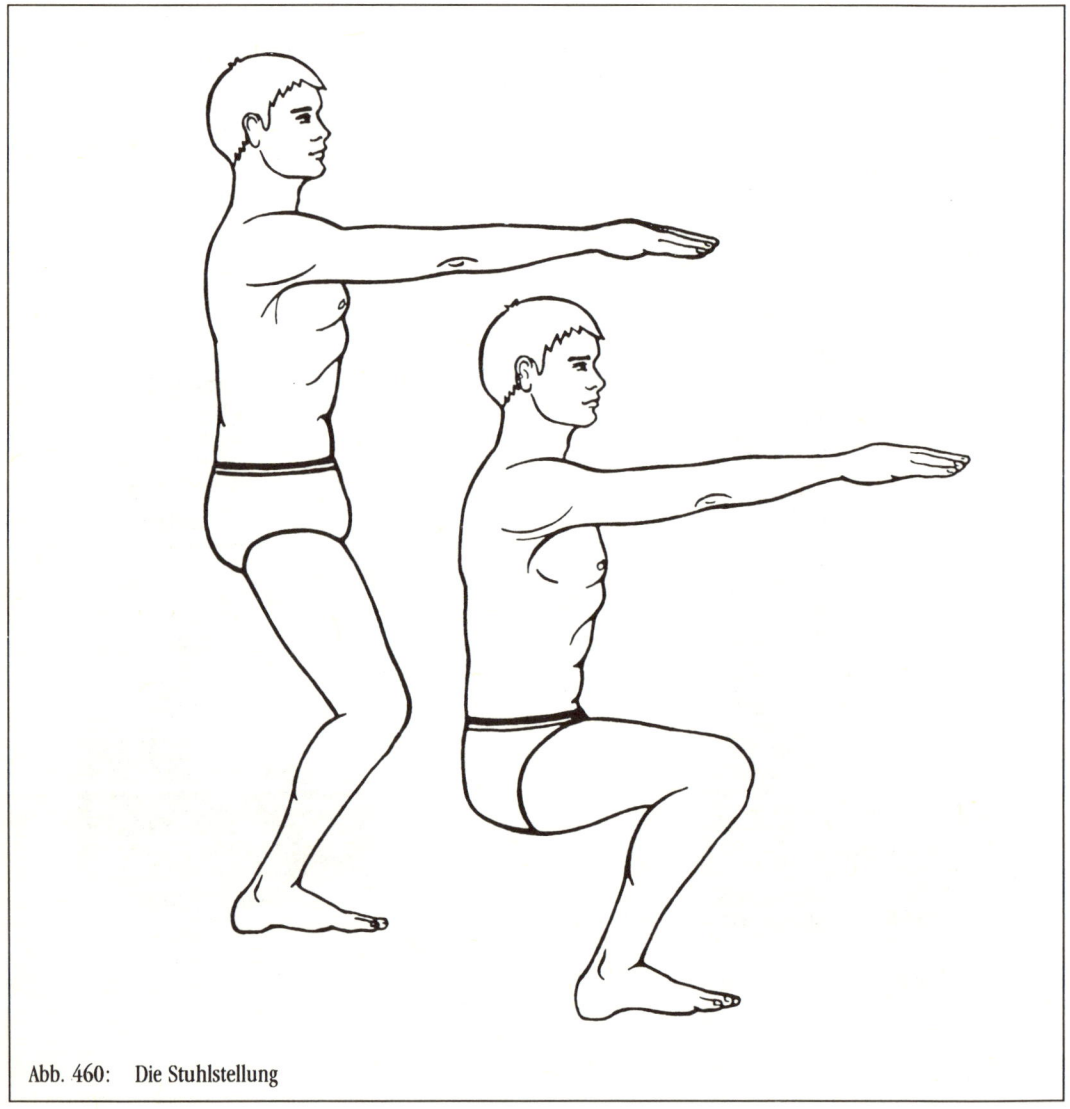

Abb. 460:   Die Stuhlstellung

✳ Nicht den Kopf zurückneigen. Die Nackenmuskulatur ist locker und entspannt.

✳ Wenn Sie das Gleichgewicht halten können, sollten Sie versuchen, diese Stellung für mindestens 30 Sekunden zu halten. Die Übung sollte Sie jedoch nicht anstrengen oder ermüden.

✳ Atmen Sie ein und erheben Sie sich langsam. Senken Sie die Arme.

✳ Sie befinden sich jetzt wieder in der Ausgangsstellung der Zehenspitzenhaltung.

✳ Entspannen Sie sich gut. Wenn Sie möchten, können Sie diese Übung ein bis zweimal wiederholen.

Variation

Bei dieser Variation der Stuhlstellung wird der Rücken gegen eine Wand gelehnt. Dadurch wird besonders Patienten mit geschwächtem Rücken sowie älteren oder erschöpften Menschen die Ausführung dieser Übung erleichtert. Weiterhin wurde festgestellt, daß sich bei der Variation mit Anlehnen des Rückens (siehe unten) aus noch ungeklärter Ursache die wohltuende Wirkung auf das Herz verstärkt. In der Schwangerschaft und nach der Geburt darf nur diese Variation ausgeführt werden.

▼ *Die medizinische Bedeutung der Stuhlstellung*

✳ Die Atmung wird gleichmäßiger und tiefer, und ein Gefühl der Entspannung stellt sich ein.

✳ Die Stuhlstellung fördert das Halten des Gleichgewichts im Bereich der Wirbelsäule, beugt Deformationen vor (Skoliose, Lordose, Kyphose) und unterstützt die Rehabilitation durch Bewegungstherapie bei bereits strukturierten Formen. Sie kann jedoch keine Deformationen im fortgeschrittenen Stadium lindern, die orthopädische Maßnahmen oder einen chirurgischen Eingriff erfordern.

✳ Sie zeigt im Bereich der Lendengegend eine gute Wirkung. Bei richtiger Anwendung kann sie eine wirksame Präventivmaßnahme in bezug auf bestimmte Formen von Ischias darstellen bzw. zur Linderung der Symptome beitragen.

✳ Sie entwickelt den Gleichgewichtssinn und trägt zur harmonischen Ausbildung der Körpermuskulatur bei.

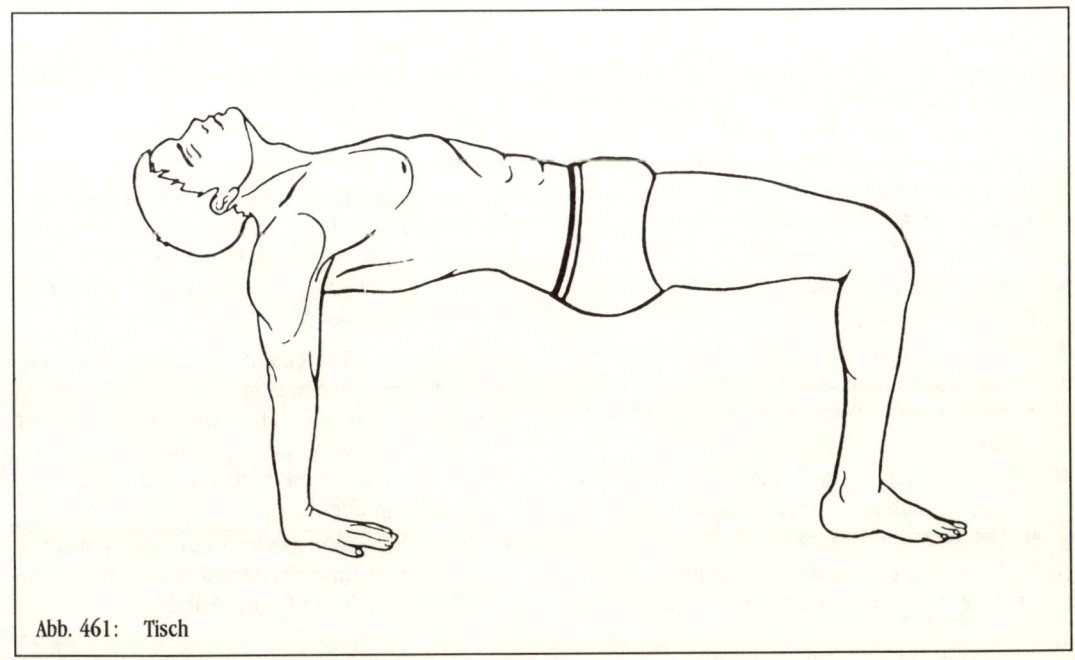

Abb. 461:   Tisch

✳ Sie besitzt eine krampflösende Wirkung, kann jedoch diätetische Maßnahmen und ärztliche Behandlung nicht ersetzen.

✳ Sie stimuliert die Nieren und wirkt harntreibend. Sie wird zur Vorbeugung und zur Behandlung von Harngrieß eingesetzt.

✳ Sie stimuliert die Darmtätigkeit und trägt zur Beseitigung von Obstipation bei.

✳ Besonders in der Variation mit angelehntem Rücken regt die Stuhlstellung die Herztätigkeit an und bewirkt eine gleichmäßige Herzrate.

Die Stuhlstellung darf nicht ausführt werden bei

✳ Kniegelenksschwäche und Schädigungen des Meniskus;

✳ bei schmerzhaften Fällen von Wirbelsäulendeformationen.

Tisch

oder Tchatushpada. Pada heißt im Sanskrit Fuß.

Die Ausgangsstellung für den Tisch bildet die Rückenlage.

Technik

✳ Begeben Sie sich in die Rückenlage und richten Sie den Oberkörper auf. Strecken Sie die Beine und stützen Sie sich mit den Händen beidseitig der Hüften ab. Die Handflächen zeigen dabei nach unten und die Finger nach vorn. Die Arme sind gestreckt und bilden nun mit dem Boden einen rechten Winkel.

✳ Atmen Sie tief aus und ein. Jetzt beim Ausatmen die Beine anwinkeln.

✳ Wieder einatmen und beim Ausatmen den Körper und die Hüfte in die Waagerechte bringen. Das Gewicht ruht auf den Armen und Beinen.

✳ Achten Sie darauf, daß Sie einen festen Halt auf den Handballen erhalten. Die Finger zeigen weiterhin nach vorn.

In der Seitenansicht werden durch die senkrechten Linien der Arme und Unterschenkel die Tischbeine und durch die waagerechte Linie des Oberkörpers und der Oberschenkel die Tischplatte gebildet.

▼ *Die medizinische Bedeutung des Tisches*

✳ kräftigt die Wirbelsäule und die Gelenke beim Gesunden;

✳ wirkt anregend, entwickelt die Muskulatur und sorgt für ihre harmonische und ausgewogene Ausbildung;

✳ stimuliert die Verdauungsorgane und regt die Nierenfunktion an;

✳ entwickelt den Gleichgewichtssinn;

✳ stabilisiert das Nervensystem und erhöht die Klarheit des Geistes.

Der Tisch darf nicht ausgeführt werden

✳ bei Schwäche der Hand-, Schulter- und Kniegelenke;

✳ bei Schmerzen der Wirbelsäule.

Umgekehrtes Dreieck

oder Parivritti Trikonasana. Parivritti heißt im Sanskrit gedreht, umgekehrt und trikona Dreieck.

Diese gedrehte Variation des Dreiecks bildet die Gegenübung zum Dreieck (Uttita Trikonasana).

Technik

Die Ausgangstellung für diese Asana bildet das Dreieck. Lesen Sie daher zunächst die Beschreibung der Ausführung des Dreiecks. Durch Beugung bei gleichzeitiger Drehung des Oberkörpers ergibt sich die Variation.

✳ Drehen Sie den Rumpf nach rechts und beugen Sie ihn gleichzeitig nach vorn. Beachten Sie, daß nun der linke Arm (und nicht der rechte wie beim Dreieck) nach unten gestreckt wird, bis die rechte Hand hinter dem linken Fuß liegt.

✳ Gehen Sie dann wieder in die Ausgangsstellung zurück und wiederholen Sie die Asana zur anderen Seite (siehe Abbildung).

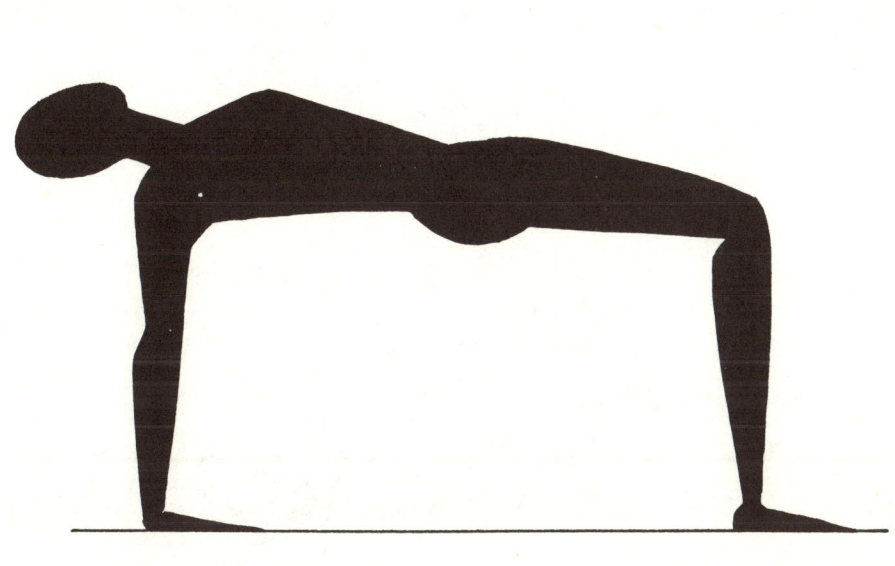

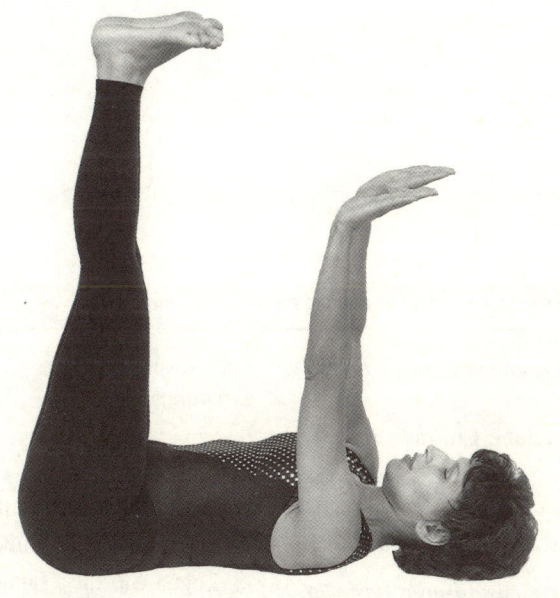

Abb. 462: Oben schematische Darstellung des Tisches, unten der umgekehrte Tisch. – Dieser ist eine durch Strecken der Arme entstandene Variation des Streckbeugens der Beine (siehe Eintrag).

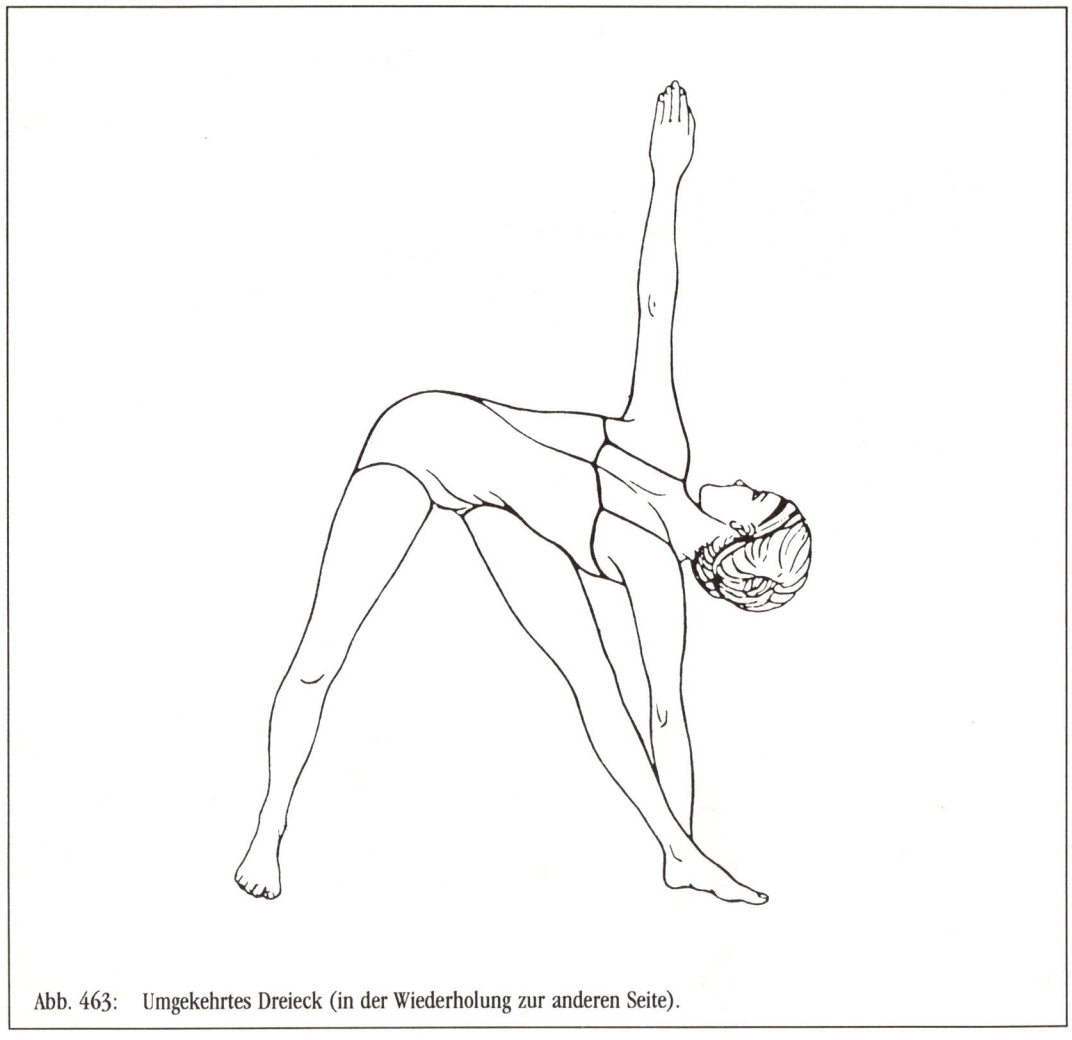

Abb. 463:   Umgekehrtes Dreieck (in der Wiederholung zur anderen Seite).

▼ **Die medizinische Bedeutung des umgekehrten Dreiecks**

ähnelt der des Dreiecks (siehe Eintrag).

Vasistha

oder Vasistha Asana oder Vasisthasana. Vasistha ist der Name eines großen Gelehrten, des berühmten Schöpfers des Heldenliedes der Vedas.

Die Ausgangsstellung für diese Asana bildet die Bauchlage.

Technik

✳ Begeben Sie sich in die Bauchlage.

✳ Spreizen Sie die Füße.

✳ Legen Sie die Hände beiderseits des Brustkorbs flach auf den Boden.

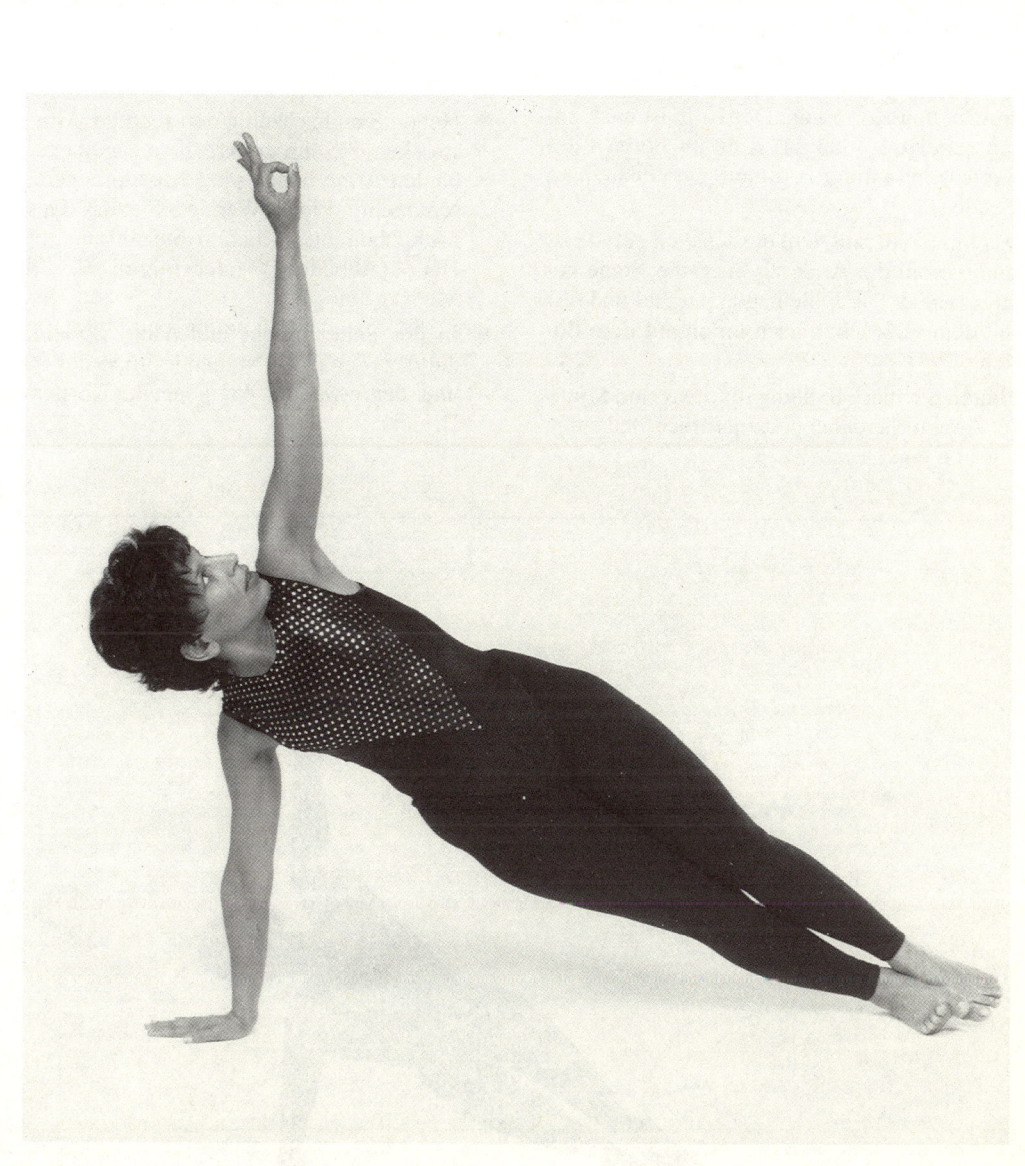

Abb. 464:   Vasistha   Oftmals wird die starke Beanspruchung bestimmter Gelenke bei der Ausführung einiger
Asana nicht genügend beachtet. Im Falle der Vasistha-Stellung muß darauf geachtet
werden, daß die Hand- und Schultergelenke gesund sind

✻ Atmen Sie zunächst tief aus und ein. Nun beim Ausatmen Becken und Oberkörper vom Boden heben. Die Rückseite des Körpers zeigt nach oben. Der Körper bildet in der Seitenansicht mit dem Boden ein Dreieck oder ein umgekipptes V. Die Hände und Füße stützen den Körper ab. Der Kopf ist nach unten geneigt, so daß das Kinn im Bereich des Kreuzbeins auf der Brust aufliegt (Jalandhara Bandha).

✻ Achten Sie darauf, daß der Rücken gerade ist und sowohl die Arme als auch die Beine gestreckt sind. Die Füße liegen parallel und fest mit dem Fußrücken nach unten auf dem Boden.

✻ Halten Sie diese Stellung für etwa eine Minute. Atmen Sie dabei ganz natürlich und ruhig aus und ein.

✻ Drehen Sie den gestreckten Körper zur rechten Seite, bis der linke Fußrand auf dem Boden liegt. Das gesamte Körpergewicht ruht nun auf dem Fußrand sowie auf der linken Hand, die weiterhin flach auf dem Boden liegt (Abbildung).

✻ Heben Sie gleichzeitig den rechten Arm und strecken Sie ihn senkrecht nach oben. Die beiden Arme bilden jetzt eine durchgehende senkrechte Linie. Wenden Sie das Gesicht nach oben und schauen Sie auf die obere Hand (Abbildung), oder führen Sie Jnana Mudra (Foto) aus.

✻ In der Seitenansicht bilden die Bodenlinie, die dazu senkrecht stehende Linie der Arme und der etwa um 45° geneigte Körper ein Dreieck.

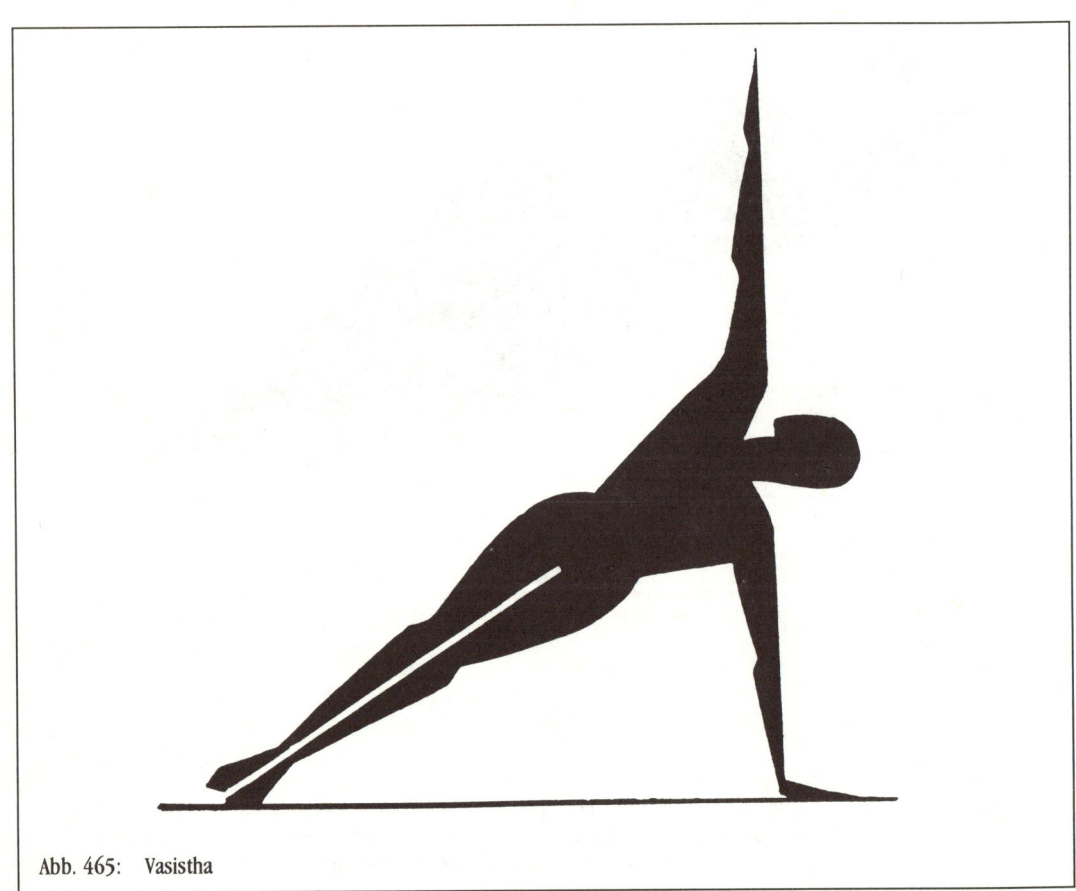

Abb. 465:　Vasistha

✳ Gehen Sie anschließend in die Ausgangsstellung zurück. Entspannen Sie sich einen Moment. Beginnen Sie nun die Übung zur Wahrung der Symmetrie (siehe Foto) mit der anderen Seite.

▼ *Die medizinische Bedeutung der Vasistha-Stellung*

✳ Die Stellung trägt zu einer harmonischen Körperhaltung bei, kräftigt und festigt die Wirbelsäule.

✳ Sie beugt Deformationen der Wirbelsäule, wie z.B. Skoliose, vor. Sie unterstützt die Bewegungstherapie bei einer Rehabilitation. Sie kann jedoch nicht Deformationen im fortgeschrittenen Stadium lindern, die orthopädische Maßnahmen oder einen chirurgischen Eingriff erfordern.

✳ Die Stellung erhöht einerseits die Konzentrationsfähigkeit und die Gedächtnisleistung und stimuliert andererseits die psychischen Funktionen, indem sie Nervosität lindert.

Die Vasistha-Stellung darf nicht ausgeführt werden bei

✳ Schwäche oder Schmerzen der Gelenke im Armbereich: Arthritis, Periarthritis, schmerzhafte Arthrose, Golfarm, Tennisarm usw.;

✳ Gallensteinen;

✳ während der Schwangerschaft oder Menstruation.

Winkelsitz

oder Upavistha Kona Asana oder Upavistha Konasana. Kona heißt im Sanskrit Winkel und upavistha Sitz.

Diese Asana gehört zu den Sitzhaltungen und ist für die Linderung von Frauenleiden bekannt.

Technik

An dieser Stelle werden wir Ihnen eine Abfolge von vier Bewegungen beschreiben, die in ihrer Reihenfolge selbstverständlich variiert werden können. In der Literatur finden sich verschiedene Abfolgen.

✳ Setzen Sie sich mit ausgestreckten Beinen auf den Boden. Es ist wichtig, daß der Rücken dabei gerade gehalten wird. Stützen Sie sich gut mit den Händen beiderseits der Hüften ab.

✳ Atmen Sie zunächst mehrmals aus und ein.

✳ Jetzt die Beine so weit wie möglich auseinandergrätschen. Möglicherweise reichen Sie damit schon fast an den Spagat heran. Falls Sie dabei auch das Gleichgewicht halten können, sollten Sie durchaus diesen weiten Winkelsitz einnehmen. In der Regel werden Sie jedoch etwa einen rechten Winkel mit den Beinen bilden.

Beim Ausatmen nun mit Bewegung Nr. 1 beginnen:

✳ Beugen Sie sich gerade nach vorn. Strecken Sie beide Arme zur Seite, bis Sie die Fußzehen berühren. Erfassen Sie jetzt die großen Zehen mit dem Daumen, Zeige- und Mittelfinger der jeweiligen Hand.

✳ Achten Sie darauf, daß der gebeugte Rücken gerade ist und auch die Knie durchgedrückt sind.

✳ Atmen Sie zunächst ein bis zweimal aus und ein. Beim Ausatmen möglichst weiter nach vorn beugen, bis das Kinn den Boden berührt. Sollten Sie nicht so weit kommen, beugen Sie sich nur so weit nach vorn, wie Sie können. Das Entscheidende an dieser Bewegung ist nicht der Abstand vom Boden, sondern daß der Rücken auf jeden Fall gerade bleibt.

✳ Atmen Sie zunächst wieder mehrmals aus und ein. Nun beim Einatmen den Kopf anheben, den Oberkörper aufrichten und die Beine gestreckt vor dem Körper zusammenführen.

Entspannen Sie sich gut und schließen Sie dann Bewegung Nr. 2 an:

✳ Die Beine erneut so weit wie möglich auseinandergrätschen. Wie bei der ersten Bewegung sollte man den Winkelsitz entsprechend seiner Fähigkeiten einnehmen.

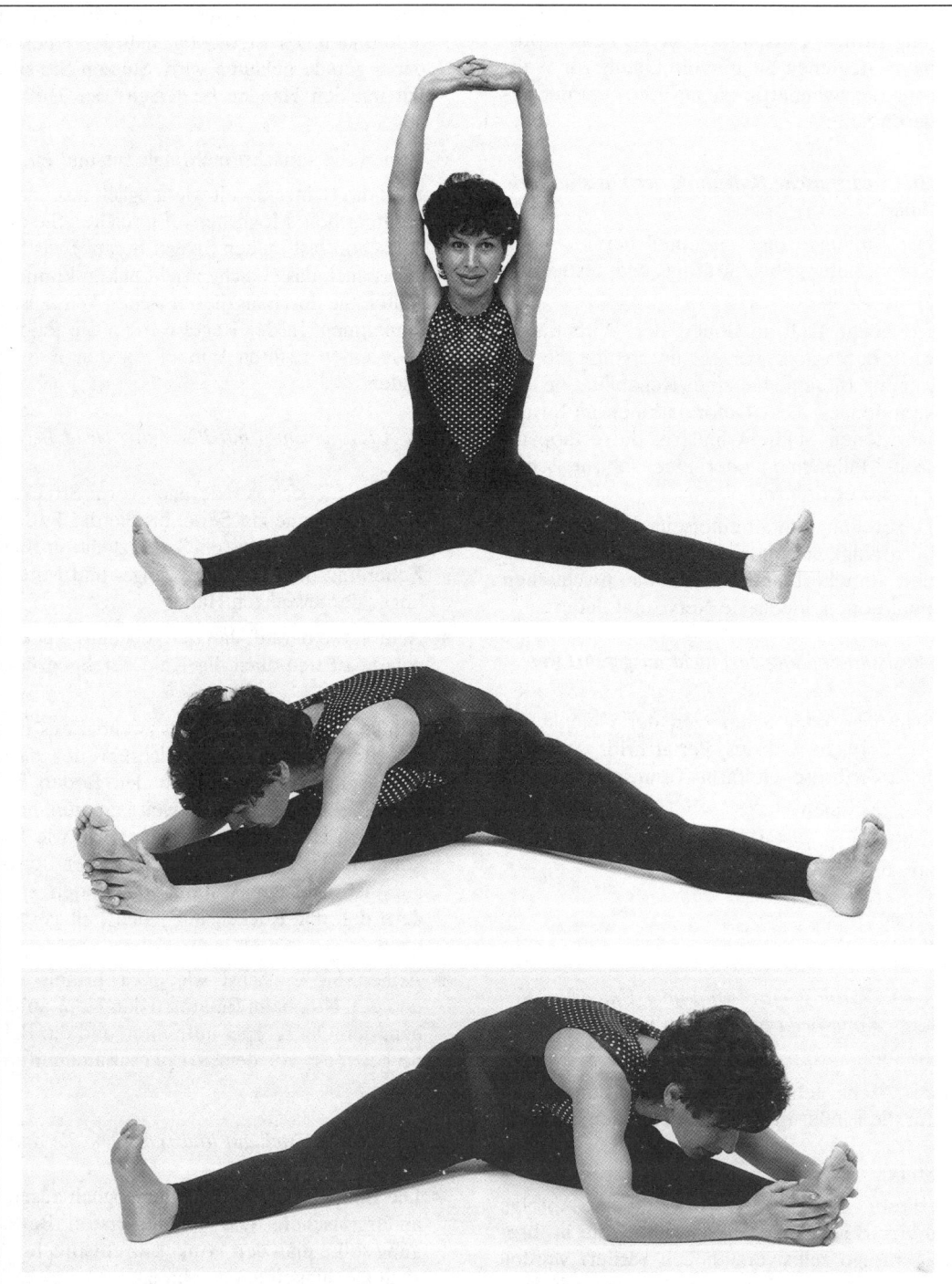

Abb. 466: Winkelsitz Ausgangsstellung und anschließende Beugung zu jeder Seite

✱ Atmen Sie tief aus und ein. Nun beim Einatmen die Arme über den Kopf heben, die Hände verschränken und drehen, so daß die Handflächen nach oben zeigen (Foto 1).

✱ Drehen Sie nun den Oberkörper nach rechts.

✱ Beugen Sie sich nach vorn, bis die Arme und der Körper auf dem rechten Bein liegen. Der Kopf berührt das rechte Knie.

✱ Wenn Sie jetzt die Arme noch weiter nach vorn strecken und den Fuß umfassen, führen Sie die Variation „Einbeinkniekuß" (Eka Pada Janu-Sirshasana) (Foto 2) aus.

✱ Atmen Sie zunächst wieder mehrmals aus und ein. Nun beim Einatmen den Kopf anheben und den Oberkörper aufrichten und die Beine gestreckt vor dem Körper zusammenführen.

Entspannen Sie sich einen Moment.

Bewegung Nr. 3: Vollziehen Sie die gleiche Bewegung wie bei Bewegung Nr. 2, jedoch diesmal mit dem linken Bein (Foto 3).

Bewegung Nr. 4: Beugen Sie sich bei gegrätschten Beinen gerade nach vorn. Der Kopf berührt den Boden. Die verschränkten Hände vor den Kopf führen, bis auch sie den Boden berühren.

▼ *Die medizinische Bedeutung des Winkelsitzes*

✱ zeigt wohltuende Wirkung im Kleinbecken; trägt in Verbindung mit einer medikamentösen und gynäkologischen Behandlung zur Linderung einer schmerzhaften Regelblutung bei einigen banalen Fällen von Dysmenorrhö bei; reguliert allgemein die Funktion der Eierstöcke;

✱ dient der Prävention und Linderung von Kreuzschmerzen aufgrund zu starker Muskelermüdung und -versteifung nach zu langem Sitzen; er darf jedoch nicht ausgeführt werden, wenn die Schmerzen durch akutes Rheuma oder Abnutzungserscheinungen verursacht werden (Arthrose der Lendenwirbel, Nukleus-pulposus-Hernie, Spondylolisthesis usw.);

✱ wirkt wohltuend und beruhigend auf das Nervensystem sowie bei Angst, wenn diese durch eine normale Neurotonie verursacht wird; sie kann jedoch ausgeprägte Depressionen nicht beseitigen.

Zange

oder Paschimottanasana oder Kopf-Knie-Stellung. Paschimottana heißt im Sanskrit eine starke, vom Nacken ausgehende und bis zu den Fersen reichende Dehnung der Körperrückseite.

Technik

✱ Setzen Sie sich mit gestreckten Beinen auf den Boden.

✱ Legen Sie die Handflächen neben den Hüften auf den Boden.

✱ Atmen Sie zunächst mehrmals aus und ein.

✱ Beim Ausatmen die Arme auf den Beinen nach vorn gleiten lassen, bis sie die Fußzehen berühren. Erfassen Sie jetzt die großen Zehen mit dem Daumen, Zeige- und Mittelfinger der jeweiligen Hand.

Achten Sie darauf, daß der nach vorn gebeugte Rücken gerade ist. Bei richtiger Ausführung darf der Rücken nicht gerundet sein.

✱ Beim Ausatmen jetzt die Arme beugen und mit diesen den Oberkörper kräftig nach vorn ziehen, bis die Stirn die Knie berührt. Benutzen Sie die Arme als Hebel und versuchen Sie weiter zu ziehen, bis die Nase oder sogar das Kinn ans Knie herankommen. In der Endphase können Sie sich durch Festhalten an den Fußsohlen nach vorn ziehen.

✱ Fortgeschrittene oder sehr gelenkige Yoga-Schüler können die letzte Phase noch weiter ausbauen.

Es wird empfohlen, diese Asana nicht allzulange beizubehalten und nach einem oder mehreren Atemzügen wieder in die Ausgangsstellung zurückzugehen.

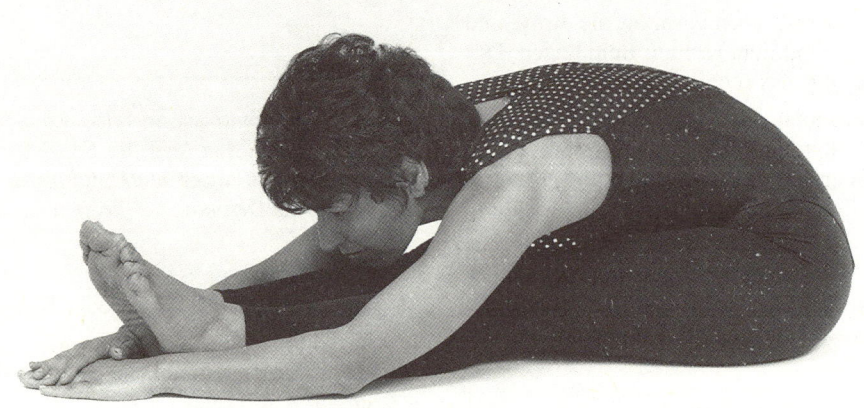

Zange mit weit nach vorn gestreckten Armen

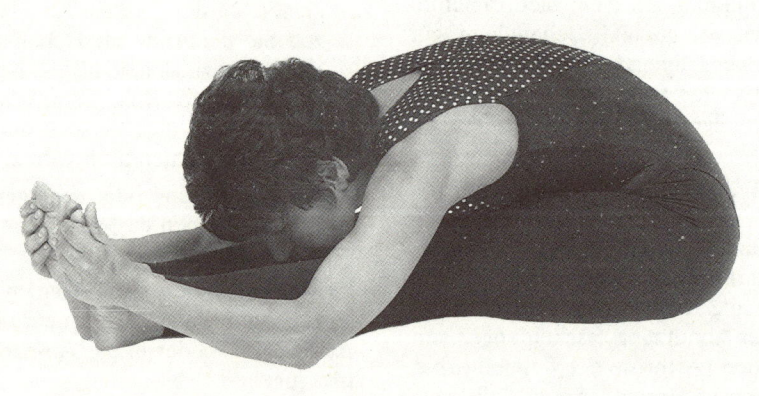

Abb. 467:   Zange mit Umschließen der Fußzehen

▼ *Die medizinische Bedeutung der Zange*

✱ Durch regelmäßiges Üben kann diese Asana zu einer erstaunlichen Steigerung der Biegsamkeit und Geschmeidigkeit der Wirbelsäule beitragen. Sie stärkt insbesondere die Muskulatur der Wirbelsäule im Bereich des Rükkens.

✱ Sie regt die Verdauungstätigkeit an und erhöht die Assimilation.

✱ Vor allem beim Mann wirkt sie regulierend im Bereich der Genitalorgane.

✱ Wie alle „Verschlüsse" besitzt auch diese Asana eine gute Wirkung bei Atemwegserkrankungen, bei denen das Ausatmen erschwert ist. Hier ist insbesondere Asthma zu nennen.

Die Zange darf nicht ausgeführt werden

✱ in allen Fällen von Nukleus-pulposus-Hernie, auch wenn diese nicht mit Schmerzen einhergehen.

Zange im Stehen

Siehe Hände-zu-den-Füßen-Stellung.

Zehenspitzenhaltung

oder Tadasana oder Samasthiti oder Stellung der Standhaftigkeit. Thada heißt im Sanskrit Gebirge, felsenfest, Sama unerschütterlich, senkrecht und Sthiti Stabilität.

Diese im Stehen ausgeführte Asana bildet die Ausgangsstellung für die Mehrzahl der Übungen im Stehen: den Baum, das Dreieck usw.

Technik

Die Ausführung wird in folgende Teilschritte eingeteilt:

Erster Teil

✱ Stellen Sie sich mit geschlossenen Beinen aufrecht hin.

✱ Die Arme hängen locker neben dem Körper.

✱ Spannen Sie nun die hintere Oberschenkel- und die Gesäßmuskulatur an. Strecken Sie die Beine, indem Sie die Kniescheibe durchdrücken.

✱ Drücken Sie die Brust heraus, und ziehen Sie den Bauch ein. Dehnen Sie die Wirbelsäule, indem Sie vor allem die Halspartie strecken.

✱ Achten Sie darauf, daß das Körpergewicht gut auf die Fußsohlen verteilt ist und Sie einen stabilen „Lendenverschluß" erreicht haben.

Zweiter Teil

✱ Atmen Sie tief ein. Während des Einatmens die Arme nach oben strecken und die Handflächen aneinanderlegen.

Dritter Teil

✱ Verschränken Sie jetzt die Hände und drehen Sie sie so, daß die Handflächen nach oben zeigen. Sie spüren, wie die Wirbelsäule wohltuend gestreckt wird und durch Blutandrang hervorgerufene Kopfschmerzen augenblicklich abklingen. Gleiches gilt für Nachschmerzen infolge einer noch nicht ausgeprägten Wirbelsenkung.

Vierter Teil

✱ Gehen Sie wieder auf die Fußsohlen zurück.

✱ Stellen Sie sich jetzt abwechselnd auf die Zehenspitzen und zur Erholung auf die Fußsohlen. Diese Bewegung regt die Durchblutung der Beine an.

✱ Stellen Sie sich wieder auf die Zehenspitzen. Achten Sie darauf, daß die Beine gestreckt und geschlossen sind und daß Sie weder ein Hohlkreuz noch einen Buckel machen.

✱ Halten Sie diese Stellung solange ein, wie Sie möchten. Beim leisesten Anflug von Müdigkeit, oder auch wenn die Stellung von Ihnen nicht als bequem und angenehm empfunden wird, sollten Sie die Übung beenden.

✱ Atmen Sie ganz natürlich und gleichmäßig aus und ein.

✱ Beim Ausatmen die Arme senken und neben dem Körper herabhängen lassen. Gehen Sie dabei auf die Fußsohlen zurück und erholen Sie sich.

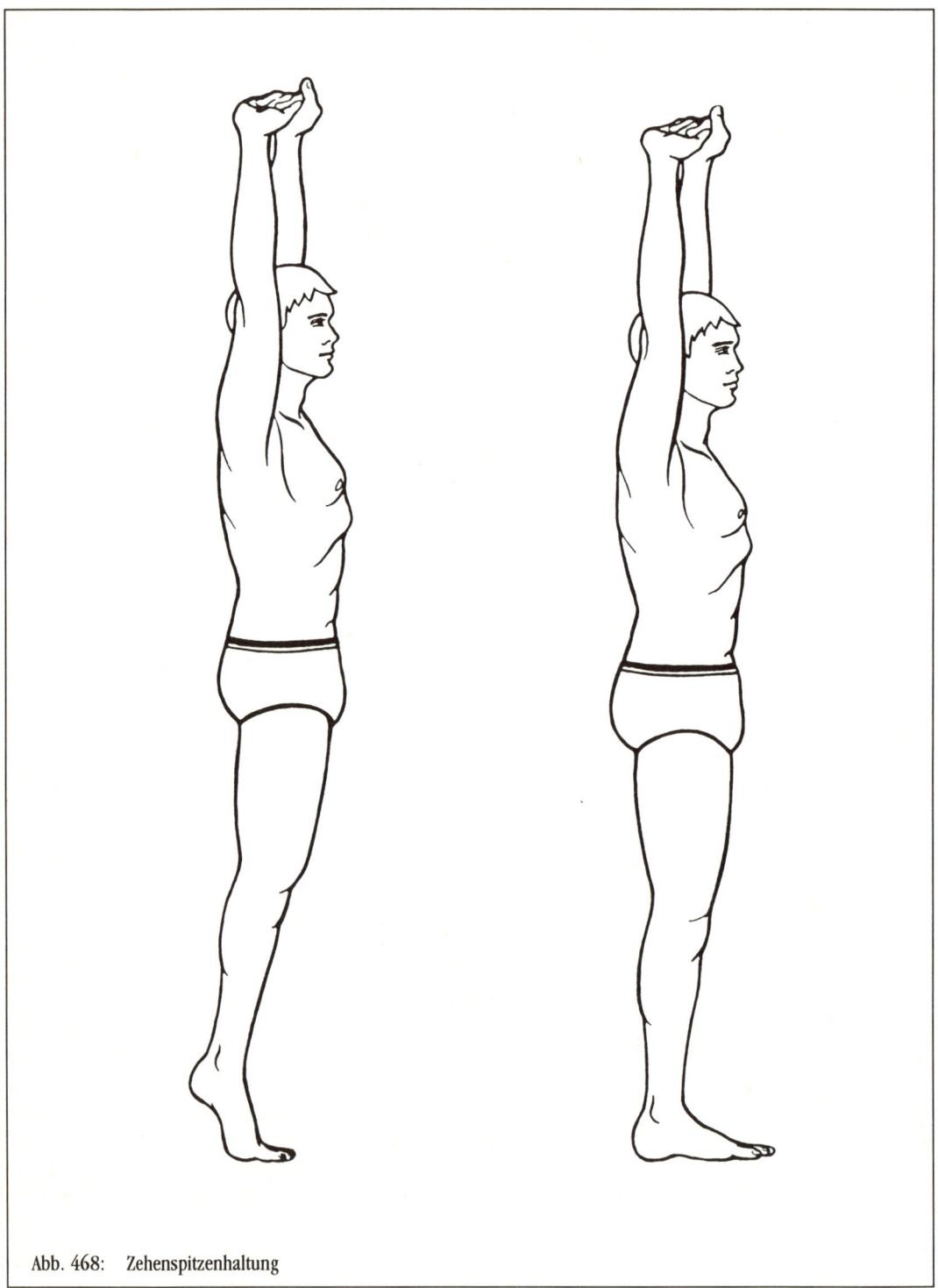

Abb. 468:   Zehenspitzenhaltung

* Legen Sie sich hin, und entspannen Sie sich in Savasana oder schließen Sie eine andere Übung an.

▼ *Die medizinische Bedeutung der Zehenspitzenhaltung*

* fördert den Gleichgewichtssinn, lindert schwächebedingte Schwindelanfälle, die allerdings nicht organischen Ursprungs, wie z.B. Innenohrleiden oder neurologische Leiden, sein dürfen;

* trägt zur harmonischen Ausbildung der Beinmuskulatur bei;

* kräftigt die Wirbelsäule;

* stimuliert die Bauchorgane und besitzt eine entschlackende Wirkung;

* im ersten Teil wirkt das Stehen auf den Fußsohlen einer Durchblutung der unteren Gliedmaßen entgegen; dieser Nachteil wird durch die Massagewirkung beim Übergang zur Zehenspitzenhaltung jedoch wieder wettgemacht; dadurch kann diese Übung selbst bei Krampfadern empfohlen werden;

* die Zehenspitzenhaltung kann auch während der Schwangerschaft ausgeführt werden;

* die im zweiten Teil und vor allem dritten Teil erfolgende Streckung der Wirbelsäule durch Heben und Drehen der verschränkten Hände wirkt am wohltuendsten. Sie verschafft Linderung bei Kopfschmerz infolge von Blutandrang und bei Arthrose der Halswirbel. Die Stellung darf hierbei jedoch nur in den schmerzfreien Intervallen ausgeführt werden.

Anhang

Sonnengebet

oder Suryanamaskar

Abfolge von 12 Stellungen, die zum klassischen Repertoire einer Yoga-Sitzung gehören. Sie werden feststellen, daß Ihnen einige der Übungen bereits bekannt sind. Sie wurden vorn beschrieben und in der Mehrzahl mindestens einmal aufgeführt: die Ausgangsstellung der Zehenspitzenhaltung, Kobra, Kopf-zu-den-Füßen-Stellung, Hundeschnauze zum Boden, Hundeschnauze zum Himmel und eine sehr originelle Asana: der „Große Ausfall" (4 und 9).

▼ **Die medizinische Bedeutung des Sonnengebets**

ergibt sich aus der vorn beschriebenen Wirkung der einzelnen Asana. Diese Asana werden nur in einer Ebene ausgeführt, da im Sonnengebet keine Drehungen enthalten sind. Das Sonnengebet ist in gewisser Weise ein sehr elegantes Mini-Ballett, das durch die strikte Wahrung der Symmetrie von Übungen und Gegenübungen (2 und 3; 10 und 11) zu einer harmonischen Entwicklung der Muskulatur beiträgt.

Der Tanz des Königs

oder Natarajasana

Nata heißt im Sanskrit Tänzer und raja Gott. Dies ist zugleich einer der Namen von Shiva, dem Gott der Zerstörung und Gott des Tanzes.

Technik

* ✻ Gehen Sie in die Ausgangsstellung der Zehenspitzenhaltung.
* ✻ Strecken Sie die Arme waagerecht nach vorn.
* ✻ Schwenken Sie das rechte Bein weit nach hinten und winkeln Sie es nach oben ab.
* ✻ Ergreifen Sie den Fuß mit der rechten Hand.
* ✻ Durch den Wechsel der Gliedmaßen lassen sich zahlreiche Kombinationen bilden.
* ✻ Sehr gelenkige und begabte Yoga-Schüler können den Fuß weiter nach oben ziehen und sogar die Fußsohle in den Nacken legen. Dadurch nehmen Sie die Stellung der Königs-Kobra ein, bei der der Fuß mit beiden Händen gehalten wird.

▼ **Die medizinische Bedeutung des Tanzes des Königs**

Diese schwierige und die Hüfte stark belastende Stellung sollte nur von völlig gesunden Yoga-Schülern ausgeführt werden, die über eine fast akrobatische Körperbeherrschung verfügen. Der Tanz des Königs lindert funktionell bedingten Schwindel sowie Gleichgewichtsstörungen bei bestimmten Lageänderungen. Er besitzt jedoch nur eine vorbeugende Wirkung und darf nicht bei Erkrankungen eingesetzt werden.

Neben der beachtlichen stabilisierenden Wirkung bei Gleichgewichtsstörungen sollte unter dem Gesichtspunkt der Ästhetik anerkannt werden, daß der Tanz des Königs zusammen mit der Vasistha-Stellung zu den schönsten Yoga-Figuren zählt.

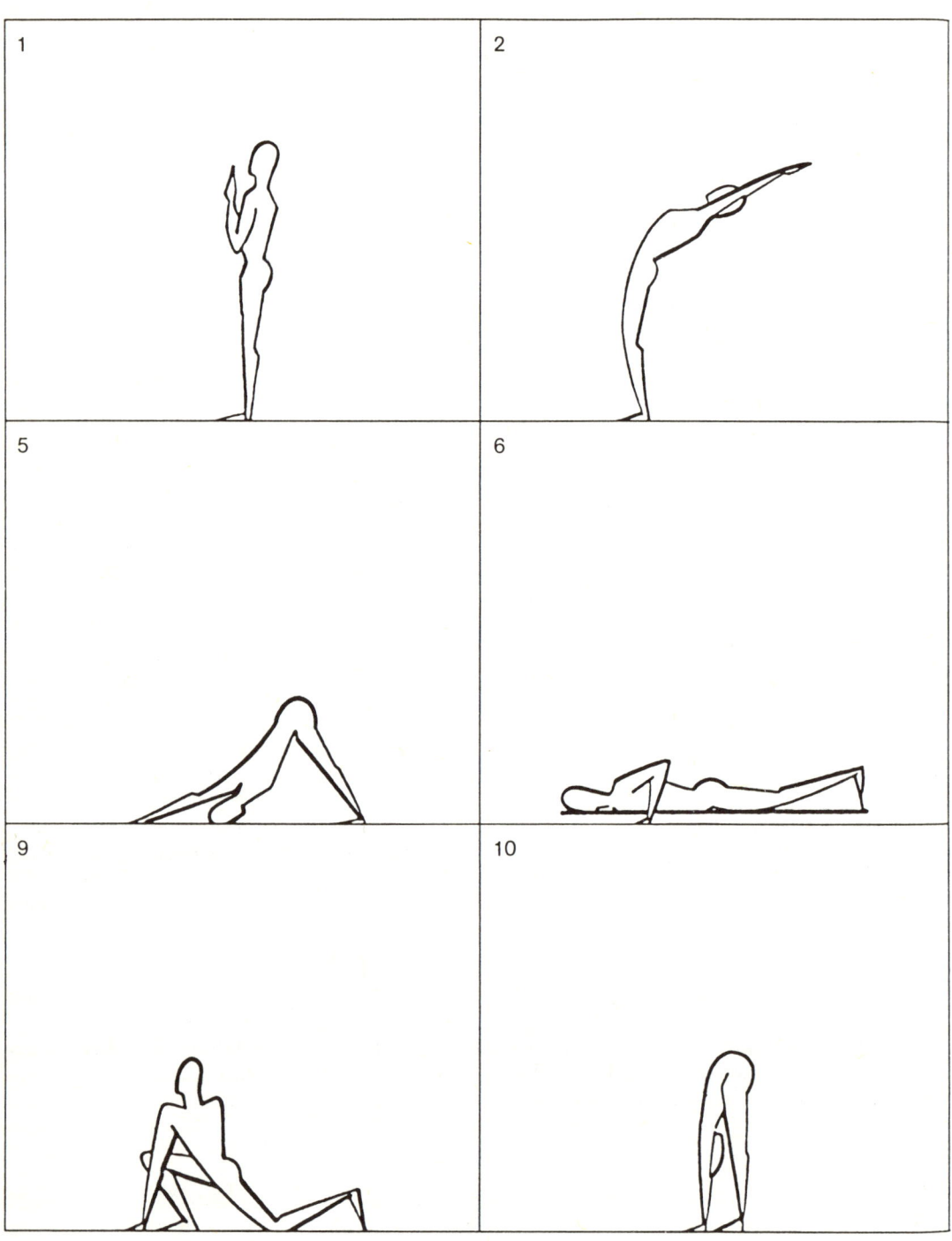

Abb.: 469: Sonnengebet I

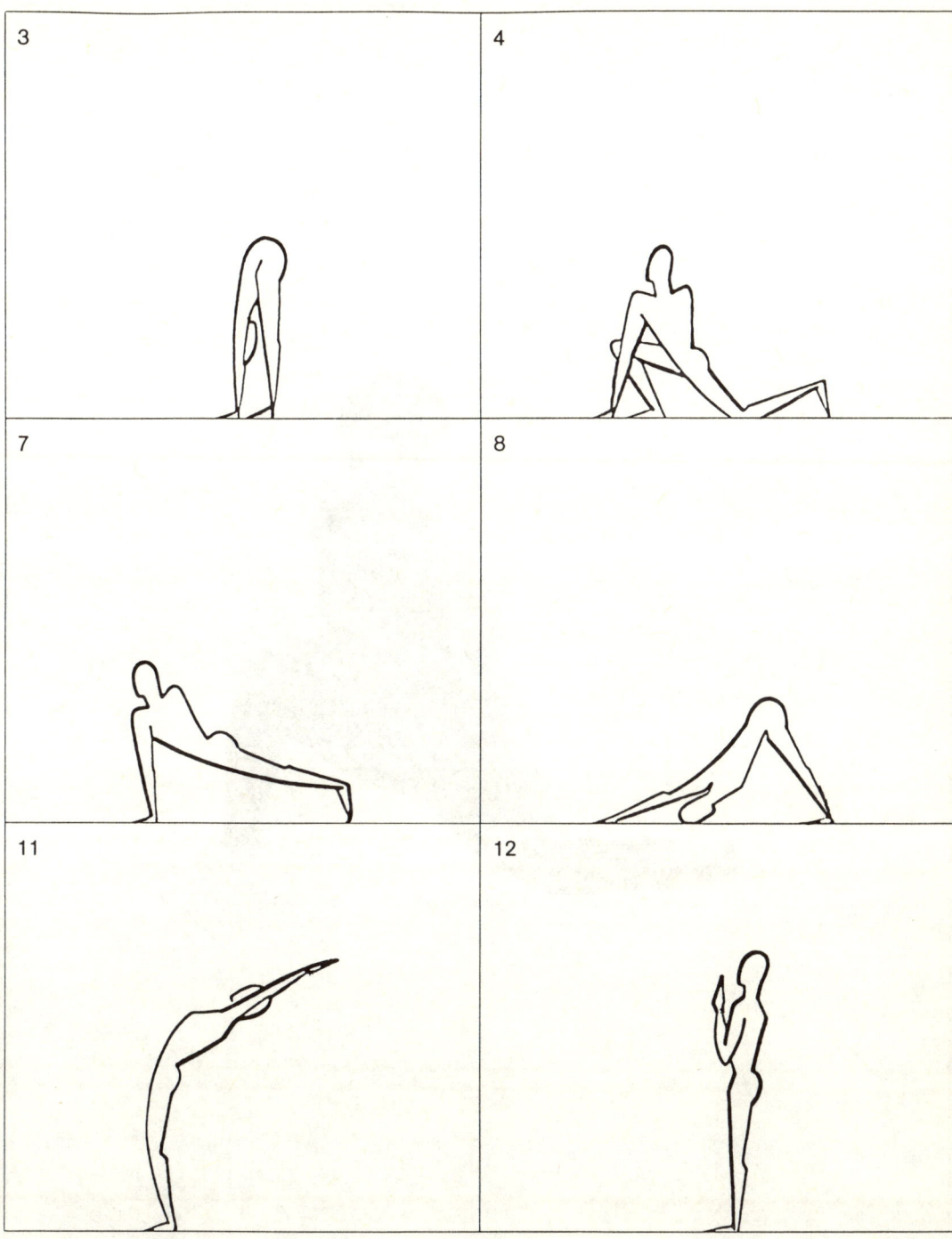

Sonnengebet (Forts.)

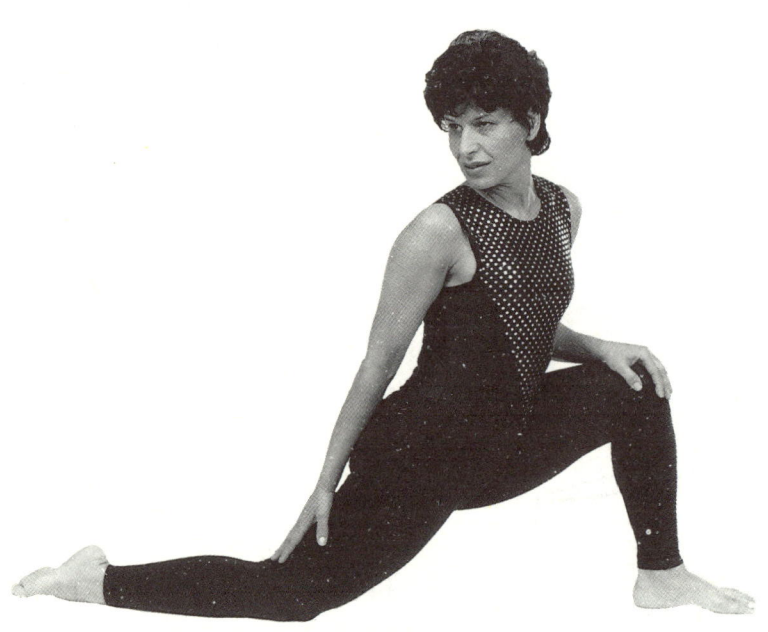

Abb. 470:   Die Taube   Diese Stellung zeichnet sich durch hohe Ästhetik aus,
                                                besitzt jedoch keine Bedeutung aus medizinischer Sicht

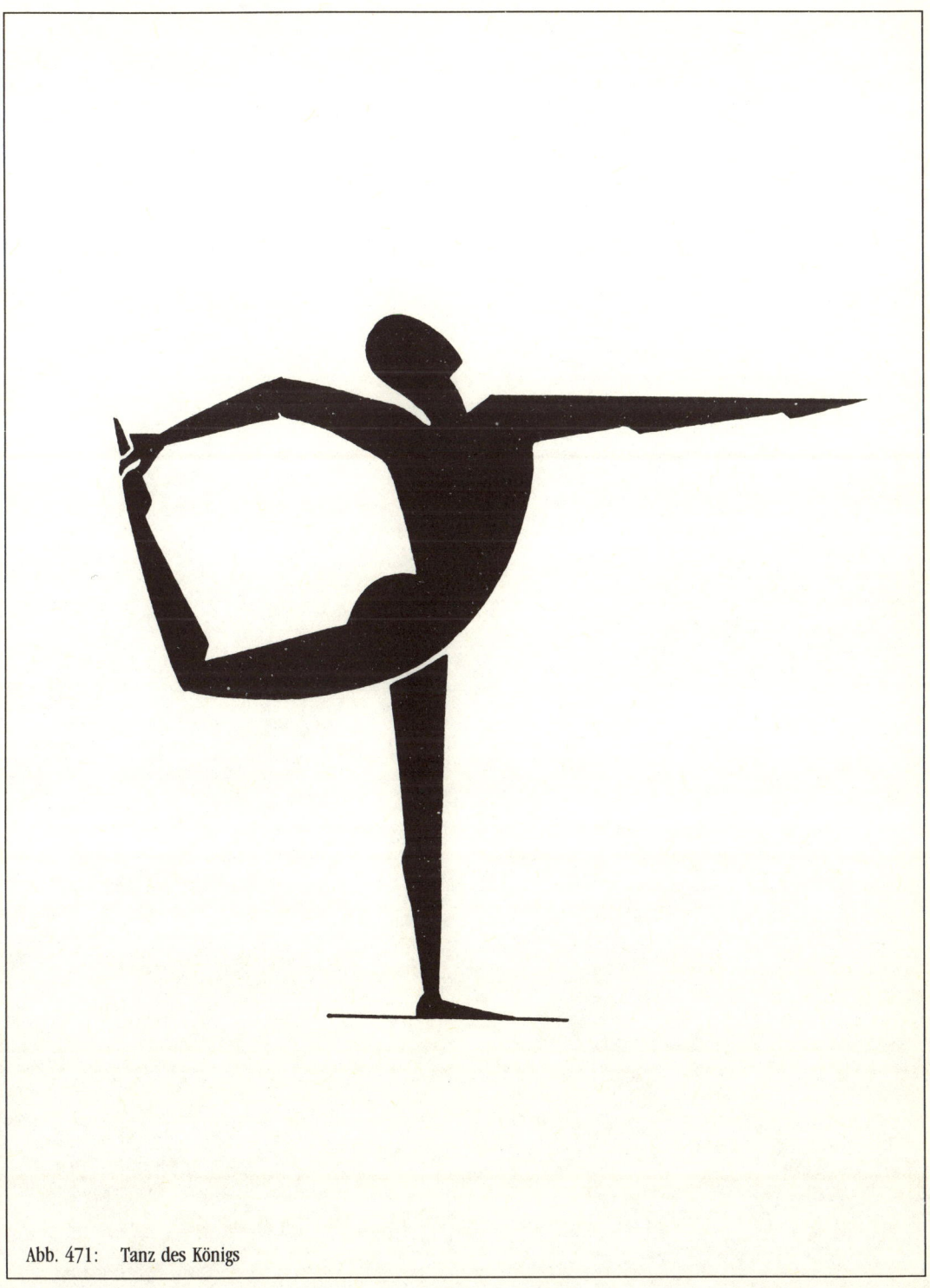

Abb. 471:   Tanz des Königs

Die Atemübungen des Pranayama

und die ergänzenden Übungen
Bandha und Mudra

Anuloma

Anuloma heißt im Sanskrit auf natürliche Weise.

Anuloma gehört zu den Atemübungen des Pranayama.

Die Einatmung erfolgt wie bei Ujjayi über beide Nasenlöcher, die Ausatmung erfolgt jedoch wie bei Nadi Sodana (siehe beide Einträge) abwechselnd durch das eine und dann durch das andere Nasenloch, wobei das Ausströmen der Atemluft langsam und gedrosselt erfolgen soll.

Technik

* Wählen Sie je nach Ihren Fähigkeiten eine für Sie bequeme Sitzhaltung aus. Nehmen Sie den Schneidersitz, Meistersitz oder auch den Lotus ein.
* Halten Sie den Rücken so gerade wie möglich, und strecken Sie ihn.
* Atmen Sie durch beide Nasenlöcher tief ein, und füllen Sie Ihre Lungen mit Luft.
* Halten Sie nun den Atem an. Das Anhalten des Atems nach dem Einatmen wird als Antara Kumbakha bezeichnet.
* Verschließen Sie das linke Nasenloch mit einem Finger, und atmen Sie lang und gründlich durch das rechte Nasenloch aus. Das Ausströmen der Luft wird durch einen Finger gebremst.
* Atmen Sie erneut durch beide Nasenlöcher ein. Verschließen Sie diesmal das rechte Nasenloch und atmen Sie langsam und gebremst durch das linke Nasenloch aus.

* Damit haben Sie einen ersten Atemzyklus vollzogen. Sie können nun die Übung fünf- bis zehnmal wiederholen. Bei Anzeichen von Unwohlsein sollte die Atemübung jedoch beendet werden.
* Erholen Sie sich anschließend in der Leichenstellung (Savasana) (siehe Eintrag).

▼ Die medizinische Bedeutung von Anuloma

Es muß berücksichtigt werden, daß durch die verzögerte Ausatmung die Zeit für die Einatmung entsprechend geringer ist. Daraus ergibt sich folgendes:

* Die Atemtechnik darf nicht von Anfängern oder allgemein bei schlechter körperlicher Verfassung ausgeführt werden.
* Gegenanzeige besteht bei: Herzleiden, auch wenn sie sehr leicht sind, arterieller Hypertonie, Störungen des Nervensystems, auch rein neurotonischer Ursache, und bei entzündlichen Augenerkrankungen wie Glaukom.
* Anuloma erhöht das Atemvolumen, die Atemleistung und wirkt regulierend.

Anuloma *darf nicht ausgeführt werden* bei Sinusitis, Rhinitis und anderen Erkrankungen der Atemwege. Nur wenn beide Nasenlöcher frei sind, kann diese Übung ausgeführt werden. Ist nur ein Nasenloch frei, kann es bei falschem Ausgleich über den Mund zu Blutandrang im Gesicht kommen.

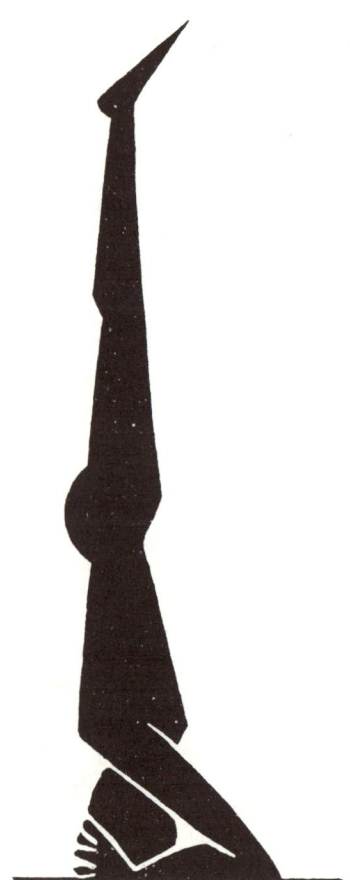

Kopfstand

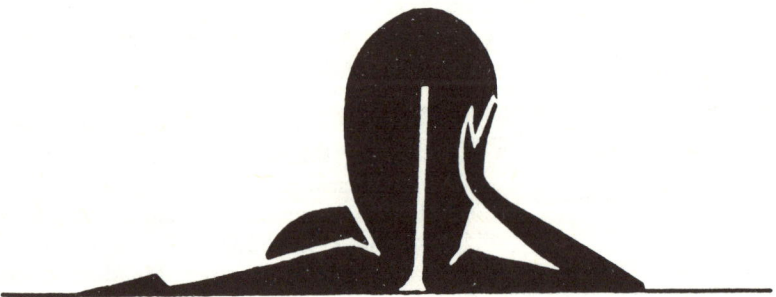

Abb. 472:   Ohr-Knie-Stellung

Asvini Mudra

Variation der Mudra (siehe Eintrag).

In der Regel wird der Sanskrit-Ausdruck zur Bezeichnung dieser Übung bevorzugt. In der selten gebrauchten Übersetzung bedeutet sie **Mudra der Stute**. Die Bezeichnung rührt daher, weil eine Stute nach dem Fallenlassen eines Pferdeapfels mehrmals den Schließmuskel des Afters zusammenzieht.

Bei der Asvini Mudra wird eine abwechselnde Kontraktion und Entspannung des Musculus sphincter ani externus und internus durchgeführt.

Technik

* Begeben Sie sich in die Rückenlage. Die Beine sind gestreckt.

* Winkeln Sie jetzt die Beine an und ziehen Sie sie leicht an die Brust heran. Der Rücken liegt eben und flach auf dem Boden. Konzentrieren Sie sich einen Moment darauf.

* Richten Sie jetzt Ihre Aufmerksamkeit auf die Aftergegend. Führen Sie eine Zwerchfellatmung durch, so daß sich die Bauchdecke hebt.

* Halten Sie am Ende der Einatmung den Atem an. Somit haben Sie Antara Kumbakha ausgeführt. Versuchen Sie gleichzeitig, den Schließmuskel wie beim Stuhlgang zu lockern.

* Atmen Sie tief aus und beenden Sie dabei die Lockerungsübung.

* Nun am Ende der Ausatmung den Atem anhalten (Bahya Kumbakha) und den Schließmuskel zusammenziehen. Etwa so, als ob Sie einen Gang zur Toilette unterdrücken müssen.

* Die Asvini Mudra sollte fünf- bis zehnmal hintereinander ausgeführt werden.

▼ Die medizinische Bedeutung der Asvini Mudra

Die Asvini Mudra stärkt die Beckenmuskulatur und insbesondere die Schließmuskel des Afters, d.h. sowohl den äußeren willkürlichen Schließmuskel als auch den 2,5 cm höher sitzenden inneren Schließmuskel.

Sie wird mit Erfolg in der Frauenheilkunde eingesetzt.

Bhastrika

Bhastrika heißt im Sanskrit Blasebalgatmung.

Technik

* Nehmen Sie eine bequeme Sitzhaltung, wie z.B. den Meistersitz, den Lotus oder den Schmetterling, ein.

* Halten Sie den Rücken so gerade wie möglich und strecken Sie ihn.

Nun schließt sich die eigentliche Atemübung an:

* Atmen Sie in der für diese Übung charakteristischen Weise, d.h. kurz und kräftig, ein.

* Nun ebenso kräftig und rasch ausatmen. Während des Atmens sollte ein schnaubendes Geräusch hörbar sein.

* Wiederholen Sie Bhastrika etwa ein Dutzend Mal. Atmen Sie nun ruhig und tief ein.

* Halten Sie den Atem etwa für drei Sekunden an. (Damit führen Sie Antara Kumbakha aus.)

* Atmen Sie langsam und gründlich aus. Sie können jetzt bei entsprechender Beherrschung der Übung abwechselnd 3–4 Zyklen von Bhastrika und je einmal tief ein- und ausatmen. Die Übung sollte jedoch immer als angenehm empfunden werden und nicht anstrengen.

Variation

* Der erste Atemzyklus Bhastrika wird bei dieser Variation nur durch das linke Nasenloch ausgeführt (aus- und einatmen) und der nächste nur durch das rechte.

Die Atmung kann frei oder gebremst erfolgen.

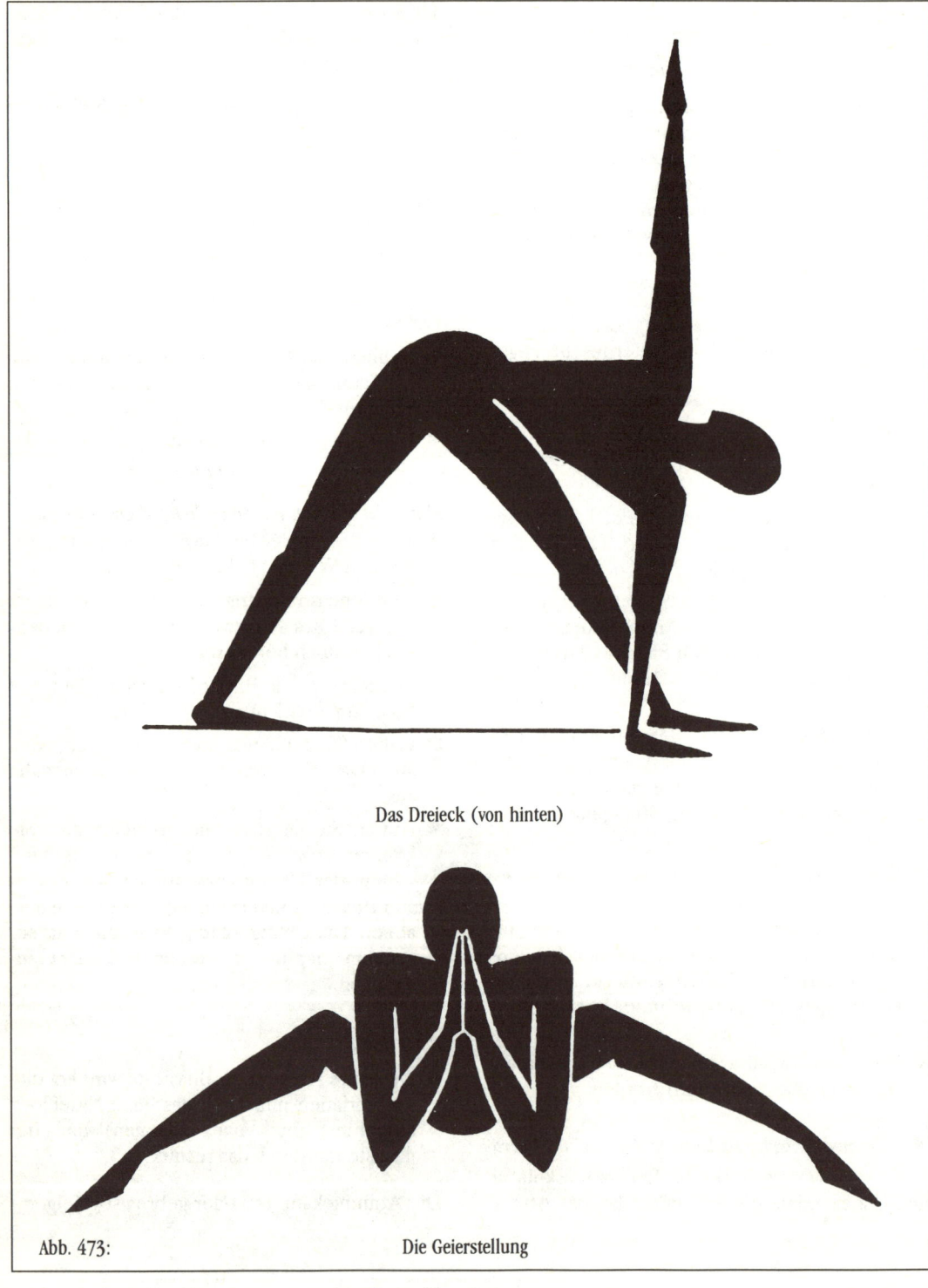

Das Dreieck (von hinten)

Abb. 473:   Die Geierstellung

▼ *Die medizinische Bedeutung von Bhastrika*

✳ kräftigt die Bauchmuskulatur;

✳ fördert die Verdauung;

✳ verbessert die Leber- und Gallenfunktion;

✳ Dieser Atemübung wird eine wohltuende Wirkung auf die Funktion der Bauchspeicheldrüse zugeschrieben.

✳ lindert den Blutandrang in den Augen und im Sinus;

✳ besitzt eine anregende Wirkung auf das Nervensystem und vertreibt Müdigkeit;

Der reinigende Effekt dieser Atemtechnik zeigt sich sowohl auf körperlicher als auch auf geistiger Ebene. Bhastrika läutert den Geist und beugt sowohl Vergiftungen als auch Eigenvergiftungen vor. Durch ihre beruhigende Wirkung auf die Psyche vertreibt sie Niedergeschlagenheit und lindert zum Teil Zwangsvorstellungen.

Bhastrika darf nicht ausgeführt werden

✳ bei Schwindel oder Ohrgeräusch.

✳ Die Atemübung sollte von Anfängern nicht übermäßig praktiziert werden, da sie selbst bei völlig gesunden Menschen ähnliche Erscheinungen wie bei respiratorischer Alkalose (siehe Eintrag) und Übelkeit hervorrufen kann.

Beachten Sie folgendes Warnzeichen: Wird das schnaufende Geräusch deutlich leiser, ist die Atemübung abzubrechen.

Wird Bhastrika trotz der genannten Symptome fortgesetzt, kann sie zu starker Übelkeit und mitunter zu Bewußtlosigkeit führen.

Es wird daher empfohlen, nach dieser Übung eine lange Entspannung in der Leichenstellung (Savasana) (siehe Eintrag) anzuschließen.

Bhramari

Eine dem Ujjayi (siehe Eintrag) ähnelnde Atemübung des Pranayama.

Bhramari heißt im Sanskrit große schwarze Biene.

Technik

Lesen Sie zunächst die Beschreibung von Ujjayi. Der entscheidende Unterschied besteht darin, daß bei der Ausatmung ein brummendes Geräusch, ähnlich dem Summen einer Biene, erzeugt wird. Ein Yoga-Lehrer sollte es vorab demonstrieren.

▼ *Die medizinische Bedeutung des Bhramari*

Bhramari besitzt die gleiche Wirkung wie Ujjayi. Durch das brummende Geräusch wird darüber hinaus das Einschlafen erleichtert und ein ruhiger erholsamer Schlaf gefördert.

Jalandhara Bandha

Eine der drei wichtigsten Bandha zur Ergänzung des Pranayama.

Jala heißt im Sanskrit Nervengewebe, Strang; bandha bedeutet zusammenhalten, verschließen. Durch die Bandha werden bei einigen Yoga-Stellungen bestimmte Körperteile angespannt und willkürlich kontrolliert.

Ein Beispiel dafür ist die Halb-Brücke (Ardha Setu Bandha). Eine Bandha dient der Leitung der Körperenergie zu einem bestimmten Ort, wo diese Energie benötigt wird, da dadurch ein Verströmen der Energie verhindert wird. Weiterhin wird dafür gesorgt, daß die Energie richtig und gezielt eingesetzt wird und nicht schadet. Als bildhafter Vergleich kann der elektrische Strom angeführt werden, der nur geleitet und isoliert Nutzen bringt.

Technik

✳ Setzen Sie sich auf den Boden oder auf einen Stuhl.

✳ Halten Sie den Rücken ganz gerade. Wenn Sie auf einem Stuhl sitzen, können Sie sich anlehnen.

✳ Schlucken Sie den Speichel herunter. Atmen Sie tief ein und halten Sie dann den Atem an.

✳ Beugen Sie langsam den Hals nach vorn und senken Sie den Kopf auf die Brust. Achten Sie darauf, daß der Hals nicht zur Seite gedreht wird. Das Kinn befindet sich jetzt auf dem Manubrium sterni, dem oberen Teil des Brustbeins, in der Vertiefung zwischen den beiden Teilen des Schlüsselbeins.

Wird Jalandhara Bandha allein ausgeführt, sollte der Verschluß für mindestens eine Minute aufrecht erhalten werden. Dient die Übung als Ergänzung für eine Yoga-Stellung oder Atemübung, wie beispielsweise Ujjayi, sollte sie für die Dauer der Stellung oder Atemübung beibehalten werden.

✴ Zum Abschluß beim Ausatmen den Verschluß lösen und in die Ausgangsstellung zurückgehen.

▼ Nutzen von Jalandhara Bandha

Um den Vorteil der Übung zu erkennen, muß man der Sichtweise der Hindus folgen. Über Tausende von Jahren hinweg gesammelte Erfahrungen ergaben, daß diese einfache Technik erstaunliche physiologische Wirkungen zeigt. Die Übung besitzt einen sehr geringen Schwierigkeitsgrad, so daß sie unabhängig vom Alter und der Körperkonstitution nahezu von jedem ausgeführt werden kann. Die einzige Voraussetzung ist, daß im Bereich der Halswirbelsäule keine Schmerzen vorliegen und diese in ausreichendem Maße biegsam sein muß, damit der Kopf weit nach vorn gebeugt werden kann.

Durch die Ausführung dieser Bandha wird der Energiefluß des Körpers zu dem Ort geleitet, wo die Energie benötigt wird.

Gleichzeitig wird verhindert, daß die Energie ausströmt und sich verflüchtigt. Ein ungeleiteter Energiefluß kann mitunter zu somatischen Störungen im Bereich bestimmter Körperregionen oder verschiedener Organe führen. Die Gefahr ist um so größer, je stärker diese falsch eingesetzte Energie ist. Jalandhara Bandha besitzt hierbei die Rolle eines Puffers oder Isolators und verhindert ein ungeordnetes Abfließen und dessen Wirkung. Aus diesem Grunde wird dieser Verschluß häufig mit Stellungen und Atemübungen kombiniert, durch die zum Teil unvorstellbar hohe physiologische Energien freigesetzt werden können.

▼ Die medizinische Bedeutung von Jalandhara Bandha

✴ Zur wichtigsten Wirkung von Jalandhara Bandha gehört ihre beruhigende Wirkung auf das Nervensystem.

✴ Die Übung beseitigt darüber hinaus Kopfschmerz infolge von Blutandrang oder Ohrgeräusch.

✴ Einige nicht organisch bedingte Schwindelanfälle, die auf Durchblutungsstörungen oder Störungen des Nervensystems zurückzuführen sind, werden ebenfalls gelindert oder beseitigt.

▼ Vorsicht!

Jalandhara Bandha darf nicht von Patienten ausgeführt werden, die an Arthrose der Halswirbelsäule leiden oder aus anderen Gründen Schmerzen im Halsbereich aufweisen. Einige Erkrankungen führen zu einer Versteifung der Halswirbelsäule, so daß die Bewegung nicht vollständig ausgeführt werden kann.

Vermeiden Sie eine ruckartige Ausführung von Jalandhara Bandha, insbesondere wenn das Vorbeugen des Kopfes nicht gut vertragen wird. Dies ist häufig bei Arteriosklerose im Bereich des Halses der Fall.

Jnana Mudra

Sie dient der Vorbereitung zahlreicher Atemübungen. Ausgenommen sind davon lediglich die Übungen, wie z.B. Nadi Sodana, die eine Zuhilfenahme der Hände erfordern.

Jnana heißt im Sanskrit heiliges Wissen und Mudra Wurzel, Ursprung.

Technik

✴ Nehmen Sie eine bequeme Sitzhaltung ein. Je nachdem, welche Beinstellung Ihnen leichter fällt, können Sie in den Schneidersitz, den Meistersitz oder den Lotus gehen.

✴ Beschreiben Sie mit den Armen eine Bewegung nach vorn, so daß die Handrücken auf den Knien liegen. Der Zeigefinger schließt sich nun mit dem Daumen zu einem Ring. Die anderen Finger bleiben gestreckt.

▼ *Nutzen von Jnana Mudra*

Obwohl sich diese Mudra durch eine äußerst einfache Technik auszeichnet, ist sie hochwirksam. In Indien genießt sie hohes Ansehen, und bei den Hindus gilt sie als Inbegriff der Weisheit. Beim Berühren von Daumen und Zeigefinger wird der Strom der Lebensenergie geschlossen und kann nicht mehr über die Magnetpole abfließen.

Diese für abendländische Denkweisen etwas seltsam anmutende Erklärung wird durch die Akupunktur untermauert. Dabei werden die Meridiane an den Ting-Punkten der Fingerspitzen geschlossen.

Jnana Mudra erhöht die Phantasie und Kreativität, indem durch das Auflegen der Handrücken auf die Knie eine Öffnung erreicht wird. Eine entgegengesetzte Wirkung zeigt die China-Mudra (siehe Mudra).

Jnana Mudra wird in Kombination mit zahlreichen Sitzhaltungen ausgeführt. Sie kann aber auch in Verbindung mit einigen Atemübungen praktiziert werden. Ausgenommen davon sind Atemübungen, wie z.B Anuloma oder Nadi Sodana, bei denen der Luftstrom über die Nase durch die Finger unterbunden oder gebremst werden soll.

Kapalabhathi

oder *leuchtender Schädel.*

Atemübung des Pranayama.

Kapala heißt im Sanskrit Schädel und bhathi leuchtend.

Technik

Kapalabhathi kann im Sitzen auf einem Stuhl oder auf dem Boden ausgeführt werden. Dabei werden die Beine entweder locker ausgestreckt oder zu einem für Sie bequemen Sitz gekreuzt.

Sie können beispielsweise den Schneidersitz oder auch den Lotus einnehmen, wenn Sie ihn beherrschen.

✳ Atmen Sie in der für diese Übung charakteristischen Weise, d.h. *kurz* und *kräftig*, ein.

✳ Halten Sie nun den Atem für einige Sekunden an, 10 Sekunden sollten dabei nicht überschritten werden. Atmen Sie nun langsam, tief und gleichmäßig.

✳ Sie können nun für etwa drei bis zehn Minuten mehrere Zyklen dieser Atemübung wiederholen. Beim leisesten Anflug von Übelkeit, oder auch wenn sie von Ihnen nicht als angenehm empfunden wird, sollten Sie die Übung beenden.

Beim Ausführen der Atemzyklen ist es wichtig, eine entsprechende geistige Haltung einzunehmen. So sollte man sich auf das Ein- und Ausströmen der Luft konzentrieren und es sich dabei bildlich vorstellen.

Die frische Luft, die die Lungen füllt, kann man sich als kühlen, reinigenden Quell vorstellen. Die ausströmende Luft hingegen ist verbraucht und stickig, ähnlich dem Wasser in einem stehenden Gewässer. Durch das Ausstoßen der Luft vollzieht sich die Reinigung.

Kapalabhathi kann anstelle von Bhastrika ausgeführt werden, falls diese Atmung zu schwierig ist oder das Atemgeräusch spürbar leiser wird.

Ebenso wie nach Bhastrika wird auch nach dieser Übung empfohlen, eine Entspannung in der Leichenstellung (Savasana) (siehe Eintrag) anzuschließen.

▼ *Die medizinische Bedeutung von Kapalabhathi*

Günstige Wirkung

✳ kräftigt die Bauchmuskulatur und die wichtigsten Eingeweideorgane, wie die Leber oder Bauchspeicheldrüse, bei gleichzeitiger Verbesserung der Verdauungsfunktion;

✳ erhöht den psychischen Tonus und die Klarheit des Geistes;

✳ massiert sanft den Herzmuskel;

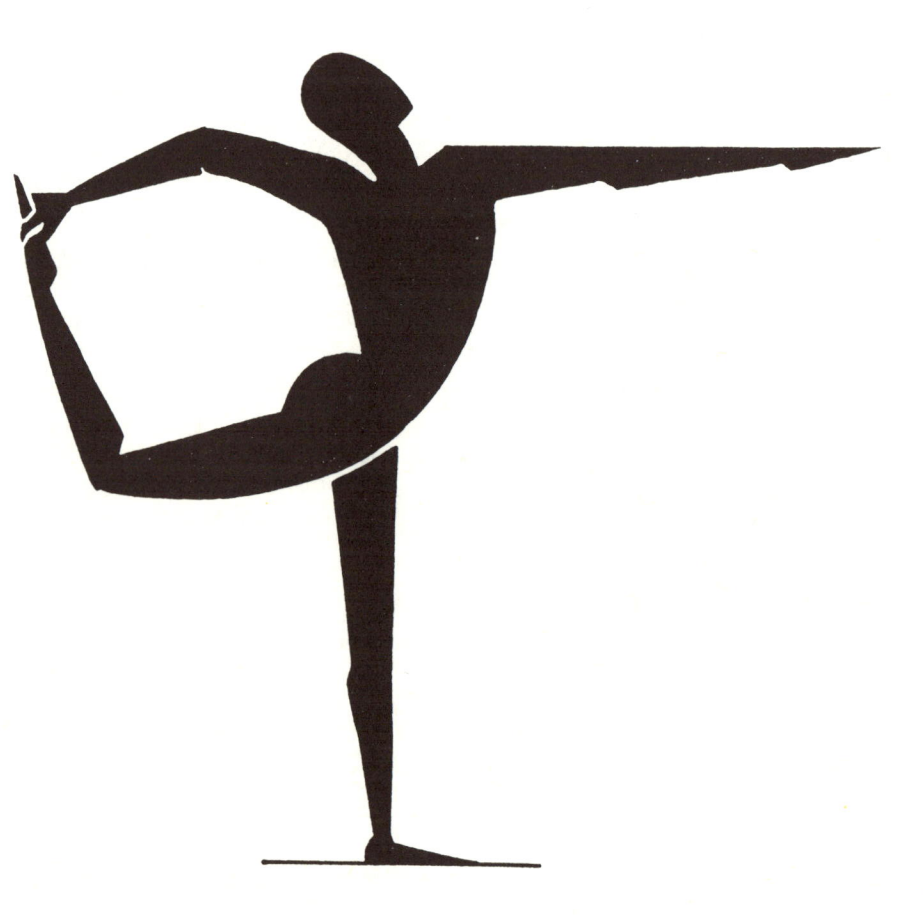

Abb. 474:   Der Tanz des Königs

✻ stimuliert insbesondere die Bauchspeicheldrüse. Daher wirkt Kapalabhathi wohltuend bei Hypothyreose, darf aber nicht bei einer unausgeglichenen Schilddrüsenfunktion mit Neigung zu Hyperthyreoidismus ausgeführt werden. Hierzu zählt insbesondere die Basedowsche Krankheit. Diese Gegenanzeige entfällt, wenn eine Behandlung mit Thyreostatika erfolgt, da durch Kapalabhathi keine Beeinträchtigung der Wirkung des Medikaments erfolgt.

✻ Die Stellung lindert Blutandrang in den Augen und insbesondere im Sinus.

Gegenanzeigen

✻ Bei Schwäche, Kraftlosigkeit und in der Rekonvaleszenz sollte die Übung nicht ausgeführt werden, da sie eine stärkere Erschöpfung nach sich ziehen kann.

✻ Im Falle von Glaukom, akuter und chronischer Otitis oder Netzhautablösung besteht ausdrückliches Übungsverbot.

✻ Bei Ohrgeräusch darf Kapalabhathi nicht ausgeführt werden.

✻ Personen mit Kapillargefäßschwäche, mit Neigung zu blauen Flecken, anhaltenden Blutungen und Varikosität sollten diese Atemübung nicht ausführen.

✻ Bei Neigung zu Nasenbluten sollte diese Übung nur unter größter Vorsicht praktiziert werden. Kommt es infolge von Kapalabhathi zu einer Epistaxis, sollte die Atemübung sofort abgebrochen und vor Wiederaufnahme des Trainings ein HNO-Arzt konsultiert werden. Die Nachteile und Gegenanzeigen von Kapalabhathi können teilweise ausgeglichen werden, wenn die Atemtechnik wie folgt variiert wird: Die Einatmung erfolgt dabei in Ujjayi und die Ausatmung in Anuloma.

Mudra

Mudra heißt im Sanskrit Wurzel, Ursprung.

Mudra ist der Oberbegriff für Techniken, die bestimmte Fingerbewegungen erfordern.

Die bekannteste Mudra ist *Jnana Mudra*. Sie wurde weiter vorn beschrieben.

Die *China-Mudra* oder „Geste des Bewußtseins" beruht auf dem gleichen Prinzip, bei ihr ist die Hand jedoch einwärts gedreht, so daß die Handflächen nach unten zeigen und der Ring aus Daumen und Zeigefinger nach unten weist. Durch die China-Mudra wird das Ausatmen und durch Jnana Mudra das Einatmen erleichtert. Dies ist dadurch begründet, daß bei nach oben zeigenden Handflächen die Schultern nach hinten gezogen werden und der Brustkorb erweitert wird, während bei nach unten zeigenden Handflächen eine leichte Krümmung der Schultern nach innen erfolgt. Diese leichte Krümmung hat bereits Einfluß auf die Atmung.

Zu unterscheiden sind weiterhin *Shiva Mudra*, bei der die Hände vor der Brust wie zum Gebet gefaltet werden, und *Yoni Mudra*, bei der die aneinanderliegenden Hände leicht geöffnet werden, so daß die Form einer weiblichen Vulva gebildet wird. Durch Änderung der Fingerhaltung erfolgt bei jeder Mudra-Art auf subtile, aber dennoch wirksame Weise eine Beeinflussung der Atmung.

Durch das Aneinanderliegen der Fingerspitzen wird bei den Mudras der Abfluß von Energie verhindert, was einer physiologischen Verschwendung gleichkäme.

Mula Bandha

Yoga-Element, das einzeln oder zusammen mit bestimmten Asana oder Atemübungen ausgeführt werden kann.

Mula heißt im Sanskrit Quelle; Bandha bedeutet zusammenhalten, verschließen. Durch die Bandha werden bei bestimmten Yoga-Stellungen einzelne Körperteile angespannt und willkürlich kontrolliert.

Bei der Mula Bandha wird der gesamte untere Abdominalbereich angespannt und nach oben und hinten eingezogen.

Technik

* Legen Sie sich auf eine feste Unterlage. Sie können dazu eine Matte oder einen Läufer nutzen. Beachten Sie, daß Mula Bandha vorwiegend im Stehen ausgeführt wird. Sie können dabei aber auch sitzen. Dies richtet sich nach der Asana, die gerade ausgeführt wird.

* Atmen Sie tief aus. Die Lungen sollen dabei soweit wie möglich geleert werden.

* Versuchen Sie nun einzuatmen, ohne daß Luft in die Lungen einströmt. Durch diese **unechte, blockierte Einatmung** wird ein sehr kräftiges Einziehen des Bauches bewirkt. Versuchen Sie dabei, nur die untere Partie des Bauches mit einzubeziehen.

* Die Kontraktion betrifft die gesamte Körperpartie zwischen dem After und dem Unterleib bis zu einer gedachten waagerechten Linie, die in Nabelhöhe verläuft. Stellen Sie sich in diesem Augenblick vor, daß dieser Bereich ein zusammengezogener Knoten ist.

* Halten Sie den Atem weiter an, und versuchen Sie sich bildhaft vorzustellen, daß der soeben abgegrenzte Bereich:
  * 1. nach oben gegen die Unterseite des Diaphragmas und
  * 2. nach hinten gegen die Vorderseite der Wirbelsäule drückt.

* Lösen Sie den Knoten nach sechs Sekunden, atmen Sie aus und wiederholen Sie die Übung.

▼ *Die medizinische Bedeutung von*
  Mula Bandha

Durch das Anheben und Verlagern der Organe des Kleinbeckens nach hinten werden diese wirksam zusammengepreßt. Das Vorstellungsvermögen ist bei dieser Übung von entscheidender Bedeutung, denn jedes Anheben, z.B. des Afters, bewirkt eine geringfügige Bewegung.

Über eine bildhafte Vorstellung gelingt eine ganz reale und mitunter sehr beachtliche Kontraktion der Bauchmuskulatur. So wird die Kontrolle von Geweben, wie z.B. der glatten Muskulatur, möglich, die sich normalerweise einer willkürlichen Kontrolle entzieht. Gleiches gilt für die quergestreifte Muskulatur, die nur selten willkürlich beeinflußt werden kann. Letztere reagiert immer weniger auf Befehle des Gehirns und wird in zunehmendem Maße in den Bereich des Unbewußten verdrängt.

Bei korrekter Ausführung der Mula Bandha kann sich der Yogi zunächst der Schließmuskel des Afters bewußt werden und diese später kontrollieren. Dies betrifft sowohl den äußeren willkürlichen Schließmuskel als auch den höher sitzenden und schwerer unterscheidbaren inneren Schließmuskel, der aber ebenso wichtig wie die Muskulatur des Beckenbodens oder der Hebemuskel des Afters ist.

* Diese Übung ist besonders wertvoll für ältere Menschen, da es ihnen dadurch möglich wird, die Ausscheidung von Urin und Stuhl besser bewußt zu kontrollieren.

* Unabhängig vom Alter zeigt die Ausführung von Mula Bandha wohltuende Wirkung bei Nervosität und verleiht höhere Konzentrationsfähigkeit.

* Weiterhin werden die Organe des Verdauungstraktes gekräftigt.

* Beim Erwachsenen und insbesondere bei der Frau behebt Mula Bandha diverse Arten der Verstopfung. Dazu zählen die rektale Obstipation aufgrund einer Entleerungsstörung, die Obstipation infolge einer durch eine Kolik verminderten Förderperistaltik sowie funktionelle Obstipationen, wobei die Wirkung von Mula Bandha sowohl auf atonische als auch spastische Obstipationsformen gerichtet ist.

Nadi Sodana

oder langsame Wechselatmung.

Sie gehört zu den wichtigsten Atemübungen im Rahmen des Pranayama, dem Oberbegriff für alle Atemtechniken.
Nadi ist im Sanskrit das konkrete Symbol eines gedachten Kanals, durch den die Lebensenergie fließt; sodana heißt säubern in der Bedeutung von reinigen.

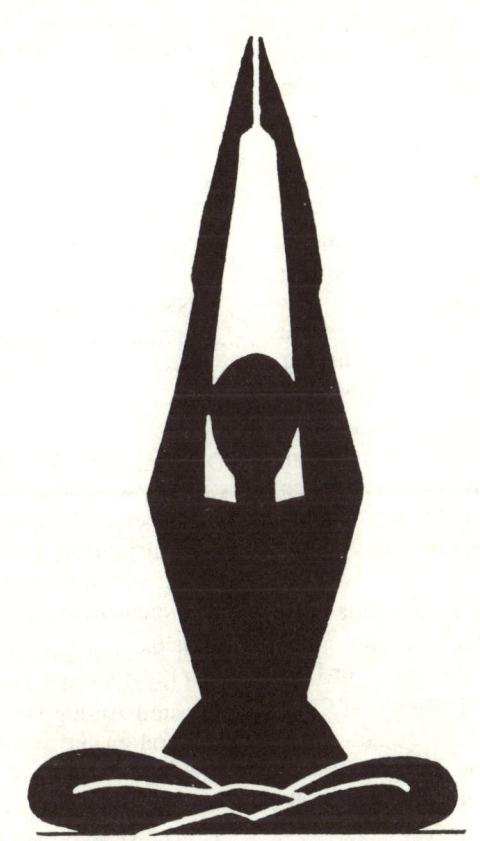

Bergsitz

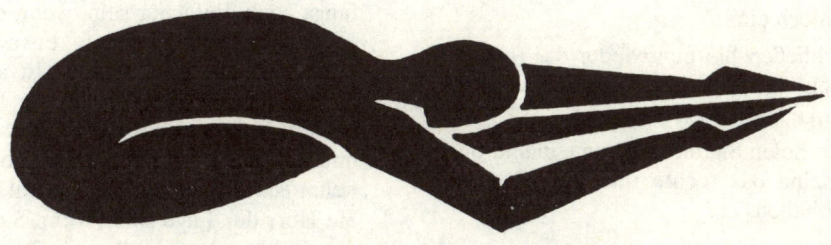

Abb. 475: Zange

Technik

* Wählen Sie je nach Ihren Fähigkeiten eine für Sie bequeme Sitzhaltung aus. Nehmen Sie den Schneidersitz, Meistersitz oder auch den Lotus ein.

* Bei dieser Atemübung werden das rechte und linke Nasenloch in gleichmäßigen Abständen verschlossen. Sie können zwischen verschiedenen Techniken wählen. Wir empfehlen Ihnen jedoch die klassische Ausführung (auch unter der Bezeichnung *Mudra des Damhirsches* bekannt). Heben Sie die rechte Hand vor das Gesicht. Die Handfläche der geöffneten Hand ist dem Gesicht zugewandt.

* Winkeln Sie den Zeige- und den Mittelfinger an, so daß diese auf der Handfläche anliegen. Zum Verschließen der Nasenlöcher drücken Sie entweder den Daumen an den rechten Nasenflügel oder den Ringfinger an den linken Nasenflügel.

* Das anschließende Öffnen gestaltet sich schwieriger. Versuchen Sie anstelle einer vollständigen Öffnung das Passieren der Luft beim Ein- und Ausatmen stufenweise zu drosseln.

* Entleeren Sie zunächst die Lungen, indem Sie kräftig durch beide Nasenlöcher ausatmen.

* Verschließen Sie nun das rechte Nasenloch und atmen Sie tief, jedoch langsam und ohne Anstrengung durch das linke Nasenloch ein.

* Die Ausatmung erfolgt in drei Stufen. Jede davon dauert eine Sekunde.

* Verschließen Sie jetzt das linke Nasenloch und atmen Sie in drei Stufen durch das rechte Nasenloch ein.

* Verschließen Sie nun wieder das rechte Nasenloch und atmen Sie in drei Stufen durch das linke Nasenloch ein.

* Wiederholen Sie diese Übung, indem Sie abwechselnd das rechte und linke Nasenloch verschließen.

Sie kennen nun die Grundlagen dieser Atemübung. Daher möchten wir im folgenden Übungsteil auf das Anhalten des Atems (Kumbakha) eingehen.

* Entleeren Sie zunächst die Lungen, indem Sie durch das rechte Nasenloch ausatmen. Das linke bleibt dabei verschlossen.

* Verschließen Sie nun wieder das rechte Nasenloch, und atmen Sie in drei Stufen durch das linke Nasenloch ein.

* Halten Sie Ihren Atem für drei Sekunden an. Damit führen Sie Antara Kumbakha aus.

* Verschließen Sie jetzt das linke Nasenloch und atmen Sie in drei Stufen durch das rechte Nasenloch ein.

* Halten Sie Ihren Atem für drei Sekunden an. Damit führen Sie Bahya Kumbakha aus.

Hinweis

Das Anhalten des Atems sollte erst praktiziert werden, wenn die dreistufig gedrosselte Ausatmung bereits längere Zeit gut beherrscht wird. Die Ausführung von Bahya Kumbakha ist sehr schwer und sollte daher erst nach einigem Training versucht werden.

Nadi Sodana kann über längere Zeit, z.B. für fünf bis zehn Minuten praktiziert werden. Beim leisesten Anflug von Atemlosigkeit oder Übelkeit sollten Sie jedoch die Atemübung abbrechen und wieder normal atmen.

Der Atemrhythmus richtet sich nach der individuellen Verträglichkeit und dem Grad der Beherrschung. So sollte zunächst eine kürzere Aus- und Einatemzeit gewählt und das Anhalten des Atems im Anschluß daran keinesfalls erzwungen werden. Bereitet das Anhalten des Atems Mühe, sollte es ganz oder zumindest nach dem Ausatmen unterbleiben, da dies besonders anstrengend ist. Für einige wird es anfangs auch einfacher sein, wenn das Ausatmen gegenüber dem Einatmen etwas länger oder kürzer erfolgt. Entscheidend ist allein, daß Sie nach einer gewissen Zeit in der Lage sind, die beiden Zeiten wieder einander anzugleichen, und daß die Übung für Sie mühelos und angenehm ist. Sie müssen das Gefühl erlangen, daß Sie Herr der Lage sind. Wenn Sie diesen Grad der Beherrschung erlangt haben, werden Sie den Wunsch verspüren, die Ausführung weiter zu vervollkommnen und Variationen einzubeziehen.

Sie können beispielsweise drei Sekunden einatmen und sechs Sekunden ausatmen. Dadurch können Sie sich nach und nach auf 10 Sekunden Einatmen und 20 Sekunden Ausatmen steigern. Gleichzeitig können Sie die Zeit des Atemanhaltens verlängern.

Sie können die Atemluft entsprechend Ihrer Möglichkeiten zunehmend bremsen.

▼ *Die medizinische Bedeutung von Nadi Sodana*

✳ Die Beherrschung dieser erworbenen Atemtechnik besitzt eine erstaunliche Wirkung: Sie gestattet die Kontrolle über das Nervensystem. Nadi Sodana zeichnet sich durch seine starke sedative Wirkung bei unproduktiver Nervosität aus. Es erhöht die geistige Klarheit und die Konzentrationsfähigkeit und vertreibt physische oder psychische Erschöpfung.

✳ Die Ausführung von Nadi Sodana empfiehlt sich ebenfalls bei spastischen oder nervös bedingten Fällen von chronischer Obstipation.

Einschränkung

✳ Bei Hypertonie sollte keinesfalls der Versuch unternommen werden, Kumbakha auszuführen, d.h., der Atem darf keinesfalls nach der Ein- und insbesondere der Ausatmung angehalten werden.

✳ Bei Hypotonie wird dringend vom Atemanhalten nach der Ausatmung (Bahya Kumbakha) abgeraten, demgegenüber kann Antara Kumbakha ausgeführt werden. Es wirkt in den meisten Fällen sogar wohltuend.

Samavritti

Atemübung des Pranayama.

Sama heißt im Sanskrit übereinstimmend bzw. völlig gleich und vritti Bewegung.

Technik

✳ Ziel dieser Atemübung ist es, eine völlige Übereinstimmung der Aus- und Einatemzeit zu erreichen.

✳ Die Aus- und Einatemzeit beträgt im Idealfall je fünf Sekunden.

✳ Halten Sie nun nach dem Einatmen den Atem an. Damit führen Sie Antara Kumbakha aus. Beachten Sie, daß die Dauer des Atemanhaltens genau der Dauer für das Ein- bzw. Ausatmen entsprechen muß, d.h. fünf Sekunden.

✳ Es wird empfohlen, sich diesem Idealfall Schritt für Schritt zu nähern. So sollte anfangs die Dauer des Atemanhaltens nur ein Viertel der Aus- oder Einatemzeit betragen. Diese wird dann schrittweise auf die Hälfte und dann ein Dreiviertel der Zeit erhöht, bis schließlich die Gesamtzeit erreicht wird.

✳ Erst wenn Sie dieses Verhältnis erreicht haben, können Sie Ihren Atem jeweils nach dem Ausatmen (Bahya Kumbakha) anhalten.

✳ In dieser Zeit sollte Antara Kumbakha noch nicht ausgeführt werden.

✳ Erst nachdem Sie bereits einige Erfahrungen bei der Ausführung von Bahya Kumbakha gesammelt haben, kann Antara Kumbakha in den Übungsablauf aufgenommen werden. Beide Arten des Atemanhaltens sollen nun im gleichmäßigen Wechsel praktiziert werden.

Ein kompletter Atemzyklus umfaßt:

✳ Einatmen;

✳ Anhalten der Atmung nach dem Einatmen;

✳ Ausatmen;

✳ Anhalten der Atmung nach der Ausatmung.

Jeder Bestandteil des Atemzyklus umfaßt fünf Sekunden.

▼ *Die medizinische Bedeutung von Samavritti*

Die Wirkung entspricht der Vollatmung und der von Nadi Sodana (ist jedoch nicht so stark).

Sitakari

Atemübung des Pranayama. Sitakari ähnelt in
der Ausführung Sitali.

Technik

Lesen Sie hierzu die unten stehende Beschreibung von Sitali und beachten Sie dann die folgenden Unterschiede:

✳ Die Zunge wird nicht zusammengerollt. Die
Zungenspitze der herausgestreckten Zunge
muß über die leicht geöffneten Lippen hin-
ausragen. Ansonsten liegt die Zunge in ihrer
natürlichen Lage flach im Mund.

✳ Bis auf diesen Unterschied entspricht der
Übungsablauf von Sitakari exakt dem von Sitali.

▼ *Die medizinische Bedeutung von Sitakari*

Die Wirkung entspricht der von Sitali, Sie ist jedoch etwas stärker. Dadurch fallen die Anwendungsgebiete sowie die Gegenanzeigen stärker
ins Gewicht.

Hypertoniker vertragen Sitakari in der Regel
weniger gut als Sitali und fühlen sich mitunter
stärker ermüdet.

Sitali

Shita heißt im Sanskrit kühl, frisch.

Atemübung des Pranayama. Die Einatmung erfolgt hierbei durch die herausgestreckte und zusammengerollte Zunge. Beim Einatmen ist ein
gleichmäßiges Geräusch hörbar. Bei der Ausatmung befindet sich die Zunge im Mund. Der
Mund ist geschlossen und es wird ähnlich wie
bei Ujjayi (siehe Eintrag) ein Ton erzeugt.

Technik

✳ Setzen Sie sich auf den Boden und wählen
Sie je nach Ihren Fähigkeiten eine für Sie bequeme Sitzhaltung aus. Nehmen Sie den Meistersitz (Siddhasana) oder den Lotus (Padmasana) ein.

✳ Halten Sie den Rücken so gerade wie möglich, und strecken Sie den Kopf.

✳ Beschreiben Sie mit den Armen eine Bewegung nach vorn, so daß die Handrücken auf
den Knien liegen.

✳ Der Zeigefinger schließt sich nun mit dem
Daumen zu einem Ring. Damit haben Sie
Jnana Mudra ausgeführt.

✳ Öffnen Sie den Mund und formen Sie die
Lippen zu einem „O". Runden Sie nun die
Zunge zu einer Röhre.

✳ Strecken Sie die zusammengerollte Zunge
heraus.

✳ Atmen Sie tief ein, wobei die Luft durch diese Röhre eingesogen wird. Dabei sollte ein zischendes Geräusch hörbar sein.

Sobald die Einatmung beendet ist, wird die Zunge wieder eingezogen und der Mund geschlossen.

✳ Senken Sie nun den Kopf und pressen Sie das
Kinn auf die Brust, so daß es über dem Brustbein liegt. Damit haben Sie Jalandhara Bandha vollzogen. Der Ausdruck Bandha kommt
aus dem Sanskrit und bezeichnet Übungen,
bei denen bestimmte Körperteile angespannt
und kontrolliert werden.

✳ Führen Sie nun die erste Variation von Kumbakha, d.h. das Anhalten der Atmung nach
dem Einatmen aus. Das Atemanhalten erfolgt im Durchschnitt für fünf Sekunden.

✳ Atmen Sie nun entsprechend der Atemübung
Ujjayi (siehe Eintrag) langsam aus. Führen
Sie im Anschluß daran Mula Bandha mit lee-
ren Lungen aus.

✳ Heben Sie den Kopf. Der erste Zyklus ist damit abgeschlossen. Wenn möglich, sollten Sie
diese Übung für die Dauer von mindestens
fünf Minuten wiederholen.

✳ Erholen Sie sich abschließend in der Leichenstellung (Savasana) (siehe Eintrag).

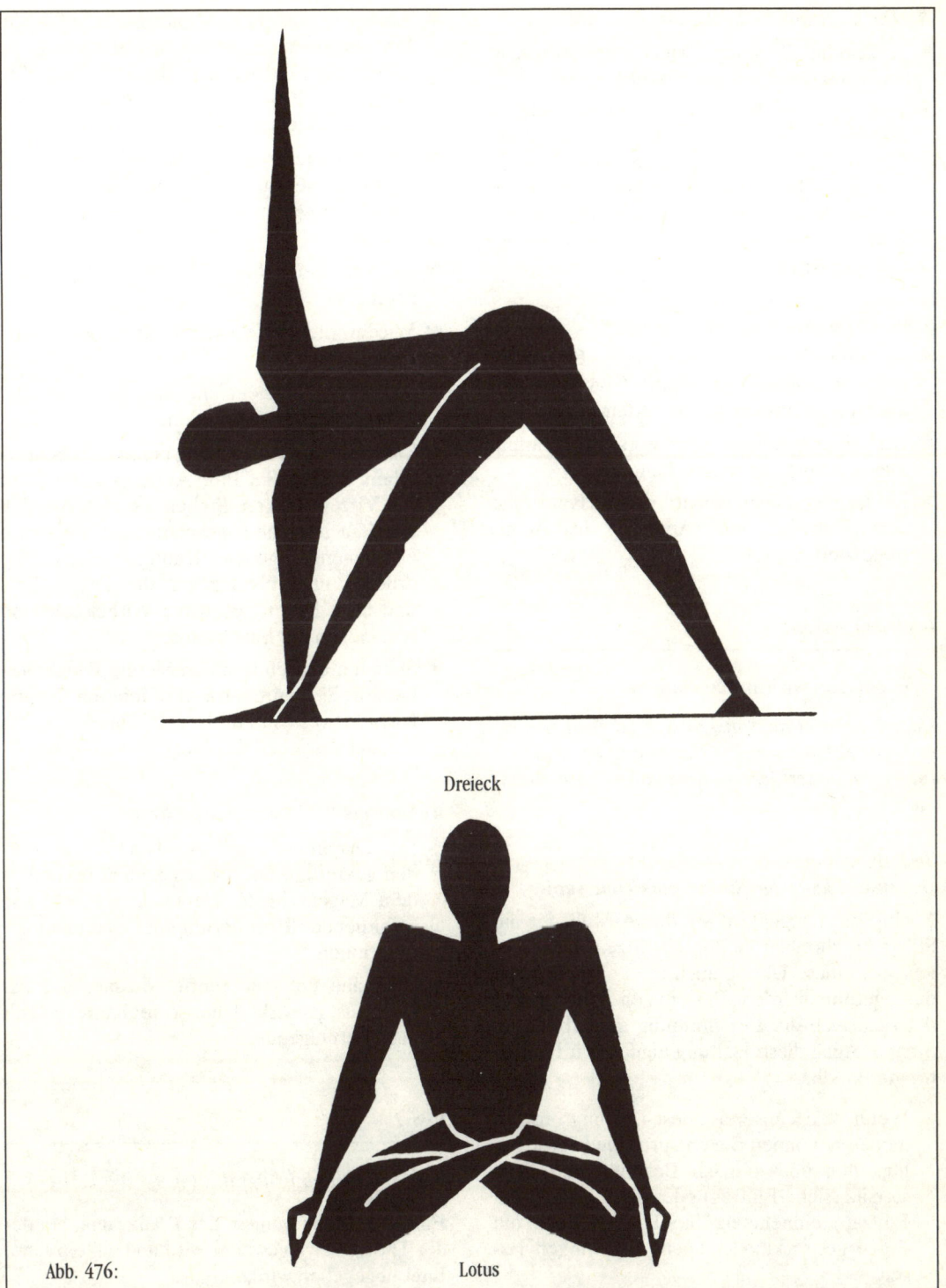

Dreieck

Abb. 476: Lotus

▼ *Die medizinische Bedeutung von Sitali*

* psychische Wirkung: wirkt euphorisierend und erhöht die geistige Klarheit;

* physiologische Wirkung: erhöht das Sehvermögen; verbessert die Verdauungsfunktion des Magens; beseitigt Blutandrang im Kopf und in der Haut. Dies kann insbesondere bei leichter Rötung infolge eines Sonnenbrandes sowie bei gutartigem, nicht organisch bedingtem Kopfschmerz von Vorteil sein.

Sitali darf nicht ausgeführt werden

* bei Sinusitis, Angina, Pharyngitis, Stimmversagen, Heiserkeit, Laryngitis, Tracheitis und anderen Erkrankungen der Atemwege.

* Bei Herzinsuffizienz ist Vorsicht geboten. Dies gilt auch für leichte Fälle.

* Bei leichten Fällen von arterieller Hypertonie darf Sitali nur ohne Anhalten des Atems praktiziert werden.

Uddiyana Bandha

Eine der drei wichtigsten Bandha.

Uddiyana heißt im Sanskrit sich erheben, schweben. Die Erläuterung der Bedeutung von Bandha finden Sie unter dem Eintrag Jalandhara Bandha.

Technik
(bei Bedarf kann der Rücken angelehnt werden)

Nachfolgend möchten wir die Ausführung im Sitzen beschreiben. Sollte das Sitzen schwerfallen, kann diese Übung auch in der Rückenlage durchgeführt werden. Bei einigen Autoren findet sich auch die Beschreibung der Übung im Stehen. Auch diese Haltung eignet sich für Uddiyana Bandha.

* Wenn Sie unserer Beschreibung folgen möchten, können Sie entsprechend Ihrer Fähigkeiten und je nach Belieben den Meistersitz (siehe Eintrag) oder den Lotus (siehe Eintrag) einnehmen. Sie können auch die Beine gestreckt oder leicht angewinkelt lassen.

* Atmen Sie tief ein und konzentrieren Sie nun Ihre Aufmerksamkeit auf die Ausatmung. Sie sollte lang und tief sein, die Luft darf aber nicht gepreßt werden. Ihre Lungen sind jetzt weitgehend leer.

* Atmen Sie jetzt ein, *ohne Luft dabei zu holen*. Damit keine Luft eindringt, wenn Sie den Brustkorb weiten, sollten Sie *die Nasenflügel zuhalten*.

* Sie sollten dabei ein Ziehen im Magen verspüren.

* Wiederholen Sie diese Übung dreimal nacheinander.

* Atmen Sie erst ein und aus, bevor Sie die Übung erneut wiederholen.

* Wenn Sie die Ausführung bereits gut beherrschen, sollten Sie Ihre Aufmerksamkeit auf die Viszera lenken. Stellen Sie sich vor, daß alle Bauchorgane angespannt sind und einen zusammengezogenen Knoten bilden. Sie drücken nach oben gegen das Diaphragma und nach hinten gegen die Wirbelsäule und vorn gegen die Bauchwand.

* Spannen und entspannen Sie die Bauchmuskulatur. Sie spüren, wie Ihre inneren Organe massiert werden. Am besten können Sie das Zusammenziehen des Magens verfolgen.

Wohltuende Wirkungen des Uddiyana

* Das Diaphragma und die Bauchorgane werden gekräftigt. Die Übung kommt besonders dem Magen zugute. Daraus ergibt sich eine wohltuende Stimulierung der Verdauungsfunktionen.

* Uddiyana übt eine sanfte Massage auf das Herz aus. Es wirkt daher sowohl anregend als auch beruhigend.

Ujjayi

oder Schädelreinigungsatmung.

Eine der Atemübungen des Pranayama, bei der der Thorax stark geweitet wird und ein typischer Laut abgegeben wird.

Technik

* Diese Übung gehört zu den wenigen Techniken des Pranayama, die nachts im Bett ausgeführt werden können.

* Wir werden nachfolgend die Ausführung im Sitzen beschreiben, jedoch kann die Übung ebenfalls in der Rückenlage praktiziert werden. In der Literatur findet sich auch die Empfehlung, die Übung im Stehen oder sogar im Gehen durchzuführen.

* Nehmen Sie eine für Sie bequeme Sitzhaltung ein. Je nach Ihren Fähigkeiten können Sie den Schneidersitz, den Meistersitz oder auch den Lotus wählen.

* Halten Sie den Rücken gerade und strecken Sie ihn. Sie können sich dazu – am besten im Bereich der Schulterblätter – anlehnen.

* Die Übung kann auch mit Jalandhara Bandha kombiniert werden (siehe Eintrag).

* Es wird dringend empfohlen, bei der Ausführung von Ujjayi im Sitzen Jnana Mudra (siehe Eintrag) durchzuführen.

* Schließen Sie die Augen und stellen Sie sich vor, daß Ihr Blick nach innen gerichtet ist.

* Der Mund ist locker geschlossen.

* Schlucken Sie den Speichel hinunter. Die Glottis ist nun teilweise verschlossen.

* Halten Sie diesen teilweisen Verschluß und atmen Sie tief und langsam ein.

* Die einströmende Luft wird durch den teilweisen Verschluß in Höhe der Glottis abgebremst, und es wird ein typischer Ton hörbar. Er ist besonders deutlich für den Übenden selbst, kann aber auch von anderen wahrgenommen werden.

* Anfangs können Sie einige Hilfsmittel nutzen, die Sie aber sehr schnell nicht mehr benötigen. An erster Stelle ist der Speichel zu nennen, den Sie dann nicht mehr wirklich hinunterschlucken müssen. Schon die gedankliche Vorstellung wird ausreichen. Weiterhin ist es für den Anfänger besonders schwer, den teilweisen Verschluß der Glottis zu steuern. Sie brauchen nur mit dem Zeigefinger die Stelle über dem Manubrium sterni

zu berühren, die die größte Vertiefung zeigt. Sie werden deutlich spüren, wie sich an dieser Stelle ein Sog bildet.

Achten Sie darauf, daß am Ende des Ausatmens die maximale Erweiterung des Thorax erreicht wird. Demgegenüber soll sich der Bauch nicht heben, sondern vielmehr in Richtung Wirbelsäule eingezogen sein. Diese Art der Einatmung, die sehr oft im Pranayama Anwendung findet, trägt die Bezeichnung Puraka.

* Halten Sie nun Ihren Atem für einige Sekunden an. Dies wird als Kumbakha bezeichnet.

* In der sich anschließenden Phase gilt es, die prall gefüllten Lungen gründlich zu leeren.

Achten Sie darauf, daß die Anspannung des Diaphragmas erst nach und nach gelöst wird. Dadurch wird das Ausströmen der Luft verlangsamt. Beim Kontakt mit dem Gaumensegel sollte ein typischer Ton erzeugt werden, so daß Sie mit einem „Ha" ausatmen.

Zur korrekten Ausführung dieser Technik ist in der Regel die Anleitung durch einen Yoga-Lehrer erforderlich. Diese Art der kontrollierten geräuschvollen Ausatmung wird als *Recaka* bezeichnet.

* Nach dem das Ausatmen beendet ist, sollten Sie etwa eine Sekunde warten, bevor Sie erneut einatmen und ein neuer Ujjayi-Zyklus beginnt.

Es wird empfohlen, Ujjayi für mindestens fünf, aber höchstens zehn Minuten auszuführen. Die Übung sollte jedoch nicht anstrengen oder ermüden. Bei Schwindelgefühl oder Ohrgeräusch sollte die Atemübung abgebrochen werden.

* Bei Ujjayi wird die Atmung *willkürlich verzögert*.

* Sie soll gleichmäßig und mit gleicher Amplitude erfolgen. Die Aufmerksamkeit des Schülers sollte beim Ein- und Ausatmen einerseits auf das Atemgeräusch und andererseits auf den erzeugten Ton gerichtet sein. Dadurch werden störende Außengeräusche abgeschirmt und die Neigung zum Abschweifen der Gedanken unterdrückt.

* Öffnen Sie die Augen erst am Ende von Uj-jayi.
* Anschließend empfiehlt sich die Erholung in der Leichenstellung (Savasana) (siehe Eintrag).

▼ *Die medizinische Bedeutung von Ujjayi*

* entwickelt in harmonischer Weise den Brustkorb und erhöht ganz allgemein die Lungenkapazität;
* wirkt beruhigend auf das Nervensystem. Die Wirkung ist durchschnittlich stark und liegt unter der von Nadi Sodana;
* stärkt den Organismus und vertreibt Müdigkeit;
* wirkt wohltuend bei Hypertonikern mit einer leichten Form von chronischer Angina pectoris. Es darf nur außerhalb der Anfälle geübt werden.

Viloma

Atemübung des Pranayama.

Viloma heißt im Sanskrit entgegen des natürlichen Ablaufs.

Technik

Nachfolgend gehen wir auf die Ausführung von Viloma im Sitzen ein. Die Übung kann gegebenenfalls auch im Liegen praktiziert werden.

Erste Phase

* Atmen Sie etwa zwei Sekunden lang ein.
* Halten Sie den Atem für zwei Sekunden an.
* Holen Sie jetzt erneut zwei Sekunden lang Luft, ohne vorher auszuatmen.
* Halten Sie den Atem für zwei Sekunden an.
* Holen Sie jetzt erneut Luft, ohne vorher auszuatmen, und setzen Sie diese Atemtechnik fort, d.h. atmen Sie zwei Sekunden ein und halten Sie den Atem für weitere zwei Sekunden an. Halten Sie erst inne, wenn die Lungen so gefüllt sind, daß Sie keine weitere Luft mehr aufnehmen können. Die Leistungsfähigkeit ist hierbei individuell sehr unter-

schiedlich. Geschwächte Personen sollten nicht bis an die Grenzen ihrer Leistungsfähigkeit gehen.

* Nun den Atem fünf oder, wenn möglich, zehn Sekunden lang anhalten. Das Atemanhalten darf jedoch kein Unwohlsein oder Übelkeit hervorrufen. Sie haben damit Antara Kumbakha realisiert.
* Anschließend beginnt die Ausatemphase. In ihrer Technik ähnelt sie dem Ausatmen bei Ujjayi (siehe Eintrag). Atmen Sie langsam und tief aus.

Je nach Kondition können Sie 10 bis 15 Zyklen der ersten Phase von Viloma hintereinander ausführen.

Zweite Phase

* Nachdem Sie sich ein bis zwei Minuten erholt haben, können Sie mit dieser Übung beginnen.
* Atmen Sie dazu tief ein. Dabei sollte wie bei Ujjayi (siehe Eintrag) ein Ton, oder genauer, ein ganz spezielles zischendes Geräusch entstehen.
* Gegenüber der ersten Phase erfolgt die Atmung nicht mit Unterbrechungen.
* Vielmehr werden die Lungen durch einen Luftzug gefüllt.
* Erst danach wird der Atem angehalten. Wenn möglich, können Sie den Atem für 10 bis 15 Sekunden anhalten. Damit haben Sie Antara Kumbakha (das Atemanhalten nach der Einatmung) ausgeführt.

Folgen Sie genau den folgenden Anweisungen für die Ausatmung:

* Atmen Sie zwei Sekunden lang aus.
* Halten Sie den Atem für zwei Sekunden an. Das Anhalten des Atems nach dem Ausatmen wird als Bahya Kumbakha bezeichnet.
* Atmen Sie jetzt erneut zwei Sekunden lang aus ohne vorher einzuatmen.
* Halten Sie den Atem für zwei Sekunden an.

Setzen Sie die Übung wie beschrieben fort. Nachdem Sie die stufenweise Ausatmung abgeschlossen haben, ist Ihre Lunge leer.

✳ Je nach Kondition können Sie 10 bis 15 Zyklen der zweiten Phase von Viloma hintereinander ausführen. Beachten Sie jedoch, daß Bahya Kumbakha anstrengender als Antara Kumbakha ist.

✳ Nach der zweiten Phase wird empfohlen, sich in der Leichenstellung (Savasana) (siehe Eintrag) zu erholen.

▼ *Die medizinische Bedeutung von Viloma*

Personen, die unter pathologischen Blutdruckschwankungen leiden, sollten folgende Hinweise beachten:

✳ Asthmatiker und Personen, die unter zeitweiligen Ausatembeschwerden leiden, sollten Viloma nicht praktizieren.

✳ Hypotoniker vertragen in der Regel die erste Phase von Viloma gut. Dies trifft jedoch nicht auf Hypertoniker zu. Sie sollten daher die erste Phase von Viloma meiden und besser die zweite unter Anleitung eines Yoga-Lehrers praktizieren. Die Übung sollte dabei nicht im Sitzen, sondern im Liegen erfolgen.

✳ Auch bei leichten Herzleiden mit normalem Blutdruck ist besondere Vorsicht geboten.

✳ In der Regel ist zu empfehlen, daß die Schüler Nadi Sodana und Kumbakha bereits vor dem Praktizieren von Viloma sicher beherrschen. Bahya Kumbakha sollte erst ausgeführt werden, wenn Antara Kumbakha mühelos absolviert wird.

Visamavritti

Atemübung des Pranayama, die durch einen unregelmäßigen Rhythmus beim Aus- und Einatmen sowie der Dauer des Atemanhaltens charakterisiert ist. Das ist der Hauptunterschied zu Samavritti.

Im folgenden steht E für Einatmung, A für Ausatmung und H für das Anhalten des Atems nach der Einatmung (Antara Kumbakha). Daraus ergeben sich folgende Anteile:

Erster Zyklus:

E =	5 Sekunden
H =	20 Sekunden
A =	10 Sekunden

Zweiter Zyklus:

E =	10 Sekunden
H =	20 Sekunden
A =	5 Sekunden

Dritter Zyklus:

E =	20 Sekunden
H =	10 Sekunden
A =	5 Sekunden

Vierter Zyklus:

E =	5 Sekunden
H =	10 Sekunden
A =	20 Sekunden.

Erst nachdem diese Atemübung sicher beherrscht wird, kann das anstrengendere Atemanhalten nach dem Ausatmen (Bahya Kumbakha) in die Übung mit einbezogen werden.

Die möglichen Variationen sind so zahlreich, daß an dieser Stelle nicht darauf eingegangen werden kann.

▼ *Die medizinische Bedeutung von Visamavritti*

Diese Übung stellt eine hohe Beanspruchung für das Nervensystem und den Atmungsapparat dar. Die Atemübung und ihre Variationen sind besonders für trainierte Yogi von hoher Bedeutung, da diese eine freie Atmung ausführen können, die besonders gut zur Streßbewältigung geeignet ist. Visamavritti ist sozusagen eine Atemübung der hohen Schule.

Geschwächte oder kranke Personen sowie Patienten, die nervlich instabil sind, sollten Visamavritti nicht oder nur unter stufenweiser Annäherung an diesen Atemrhythmus unter Anleitung eines Yoga-Lehrers durchführen. Gleiches gilt bei leichten Herzleiden oder für Patienten mit einer Blutdruckstörung.

Vollatmung

Diese Art der Atemübung ist in vielen Bereichen der Gesundheit von entscheidender Bedeutung.

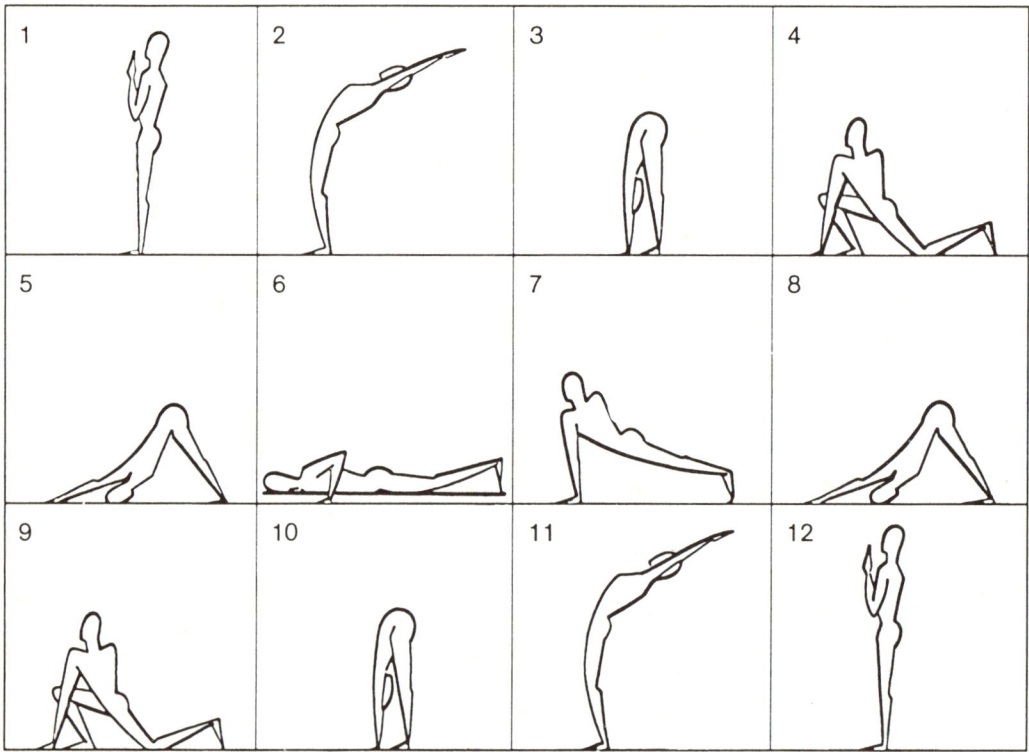

Abb. 477:   Sonnengebet

Technik

1. Im Liegen

* Begeben Sie sich in die Rückenlage. Die Arme liegen dicht, aber locker neben dem Körper. Die Handflächen ruhen flach auf dem Boden.

* Schließen Sie die Augen und atmen Sie durch die Nase langsam, tief und gleichmäßig ein. Beim Einatmen (etwa sechs Sekunden) wölbt sich der Bauch leicht nach außen.

* Sobald die Bauchatmung abgeschlossen ist, sollten Sie nun versuchen, die Zeit des Einatmens zu verlängern, indem Sie den Brustkorb dehnen.

* Heben Sie danach leicht die Schultern, damit ein Teil der angesammelten Luft auch in den oberen Teil des Brustkorbs einströmen kann.

* Halten Sie nun den Atem für drei Sekunden an.

* Jetzt langsam durch die Nase ausatmen. Der Brustkorb zieht sich dabei zusammen und der Bauch senkt sich.

* Am Ende des Ausatemvorgangs nun den Bauch einziehen, damit noch mehr der in der Lunge verbliebenen Luft ausgeatmet wird.

* Achten Sie bei der Ausführung der Vollatmung darauf, daß die aufeinanderfolgenden Phasen fließend ineinander übergehen.

* Wiederholen Sie die Übung ohne Unterbrechung zehnmal.

2. Im Stehen und im Gehen

* Das Verhältnis von Aus- und Einatemzeit entspricht der oben angegebenen Ausfüh-

rung. Zur Zeiteinteilung können Sie beim Aus- und Einatmen sowie beim Anhalten der Atmung die Schritte zählen.

▼ *Die medizinische Bedeutung der Vollatmung*

❋ Sie erweitert den Brustkorb und erhöht die Lungenkapazität.

❋ Sie wirkt angstlösend und beruhigend auf das Nervensystem.

❋ Sie kräftigt den Bauch und die Verdauungsorgane.

❋ Sie wirkt unterstützend beim Abbau von Fettpolstern sowie bei Zellulitis im Bauch- und Taillenbereich.

❋ Sie beseitigt Blähungen und stärkt schwache Stellen des Darms, die besonders anfällig für Vorfälle und Brüche bei Belastung sind.

Erklärung der medizinischen Ausdrücke

aus Duden „Das Wörterbuch medizinischer Fach-ausdrücke". Duden-Verlag, Mannheim, Leipzig, Wien, Zürich 1992;

außer [1] Wörterbuch der Medizin/hrsg. von Heinz David. Verlag Volk und Gesundheit, Berlin 1987

Absorption
Aufnahme von Flüssigkeiten oder Gasen durch die Schleimhäute u.a. Körperzellen

Adams-Stokes-Anfälle
anfallweises Auftreten einer starken Verlangsamung des Herzschlags, verbunden mit Bewußtseinsstörungen und Krämpfen

Addison-Krankheit
durch Verminderung oder Ausfall der Produktion von Nebennierenrindenhormon bedingte schwere Allgemeinerkrankung, deren charakteristisches Symptom die bronzeartige Verfärbung der Haut ist

Alkalose, respiratorische
Zustand des Blutes mit einem über 7,43 erhöhtem pH-Wert infolge Hyperventilation und verstärkter CO_2-Ausscheidung[1]

Allopathie
Bezeichnung für die herkömmliche Heilkunst (Schulmedizin), im Gegensatz zur Homöopathie

Alveolen
Lungenbläschen

Angina pectoris
anfallartig auftretende Schmerzen hinter dem Brustbein infolge Erkrankung der Herzkranzgefäße

Ankylose
bindegewebige und knöcherne Versteifung eines Gelenks

Antagonist
einer von paarweise wirkenden Muskeln

Antidepressiva
Arzneimittel gegen Depressionen, das antriebssteigernd und stimmungshebend wirkt

Anxiolytika
angstlösendes Arzneimittel

Appendizitis
Entzündung des Wurmfortsatzes des Blinddarms

Arteriosklerose
Arterienverkalkung, fortschreitende Degeneration der arteriellen Gefäße infolge krankhafter Veränderung der Gefäßinnenhaut

Arthritis
Gelenkentzündung, entzündliche Veränderung an den Gelenkflächen, verbunden mit Gelenkergüssen

Assimilation
Aufbau körpereigener Stoffe aus den im Magen-Darm-System resorbierten Spaltprodukten der aufgenommenen Nahrung

Bronchopneumonie
Lungenentzündungsform mit diffusen, z.T. konfluierenden Infiltrationsherden

Bronchospasmus

Krampf der Muskulatur der Luftröhrenäste

bulbär

das verlängerte Mark betreffend, von ihm ausgehend

Chvostek-Zeichen

Kontraktion der periolalen Muskulatur als Zeichen der Erregbarkeitssteigerung bei Tetanie

Compliance

Bezeichnung für die normale Dehnbarkeit eines Gewebes, besonders des Lungengewebes

Cor nervosum

„nervöses Herz", Herzneurose

Delirium

1) starke Unregelmäßigkeit einer Organfunktion. 2) schwere Bewußtseinstrübung, die sich u.a. in erheblicher Verwirrtheit und in Wahnvorstellungen äußert

Diaphragma

Zwerchfell

Diarrhö

Durchfall

Diastase

anatomische Lücke zwischen Knochen oder Muskeln

Diastole

mit der Systole rhythmisch wechselnde Erschlaffung der Herzmuskulatur

Diathermie

therapeutische Anwendung von Hochfrequenzströmen zur intensiven Erwärmung von Geweben im Körperinneren

DNS

Desribonukleinsäure

Dyspepsie

Verdauungsstörung

Dyspnoe

erschwertes Atmen, Kurzatmigkeit, Atemnot

Emphysem

Lungengeschwulst

Enteritis

Dünndarmentzündung

Epigastrium

Oberbauch (bis zum Nabel)

Epistaxis

Nasenbluten

Exspiration

Ausatmung

Extrasystole

auf einen ungewöhnlichen Reiz hin erfolgende vorzeitige Kontraktion des Herzens innerhalb der normalen Herzschlagfolge

Faszien

meist breitflächig ausgedehnte dünne Bindegewebshülle besonders der Muskeln oder deren sehnenartiger Fortsetzungen

Fibrom

gutartige Geschwulst aus Bindegewebe

Formatio reticularis

maschenförmig angeordnetes Nervengewebe im Rückenmark und Hirnstamm

Glaukom

„Grüner Star", zusammenfassende Bezeichnung für alle Augenerkrankungen mit erhöhtem Augeninnendruck, der zur Schädigung von Sehnerv und Netzhaut (sogar zur Erblindung) führt

Glottis

Stimmapparat, die Stimmritze im Kehlkopf

Hernia acquisita

erworbene Hernie

Hernia congenitalis

angeborene Hernie

Hernia cruralis

„äußerer Schenkelbruch", Bruch im Bereich der Schenkelbeuge unterhalb des Leistenbandes

Hernia diaphragmatica

Diaphragmatozele

Hernia inguinalis

„Leistenbruch", Bruchbildung im Bereich des Leistenkanals

Hernia umbilicalis

„Nabelschnurbruch" als Folge eines großen Defektes durch unvollständigen Verschluß der vorderen Bauchdecken (Vorkommen bei Neugeborenen)

Hernie

„Bruch", Heraustreten von Teilen eines Organs oder Gewebes durch eine nicht vorgebildete, abnorme Körperöffnung in eine von Haut überdeckte Ausstülpung

Homöopathie

Heilverfahren, bei dem den Kranken solche Mittel in hoher Verdünnung gegeben werden, die in größerer Menge bei Gesunden ähnliche Erscheinungen hervorrufen wie die Krankheiten, gegen die sie angewandt werden, Gegensatz: Allopathie

Hyperthyreoidismus

Überfunktion der Schilddrüse u.a. mit Steigerung der Stoffwechselvorgänge

Hypertonie, arterielle

arterieller Bluthochdruck

Hyperventilation

übermäßige Steigerung der Atmung, zu starke Beatmung der Lunge

Hypotonie

chronische Erniedrigung des Blutdrucks

Induration

Verhärtung eines Gewebes oder eines Organs

Inkontinenz

Unvermögen, Harn oder Stühle willkürlich im Körper zurückzuhalten

Inspiration

Einatmung

Insterstitium

der Zwischenraum, d.h. das zwischen dem spezifischen Organgewebe gelegene Bindegewebe mit Gefäßen und Nerven[1]

Intoxikation

„Vergiftung"

Karotissinus

Erweiterung der rechten bzw. linken Kopfschlagader an der Gabelung in die äußere und innere Kopfschlagader bzw. der inneren Kopfschlagader unmittelbar oberhalb der Gabelung

Katecholamine

stickstoffhaltige Brenzkatechinderivate (z.B. Adrenalin), die hauptsächlich im Nebennierenmark gebildet werden

Keloid

strang- oder plattenförmiger Hautwulst, Wulstnarbe

Kinesiotherapie

Behandlung von Krankheiten oder Verletzungsfolgen durch Bewegungen, Übungen und Gymnastik

Kolitis

mit Diarrhö einhergehende Entzündung des Dickdarms

Kollagen

Gerüsteiweiß, stark quellende Eiweißkörper im Bindegewebe, in Sehnen, im Knorpel und in Knochen

Kompression

Quetschung eines Körperorgans oder einer Körperstelle durch mechanische Einwirkung

Kongestion

Anschoppung, Blutwallung, lokale Blutüberfüllung

Konstriktion

Zusammenziehung, Zusammenschnürung

Kontraktur

Fehlstellung eines Gelenks mit Bewegungseinschränkung

Koronariitis

Entzündung der Arteria coronaria

Kortison

ein Glukokortikoid der Nebennierenrinde, Vorstufe der biologischen Synthese des 5mal wirksameren Hydrokortisons

Kortisonoid

Arzneimittel, das in seiner Wirkung dem Kortison ähnlich ist

Läsion

Verletzung oder Störung der Funktion eines Organs oder Körpergliedes

Ligament

festes, sehnenähnliches Band aus Bindegewebe zur Verbindung gegeneinander beweglicher Teile des Körpers

Lordose

physiologische Krümmung der Wirbelsäule nach vorn

Lumbago

„Hexenschuß", Schmerzen im Bereich der Lendenwirbelsäule und der angrenzenden Körperteile

Manubrium sterni

oberster Teil des Brustbeins

Musculus sphincter ani externus bzw. internus

äußerer und innerer Afterschließmuskel

Musculus psoas

Lendenmuskel

Myokardinfarkt

Herzinfarkt

Myxödem

auf Unterfunktion der Schilddrüse beruhendes Krankheitsbild, das angeboren oder erworben sein kann und das durch Weichteilschwellungen im Gesicht und an den Händen und durch eine Verlangsamung der geistigen und körperlichen Funktionsabläufe gekennzeichnet ist

Nausea

Übelkeit, Brechreiz

Nephritis

Nierenentzündung

Nervus olfactorius

„Riechnerv" (I. Hirnnerv)

Neurotonie

„Nervendehnung", gewaltsame Streckung und Lockerung eines Nervs

Obesität

Fettleibigkeit

Obstipation

Stuhlverstopfung, erschwerte Kotentleerung infolge Erschlaffung der Darmwand oder Krampf der Darmmuskulatur

Obstruktion

Verstopfung, Verlegung, Verbauung (z.B. von Körperkanälen)

Otitis

Ohrentzündung

palliativ

die Beschwerden einer Krankheit lindernd, nicht die Ursachen bekämpfend

Palpation

Abtasten, Untersuchung von dicht unter der Körperoberfläche liegenden inneren Organe durch Betasten

Palpitation

Herzklopfen

Parasympathikus

der dem Sympathikus entgegengesetzt wirkende Teil des vegetativen Nervensystems

paravertebral

neben einem Wirbel liegend

Pathologie

Lehre von den Krankheiten, insbesondere ihrer Entstehung und den durch sie hervorgerufenen organisch-anatomischen Veränderungen

Periarteriitis

Entzündung der äußeren Gefäßwandschicht einer Arterie

Perineum

„Mittelfleisch", Damm, Weichteilbrücke zwischen After und hinterer Kommissur der Scheide bzw. hinterem Ansatz des Hodensa

Pharynx

Rachen, Schlund

Phlegmone

eitrige Zellgewebsentzündung mit Neigung zu (flächenhafter) Ausbreitung

Plethora

allgemeine oder lokale Vermehrung der normalen Blutmenge

Pleuritis

Entzündung des Brustfells

Pneumonie

Lungenentzündung

Prävention

zusammenfassende Bezeichnung für vorbeugende Maßnahmen zur Verhütung oder Früherkennung von Krankheiten durch Ausschaltung schädlicher Faktoren oder durch eine möglichst frühzeitige Behandlung der Erkrankung

Progesteron

Hormon, das die Schwangerschaftsvorgänge reguliert

Prostata

Vorsteherdrüse

Ptose

Verlagerung nach unten (z.B. von Eingeweiden)

Regurgitation

Zurückdringen von festen oder flüssigen Nahrungsteilen aus dem Magen in die Speiseröhre und in die Mundhöhle unmittelbar nach der Nahrungsaufnahme

Rektozele

Mastdarmvorfall

Rektum

Mastdarm

Rezidiv

Wiederaufleben, Rückfall

Rhinitis

Nasenkatarrh, Schnupfen, Nasenschleimhautentzündung

RNS

Ribonukleinsäure

Sakroiliakalgelenk

Kreizbein-Darmbein-Gelenk, Gelenk zwischen Kreuzbein und Hüftbein

Sedativa

Beruhigungsmittel, schmerzstillende Mittel

Sinus

a) lufthaltige Hohlräume in Schädelknochen; b) Blutleiter der harten Hirnhaut; c) Kurzbezeichnung für Sinus venosus

Sinusitis

1) Entzündung einer Nasennebenhöhle. 2) Entzündung eines Hirnblutleiters

Solarplexus

Bauchhöhlengeflecht beiderseits der mittleren Brustwirbelsäule, das stärkste Gangliengeflecht des vegetativen Nervensystems

Spasmophilie

Stoffwechselstörung des Kindes mit Neigung zu Krämpfen infolge Hypokalzämie und pathologischer Erregbarkeit des Nervensystems

Spasmus

„Krampf", Verkrampfung

Spondylolisthesis

„Gleitwirbel", Verschiebung von Wirbeln aus ihrer normalen Lage

Subkutis

Unterhaut, Unterhautzellgewebe

Sympathektomie

operative Entfernung eines Teiles des Symphatikus

Sympathikotonika

Arzneimittel, die das sympathische Nervensystem anregen

Synkope

Ohnmacht

Systole

Zusammenziehung eines Hohlorgans, besonders des Herzmuskels

Tachykardie

stark beschleunigte Herztätigkeit, „Herzjagen"

Tension

Spannung, z.B. eines Muskels

Tetanie

Zustand neuromuskulärer Übererregbarkeit

Thorax

Brust, Brustkorb

Thyreostatika

Stoffe, die die Hormonbildung der Schilddrüse hemmen

Tortikollis

Schiefhals

Tracheitis

Luftröhrenentzündung

Tranquilizer

beruhigende Medikamente gegen Psychosen, Depressionen, Angst- und Spannungszustände

Trauma

Wunde, durch äußere Gewalteinwirkung entstandene Verletzung des Organismus

Trousseau-Zeichen

auf Tetanie hinweisende Erscheinung, daß
die Kompression der Oberarmnervenbah-
nen zur charakteristischen Pfötchenstel-
lung der Hand führt

Uterus

Gebärmutter

Vagotonie

erhöhte Erregbarkeit des parasympathischen Nervensystems

Varikosität

Anhäufung von Krampfadern

Vasodilatanzien

Arzneimittel, die eine Gefäßerweiterung
bewirken

Vertigo

„Schwindel", mit Schweißausbrüchen,
Übelkeit u.a. objektiven Symptomen ver-
bundener Zustand, der besonders durch
Gleichgewichtsstörungen charakterisiert
wird, wobei der Betroffene das subjektive
Gefühl hat, daß sich sein eigener Körper
oder die Umgebung um seinen Körper drehen

Viszera

„Eingeweide", Sammelbezeichnung für die
im Inneren der Schädel-, Brust, Bauch- und
Beckenhöhle gelegenen Organe.

Literaturhinweise

BIDIAN, AUGUSTIN A.: Yoga für Anfänger: Gesundheit für Körper und Seele. F. Englisch Verlag, Wiesbaden 1986.

BÖGLE, REINHARD: Yoga: ein Weg für Dich; Einblick in die Yoga-Lehre, Oesch, Zürich 1991.

CRISAN, H.G.: Zum Problem der abendländischen Rezeption des Yoga – Pranayama – Atemübungen bei Angstneurotikern. Eine kritische experimentelle Pilotstudie. Dissertation, Heidelberg 1984.

EBERT, D.: Physiologische Aspekte des Yoga. Thieme, Leipzig 1986.

EULER, FRIEDRICH SAMAND: Yoga, Ein Beitrag zur Heilung der Welt? Vortrag 15. Deutscher Yoga-Kongreß 1988. Selbstverlag 1988.

GACH, MICHAEL: Aku-Yoga, Gesund durch freien Fluß der Lebenskräfte. Ein praktisches Übungsbuch. Kösel, München 1985.

IYENGAR, B.K.S.: Licht auf Pranayama: Das grundlegende Lehrbuch der Atemschule des Yoga. Barth-Verlag, Bern, München, Wien 1984.

IYENGAR, B.K.S.: Licht auf Yoga, Scherz Verlag, München 1975.

JAHN, ESTHER: Yoga: Ein Weg zur Gesundheit. Gustav-Fischer Verlag, Jena 1990.

KADOLPH, LOTTE: Yoga: die Kunst der Entspannung und Gelassenheit. Weinmann, Berlin 1988.

KUPFER, K.H.: Yoga von A – Z. Econ Verlag, Düsseldorf, Wien 1979.

LINDENBERG, WLADIMIR: Das Yoga-Bilderbuch. Verlag Richard Schikowski, Berlin 1967.

LINDENBERG, WLADIMIR: Yoga mit den Augen eines Arztes, Eine Unterweisung. Richard Schikowski Verlag, Berlin 1966.

LUBY, SUE: Hatha Yoga, Entspannen, auftanken, sich wohl fühlen. Rowohlt Taschenbuch Verlag, Reinbek bei Hamburg 1990.

LYSEBETH, ANDRÉ VAN: Yoga für Menschen von heute. Mosaik Verlag, München 1990.

MAHESVARANANDA <SWAMI>: Yoga mit Kindern. Hugendubel, München 1990.

MISHRA, RAMMURTI S.: Vollendung durch Yoga, Theorie, Übung, Anwendung des Raja-Yoga. Otto Wilhelm Barth Verlag o.J.

RAAB, ALOIS: Yoga gegen Haltungsschäden und Rückenschmerzen. Falken-Verlag, Niederhausen/Ts. 1982.

RAMM-BONWITT, INGRID: Yoga in der Schwangerschaft: Übungen zum Wohle der Mutter und des ungeborenen Kindes. Ariston Verlag, Genf, München 1991.

RHYNER, HANS: Richtig Yoga. BLV Verlagsgesellschaft, München, Wien Zürich 1984.

SACHAROW, YOGIRAJ BORIS: Yoga aus dem Urquell. Günther Verlag, Stuttgart 1973.

SARASWITI, SUNYARA: Juwel im Lotus: tantrischer Kriya-Yoga. Verlag Hermann Bauer, Freiburg im Breisgau 1991.

SCHEIDT, JÜRGEN VOM: Yoga für Europäer, Entspannung und Konzentration – aber richtig. Kindler Verlag, München 1976.

SHANDLER NINA; SHANDLER MICHAEL: Mit Yoga zur sanften Geburt: Der praktische und illustrierte Ratgeber für werdende Mütter und zukünftige Väter. Fischer Taschenbuch Verlag, Frankfurt am Main 1989.

SOO, CHEE: Taoistisches Yoga: Die alte chinesische Kunst harmonischer Entfaltung des Lebens. Kösel, München 1987.

VISHNUDEVANANDA <SWAMI>: Das Grosse Illustrierte Yoga-Buch. Aurum Verlag, Freiburg im Breisgau 1989.

VIVEKANANDA <SWAMI>: Karma-Yoga und Bhakti-Yoga. Hermann Bauer Verlag, Freiburg im Breisgau 1983.

VOLIN, MICHAEL; PHELAN, NANCY: Leitfaden des Yoga, Der körperliche (Hatha-)Yoga in Form einer Übungsstunde. Günter Verlag, Stuttgart 1971.

ZEBROFF, KAREEN: Yoga für Jeden. Fischer Taschenbuch Verlag, Frankfurt am Main 1975.

ZEBROFF, KAREEN: Schön und schlank durch Yoga, Das 14-Tage Yoga- + Diätprogramm. Fischer Taschenbuch Verlag, Frankfurt am Main, 1979.

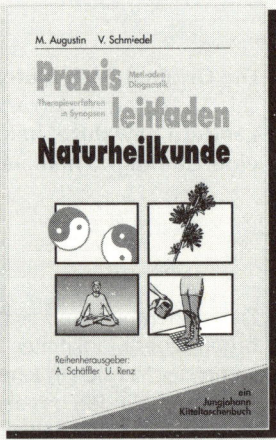